Ernährung bei Pflegebedürftigkeit und Demenz

Thomas A. Vilgis
Ilka Lendner
Rolf Caviezel

Ernährung bei Pflegebedürftigkeit und Demenz

Lebensfreude durch Genuss

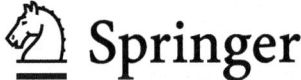 Springer

Prof. Dr. Thomas A. Vilgis
Max-Planck-Institut für Polymerforschung
Mainz
Deutschland

Rolf Caviezel
Grenchen
Schweiz

Ilka Lendner
Arch
Schweiz

ISBN 978-3-7091-1602-9   ISBN 978-3-7091-1603-6 (eBook)
DOI 10.1007/978-3-7091-1603-6
Springer Wien Heidelberg New York Dordrecht London

Die Deutsche Nationalbibliothek verzeichnet diese Publikation in der Deutschen Nationalbibliografie; detaillierte bibliografische Daten sind im Internet über ▶ http://dnb.d-nb.de abrufbar.

SpringerMedizin
© Springer-Verlag Wien 2015

Gedruckt auf säurefreiem Papier

Springer ist Teil der Fachverlagsgruppe Springer Science+Business Media (▶ www.springer.com)

Vorwort

Im Jahr 2009 wurde an der Karl-Franzens-Universität Graz das Projekt »Die Küche als Forschungslabor« ins Leben gerufen, um die Akzeptanz von Wissenschaft und Forschung in der Gesellschaft zu erhöhen und komplexe wissenschaftliche Forschungsbereiche auch einer breiten Öffentlichkeit zugänglich zu machen. Unser Ziel war es, über Koch-Trends, wie zum Beispiel die molekulare Küche, Inhalte aus den Bereichen Physik, Chemie und Molekularbiologie einfach und verständlich zu vermitteln.

Bei unseren Recherchen nach renommierten Vertretern der molekularen Küche und des Themenbereiches »Wissenschaft trifft Küche«, sind wir immer wieder auf zwei Namen gestoßen: Thomas Vilgis und Rolf Caviezel. Beide waren maßgeblich daran beteiligt, die molekulare Küche im deutschsprachigen Raum zu etablieren. Beide haben mit ihren wissenschaftlichen, aber dennoch für Laien verständlichen Kochbüchern innovative Rezepte kreiert und so neue Geschmackserlebnisse geschaffen.

In der heutigen Zeit steht der Geschmack nicht nur für gustatorische Wahrnehmung, sondern auch für Lifestyle. Doch was bestimmt unseren Geschmack? Im Laufe des Lebens entwickeln wir Vorlieben für verschiedene Geschmäcker. Diese Vorlieben, aber auch Abneigungen werden durch unser soziales Umfeld, die Kultur, in der wir leben, durch unsere eigene Persönlichkeit und unsere genetische Veranlagung beeinflusst. Es ist etwas sehr Individuelles.

Was mich als Molekularbiologe und Alternsforscher an dieser Thematik besonders fasziniert, ist die Tatsache, wie sich im Alter die Geschmackswahrnehmung verschlechtern kann. Die Schwankung zwischen kaum wahrnehmbarer und drastischer Veränderung ist individuell verschieden. Mitverantwortlich für das Schwinden der Geschmackswahrnehmung ist die kontinuierliche Reduktion der Geschmacksknospen. Während Neugeborene ca. 10.000 Geschmacksknospen besitzen, wird diese Zahl bei älteren Menschen auf etwa ein Drittel reduziert.

Für uns von der Karl-Franzens-Universität Graz war daher sofort klar, dass wir gerne ein Buch-Projekt unterstützen, dass sich mit Geschmack, Wahrnehmung und Ernährung im Alter beschäftigt. Mit diesem Buch ist es dem Wissenschaftler Thomas Vilgis, dem Molekularkoch Rolf Caviezel sowie der Pflegewissenschaftlerin Ilka Lendner eindrucksvoll gelungen, die Möglichkeiten, die die molekulare Küche bietet, gezielt für den Altersbereich zu nutzen. Dieses Buch ist nicht nur ein Kochbuch oder eine wissenschaftliche Abhandlung, es zeigt vielmehr Wege auf, um mit Hilfe der molekularen Küche auf Wünsche und Bedürfnisse älterer Menschen einzugehen.

Mit diesem Vorwort möchte ich mich bei Thomas und Rolf, auch im Namen der Karl-Franzens-Universität Graz, für die langjährige Zusammenarbeit und vor allem für ihre Freundschaft bedanken.

Prof. Dr. Helmut Jungwirt
Universität Graz

Wie die Idee zu diesem Buch entstand

Die Idee für dieses Buch entstand im Altersheim. Ich begleitete meinen Vater in seinen letzten Tagen im Altersheim des Deutschen Roten Kreuz in Oberkochen, meinem Geburtsort auf der Schwäbischen Alb. Als Gast nahm ich an den gemeinsamen Speisen im Speisesaal mit den Bewohnern teil. Die offensichtlichen Probleme zeigten sich rasch, die sich oft nur mit ein paar winzigen Eingriffen in die Konsistenz der Suppen, Saucen oder anderen alltäglichen Lebensmitteln beheben lassen, um den Bewohnerinnen und Bewohnern das Essen zu erleichtern. Etwa eine leichte Verdickung mit Xanthan, dessen Eigenschaften ich aus meinen Anwendungen zu Hause (»Molekulare Küche«) und Forschungen kannte. Schnell brannte sich diese Idee fest und ich nahm über facebook (das Medium ist also doch zu etwas nützlich) Kontakt zu dem Molekularkoch Rolf Caviezel auf, dessen Buch bereits in meinem Schrank stand, und von dem ich wusste, dass er als Koch in einem Altersheim in der Schweiz tätig wär. Schnell entwickelte sich ein unkomplizierter Austausch. Die Idee für ein etwas anderes, stark interdisziplinäres Buch zum Thema Pflegeernährung war geboren.

Ich hatte damals keine Ahnung von geriatrischer Pflege, den Anforderungen und den Problemen von Menschen im Alter. Aus nüchterner Sicht des Physikers aber erkannte ich schnell, wie wichtig komplexe Themenbereiche, wie »food oral processing« bei vorliegender Dysphagie wirklich sind. Die Kopplung von physikalisch chemischen Prozessen an die Vorgänge beim Schlucken, bei gleichzeitiger maximaler Nährstoffversorgung sind Herausforderungen, von denen man sich als naiver Wissenschaftler und Alltagskoch zunächst keine Vorstellungen macht. Daher wurden Rat und Tat bei Frau Ilka Lendner gesucht, einer ausgewiesenen Pflegewissenschaftlerin aus Solothurn, die das nötige Wissen einbrachte, sodass geriatrische Pflege, Physik und Küche erst schlüssig verbunden werden konnten.

Das Buch dokumentiert somit auch unseren Lernprozess, der es ermöglichte, Ideen zu entwickeln, wie ältere Menschen länger mit Genuss selber essen können und damit ihre Wahrnehmung weit besser erfahren, als beim »Füttern« von ewig pürierter und abscheulich eintönig schmeckender Astronautenkost. Das Buch ist aber auch der Startschuss für neue Ideen in der Lebensmittelforschung und in der Sensorik. Und letztlich ein Credo für den Essgenuss im Alter.

Während meines damaligen Aufenthalts im Altersheim erhielt ich eine Einladung zu einem Vortrag für einen Kongress in Graz zum Thema »Molekulare Küche – Wissenschaft mit Geschmack«, organisiert von Dr. Fritz Treiber und Prof. Helmut Jungwirth. Natürlich sagte ich sofort zu.

Ein paar Tage später, im Januar 2010, starb mein Vater friedlich in meinem Beisein. Ihm ist der physikalische Teil dieses Buchs gewidmet.

Der besagte Kongress in Graz fand im Juni 2010 statt, mit einer »special session« zum Thema »Altersgerechte Ernährung«.

Thomas A. Vilgis, Mainz

Dank

Danz besonderen Dank schulden wird der Jung Stiftung Hamburg für den Druckkostenzuschuss, wie auch der Abteilung Wissenschaftskommunikation der Karl-Franzens-Universität Graz (unter der Leitung von Univ. Prof. Dr. Helmut Jungwirth für die großzügige und selbstlose Unterstützung der Foodfotografie. Auch Dipl. Chem. Natalie Russ (MPI für Polymerforschung) sei für die Erstellung der Tropfen- und Bruchfotos in Kapitel 9 bis 12 herzlich gedankt, die sie während ihrer Zeit als studentische Hilfskraft in der soft matter food science Gruppe mehr als professionell erstellte. Dank gilt auch dem Springer Verlag, der den Mut aufbrachte, dieses zielgruppenschwierige Buch zu publizieren. Nach vielen Ablehnungen bei den vermeintlich ausgewiesenen Medizinverlagen lag an manchen Tagen die Moral der Autoren am Boden.

Inhaltsverzeichnis

II   Ernährung und Pflege

III   Methoden – Lebensmittelzubereitung

IV   Rezeptbeispiele

Serviceteil

Autorenverzeichnis

Prof. Dr. Thomas A. Vilgis
Max-Planck-Institut für Polymerforschung
Ackermannweg 10
D-55128 Mainz
Tel: +49 6131 379143
E-Mail: vilgis@mpip-mainz.mpg.de

Ilka Lendner
Pflegewissenschaftlerin
Moosweg 4a
CH-3296 Arch
Tel.: 032 679 0174
E-Mail: ilkalendner@bluewin.ch

Rolf Caviezel
Koch
Freestylecooking GmbH
Kastelsstraße 109
CH-Grenchen
E-Mail: rolf_caviezel@bluewin.ch

Grundlagen

Einleitung

Thomas A. Vilgis, Ilka Lendner, Rolf Caviezel

T.A. Vilgis et al., *Ernährung bei Pflegebedürftigkeit und Demenz*,
DOI 10.1007/978-3-7091-1603-6_1, © Springer-Verlag Wien 2015

Das Thema Mangelernährung älterer oder kranker Menschen ist seit Jahren durch verschiedene klinisch-wissenschaftliche Prävalenzstudien und wissenschaftliche Publikationen hochaktuell und in all seinen medizinischen und finanziellen Auswirkungen bekannt. Den meisten am multiprofessionellen Versorgungs-, Behandlungs- und Betreuungsprozess Beteiligten ist längst klar, dass mangelernährte Patienten ein höheres Risiko als andere haben, zu versterben, und sich außerdem die Aufenthaltsdauer in Akutkrankenhäuser sowie das Risiko für verschiedene Komplikationen, wie Wundheilungsstörungen, Infektionen, Druckgeschwüre und neurokognitive Beeinträchtigungen, signifikant erhöhen können. Diese für die Betroffenen sehr unangenehmen Auswirkungen einer Mangelernährung in Verbindung mit der Vergütung von Krankenhäusern auf der Basis von Fallpauschalen seit 2006 (Deutschland) und 2012 (Schweiz), den DRGs, führen dazu, dass sich auch das Management von Kliniken mit der Thematik auseinandersetzen und nach Lösungen suchen muss, um dem Phänomen entgegenzuwirken.

Die negativen ökonomischen Auswirkungen unerkannter und unbehandelter Mangelernährungszustände sind immens und haben beachtliche Einflüsse auf das Budget eines Krankenhauses. Trotzdem ist es in der klinischen Praxis immer wieder verwunderlich, wie wenig Beachtung diesem Thema vor allem im immer spezialisierteren, leistungsverdichteten Akutsetting, aber auch in Einrichtungen der Langzeitpflege geschenkt wird. Mitunter vergehen vor allem bei kurzen und häufigen Personalwechseln viele Tage, bis zum ersten Mal registriert wird, dass ein Patient oder Bewohner nur einen Bruchteil der erforderlichen täglichen Energiemenge zu sich nimmt. Weitere Zeit vergeht, bis diese Beobachtung an die zuständige diplomierte Pflegefachfrau und/oder den behandelnden Arzt weitergeleitet wird.

Trotz der Identifizierung eines Risikos für Mangelernährung ist man häufig etwas ratlos, bzw. wird dessen Priorität nicht als hoch genug bewertet, sodass die Universalantwort häufig die alleinige Verabreichung kalorienreicher Zusatztrinknahrung ist, anstatt Experten wie Ernährungsberater heranzuziehen und nach den Ursachen zu suchen, um diese beheben oder mildern zu können. Geradezu absurd einfache Gründe, wie zum Beispiel Obstipation, schmerzende, entzündete Stellen im Mund oder schlecht sitzende (oder gar nicht vorhandene) Zahnprothesen, können fatale Folgen auf den Ernährungsstatus eines Menschen haben und ließen sich doch so leicht erkennen und behandeln. Von ärztlicher Seite fehlt es in der Praxis häufig ebenfalls an Aufmerksamkeit gegenüber der Thematik, wenn zum Beispiel die Zeiten der iatrogen verursachten Nahrungskarenzen unnötig lang gestaltet werden. Dazu gehören zum Beispiel prä- und postoperative Nüchternzeiten, Aneinanderreihungen von Untersuchungen, für die der Patient nüchtern sein muss, Schluckabklärungen, welche erst verzögert durchgeführt werden, damit anschließend wieder grünes Licht für die orale Ernährung gegeben werden kann etc., etc. Gut 25% der hospitalisierten Patienten sind bereits bei Eintritt mangelernährt und verlieren im Verlauf weiter an Gewicht.

Mit diesem Ihnen vorliegenden Buch, welches Pflegende am Bett, Manager von Krankenhäusern oder Akutspitälern, Köche und Wissenschaftler gleichermaßen ansprechen soll, versuchen die Autoren aus ihrer interdisziplinären Sicht der Pflege, der Naturwissenschaften und der Küche, die Hauptprobleme bei der Ernährung älterer, behinderter oder durch Krankheiten beeinträchtigter Menschen wissenschaftlich fundiert zu bearbeiten sowie multiprofessionelle Lösungsansätze und Alternativen zum althergebrachten Vorgehen aufzuzeigen. Im Fokus der Pflege stehen im vorliegenden Buch vordergründig die praxisrelevanten Ernährungsprobleme, deren Ursachen und Entstehung im Zusammenhang mit den zugrunde liegenden Krankheitsbildern oder Beeinträchtigungen durch Alter oder Behinderungen. Hieraus werden die individuellen Bedürfnisse an eine abwechslungsreiche, geschmackvolle und dabei gesunde und den Energiebedarf deckende Kost und deren Darreichungsformen abgeleitet.

Darauf aufbauend werden dem Leser die verschiedenen Möglichkeiten der Nahrungsmittelzubereitungen, welche durch den Einsatz alternativer Zubereitungstechniken und veränderter Konsistenzen zustande kommen, mit dem jeweiligen physikwissenschaftlichen Hintergrund erklärt. Dabei spielen z.B. Fließ- und Bruchverhalten von Nahrungsmitteln eine große Rolle. Dem Leser wird dabei nahe gebracht und anschaulich begründet, warum es so immens wichtig ist, bei verschiedenen Ernährungsproblematiken neue Wege zu gehen. In dem bebilderten und ausführlichen Rezeptteil werden Ihnen zudem zu den verschiedenen Kapiteln moderne und zeitgemäße Zubereitungstechniken mit Elementen aus der molekularen Küche vorgestellt, die für viele ernährungstechnische Probleme und Anforderungen aus den Bereichen Schluckstörungen, Demenz, Appetitlosigkeit, Flüssigkeitsmangel und Geschmacksstörungen Lösungsansätze bieten. Zudem lassen sich diese mit Hilfe weniger, dabei aber lohnender Investitionen, einfach und ökonomisch in vielen Settings umsetzen.

Unser Wunsch ist es, ein Umdenken herbeizuführen und gerade auch im somatischen, sehr medizintechnisch orientierten klinischen Umfeld wieder mehr Bewusstsein dafür zu wecken, wie wichtig gutes und schmackhaftes Essen und Trinken für die Psyche und die Lebensqualität ist und dass ein guter Ernährungszustand mit den wichtigsten Grundstein für eine erfolgreiche Rekonvaleszenz sowie erfolgreiches und würdevolles Sein auch in der späten Lebensphase darstellt. Interprofessionelle Maßnahmen zur Verbesserung des Ernährungszustandes sollen zum festen Bestandteil der Therapie werden, für den alle Beteiligten gleichermaßen die Verantwortung tragen.

Dafür reicht es nicht, dass allein die Berufsgruppe der Pflegefachleute die Probleme erkennt und kreative Lösungsmöglichkeiten anwendet oder dass in der Küche einer Einrichtung das Wissen und die Fähigkeiten für spezielle Kostformen vorhanden sind. Das Commitment für die Thematik und das Problembewusstsein muss sich wie ein roter Faden durch fast alle Ebenen (Management, Küche, Pflege, Mediziner, Ernährungsberatung) einer Organisation ziehen und alle am Versorgungs-, Behandlungs-, und Betreuungsprozess beteiligte Berufsgruppen müssen gleichermaßen gut geschult, themensensibel und offen für gute interprofessionelle und interdisziplinäre Zusammenarbeit sein. Die Grundlage für eine solch fruchtbare Zusammenarbeit wird bereits im Leitbild einer Einrichtung geschaffen und darin, wie dieses von Führungskräften vorgelebt und umgesetzt wird.

Man darf hierbei nicht vergessen, dass die Gesundheitssysteme im deutschsprachigen Raum in den letzten Jahren großen Veränderungen unterworfen waren und auch weiterhin sind. Geprägt vom Spardruck und dem Bestreben, als Institution weiterhin auf der Liste der zugelassenen Krankenhäuser in Zeiten von DRGs und freier Krankenhauswahl zu bestehen, werden Patienten so effizient wie möglich durch den Krankenhausapparat geschleust und es bleibt häufig gar keine Zeit, die nicht unmittelbar gesundheitsbedrohlichen und aufenthaltsrelevanten Probleme lösen zu können. Somit werden diese an die sich anschließenden postakuten Einrichtungen weitergegeben. Aber auch für Alten- und Pflegeheime, Einrichtungen der Rehabilitation und Anbieter ambulanter Pflegeleistungen wächst der Druck. Ihre Klienten werden ihnen früher, medizinisch komplexer und in weniger stabilem Allgemeinzustand aus den Akutkrankenhäusern überwiesen. Hohe fachliche Kompetenzen, Flexibilität und weitaus größere Personalressourcen sind also an allen Orten der medizinisch/pflegerischen Versorgung gefordert, die in Zeiten des drohenden und zum Teil bereits (wieder) eingetretenen Fachpersonalmangels (OBSAN Jaccard Ruedin/Weaver 2009) nur sehr schwer zu erfüllen sind.

Bei allem Idealismus und aller Begeisterung für den Gegenstand des Buches – um die man als Autoren nun einmal nicht herumkommt – sind uns die Schwierigkeiten und mitunter sehr eingeschränkten organisatorischen und finanziellen Rahmenbedingungen der Einrichtungen, wie begrenzte Personalressourcen, kurze Verweildauern, hohe Personalfluktuation und

Probleme bei der Rekrutierung und Ausbildung gut qualifizierten Personals, bestens bekannt. Die weibliche Autorin war vor und nach 2006 viele Jahre in Deutschland als Pflegefachfrau und ebenso bereits vor Einführung der DRGs in der Schweiz als Pflegeexpertin für den Langzeitpflegebereich und die Chirurgie eines Akutspitals tätig. Hierbei ist sie mindestens 30% ihrer Arbeitszeit im direkten klinischen Alltag am Patientenbett und hat somit die positiven, aber auch negativen Auswirkungen der neuen Krankenhausfinanzierung auf Basis der Fallpauschalen in beiden Ländern sehr nah miterlebt.

Trotz dieses Wissens, oder vielleicht gerade deswegen, ist es unser Anliegen, den interessierten Lesern immer wieder den von uns angestrebten Idealzustand vor Augen zu führen und Ihnen gern selbst zu überlassen, von welchen der Elemente Sie sich inspirieren lassen, wo Sie sich wiederfinden und welche der Anregungen Sie sogar in Ihre Einrichtung und ihren individuellen Arbeitsalltag mitnehmen möchten. Nicht zu vernachlässigen ist dabei auch immer der Aspekt der Kostenreduktion, wenn es gelingt, in einer Institution das Phänomen Mangelernährung auf breiter Basis einzudämmen (Frei 2006 BAG).

Nun noch ein paar Worte zur eigentlichen Zielgruppe des Buches, den chronisch oder akut Erkrankten, den multimorbiden, traumatisierten, gebrechlichen und geistig oder körperlich behinderten Menschen, kurz, allen Pflegebedürftigen, die fremd erbrachte, professionelle Hilfestellungen benötigen, um ihren Alltag gestalten und meistern zu können. Vorwiegend handelt es sich dabei, der demografischen Entwicklung geschuldet, um ältere Menschen, was jedoch alle anderen mit einschließt. Da unsere Ansätze in verschiedenen Settings der pflegerischen und medizinischen Leistungserbringung angewendet werden können, wird im Buch deshalb abwechslungsweise von Senioren, Bewohnern, Patienten oder Klienten die Rede sein. Wir bitten die geneigten Leser, sich daran nicht zu stören, denn alle anderen sind selbstverständlich immer mit gemeint. Auch die von den Autoren erlebten unterschiedlichen Gesundheitssysteme in der Schweiz und in Deutschland mit ihrer jeweiligen zugrunde liegenden Gesundheitspolitik unterscheiden sich. Das Autorenteam setzt sich aus einem Schweizer und zwei Deutschen zusammen und jeder hat Unterschiedliches diesbezüglich erlebt. Dennoch werden deutsche, schweizerische und auch österreichische Leser eventuell feststellen, dass es Aussagen im Buch gibt, die für sie nicht vollständig nachvollziehbar sind. Die weibliche Autorin hat jedenfalls die Erfahrung gemacht, dass sich sowohl Inhalte als auch Rahmenbedingungen der Arbeit einer Pflegefachfrau im schweizerischen Gesundheitswesen enorm von der im deutschen System unterscheiden. Ob dies in den nächsten Jahren nach der Einführung der DRGs in der Schweiz so bleibt, muss abgewartet werden.

Dass Senioren heutzutage anspruchsvoller sind, was ihre Ernährung betrifft, und Ernährungsbiografien sehr unterschiedlich aussehen können, wird im Buch immer berücksichtigt. Ziel des Buches ist jedoch nicht, irgendeine Art aufwändige und »abgehobene« Avantgarde-Küche für Senioren der sozialen Oberschicht einzuführen, sondern bei vielen verschiedenen Ernährungsproblemen neue und praktikable Möglichkeiten der Ernährung aufzuzeigen und vor allem Hilfe zu leisten. Davon profitieren können soll jeder, der es benötigt.

Zum Beispiel zeigen die Autoren, wie man durch einfache Maßnahmen die Esskultur und damit die Lebensqualität von Menschen mit Demenz ein beträchtliches Stück verbessern kann. Dabei liegt der Fokus nicht auf den Defiziten der Betroffenen, sondern vielmehr wird herauskristallisiert, was überhaupt möglich ist und welche Ressourcen gegebenenfalls wieder erweckt oder welche vorhandenen beibehalten werden können. Bei ihren Vorschlägen gehen die Autoren immer davon aus, dass es nicht »den« alten Menschen oder »die« Gruppe von alten Menschen gibt, sondern dass auch ältere Menschen und ihre Vorlieben sich ändern können und jeder in seinem Bedarf und seinen Bedürfnissen ganz individuell ist und isst. Dies bedeutet aber leider auch, dass Ratschläge aus diesem Buch, die für den einen gut und Erfolg versprechend sind, für den anderen überhaupt nicht passend sein könnten.

Wer also ein Handbuch mit Kochrezepten und perfekten Lösungen für alle Eventualitäten erwartet, sollte es besser wieder ins Regal zurück stellen. Es geht vielmehr darum, sich empathisch in die Betroffenen hineinzuversetzen, die fachlichen und wissenschaftlichen Hintergründe zu verstehen und ermutigt zu werden, selbst bei der Umsetzung kreativ zu werden. Dies benötigt ein gewisses Maß an emotionaler und sozialer Intelligenz, Neugier sowie eine hohe fachliche Qualifikation. Ein wenig investieren muss man dabei schon, sei es die Zeit, sich mit dem Thema auseinanderzusetzen, um neues Wissen und Fähigkeiten zu erwerben (Pflege, Küche), oder Geld und Überzeugungskraft, um in der eigenen Einrichtung etwas dahingehend zu bewirken (Management).

An die Leser aus dem Fachbereich Pflege zu guter Letzt noch ein besonderer Appell: Bleiben Sie Vorreiter bei der Weiterentwicklung der Profession Pflege und trotz Leistungsverdichtung und angezogener Kostenschraube im Rahmen Ihrer Möglichkeiten kreativ und innovativ. Begeistern Sie Ihre Teamkollegen dafür, auch mal ausgetretene Pfade zu verlassen und Neues zu versuchen. Lassen Sie nicht zu, dass Pflege Rückschritte in Richtung »satt, sicher, sauber« macht. Sie sind häufig die ersten und die letzten, mit denen Patienten auf ihrem Behandlungspfad in einer Einrichtung in Berührung kommen, und auch in der Zeit dazwischen immer Ansprechpartner für die Patienten und deren Angehörige. Sie verbringen die meiste Zeit am Patientenbett. Auf Ihre wertvolle Erfahrung, Ihr Gespür für Bedürfnisse und Probleme, Ihr Fachwissen, Ihre Argumentationsweise und Ihre Beharrlichkeit gegenüber anderen Berufsgruppen oder dem Management kommt es besonders an, wenn es darum geht, etwas in Bewegung zu setzen.

Wir wünschen Ihnen viele kleine und große Erfolge bei der Umsetzung unserer Anregungen, Freude bei vielleicht spannenden und fruchtbaren themenbezogenen Diskussionen mit Kollegen sowie Mitgliedern anderer medizinischer und paramedizinischer Berufsgruppen sowie viel, viel Spaß beim Ausprobieren des ein oder anderes Rezeptes! Im Übrigen kann man alle Rezeptvorschläge im kleinen Rahmen zu Hause ausprobieren und vielleicht den eigenen Eltern, Großeltern oder anderen Angehörigen, Freunden und Bekannten eine Freude bereiten.

In diesem Sinne: Bleiben Sie neugierig!

Literatur

Frei, A. (2006): Mangelernährung im Spital- medizinische Kosten und Kosteneffektivität bei Verhinderung. Bericht. Bundesamt für Gesundheit (BAG)(Hrsg), Pratteln

Jaccard Ruedin, H.; Weaver, F. (2009): Ageing workforce in an ageing society. Wieviele Health Professionals braucht das Schweizer Gesundheitssystem bis 2030? Schweizerisches Gesundheitsobservatorium (Obsan) (Hrsg), Neuchâtel, Bestellnummer: 1037-0902-05, Erschienen am 26.08. 2009

Gesunde Ernährung im Alter

Ilka Lendner

T.A. Vilgis et al., *Ernährung bei Pflegebedürftigkeit und Demenz*,
DOI 10.1007/978-3-7091-1603-6_2, © Springer-Verlag Wien 2015

2.1   Was bedeutet Essen und Trinken?

Für Gesunde ist diese Frage nahezu banal, Essen ist Genuss, Essen ist Notwendigkeit und Essen ist Ernährung. Geht man allerdings vom physiologischen Standpunkt aus, sind Essen und Trinken die Reaktionen eines Lebewesens auf die lebenserhaltenden Reize Hunger und Durst, welche in der Bedürfnispyramide (Maslow 1943) auf der untersten Stufe stehen. Diese Reaktionen dienen scheinbar allein der Versorgung des Organismus mit Energie in Form von Nährstoffen und Flüssigkeiten in der jeweils benötigten Menge und Zusammensetzung, die für das Wachstum, die Entwicklung und die Aufrechterhaltung der Lebensfunktionen eines Organismus notwendig sind.

Jedoch sind Essen und Trinken beim Menschen weitaus mehr, sie bestehen neben den vorher genannten anatomisch-physiologischen Handlungen außerdem immer auch aus der Befriedigung emotionaler, sozialer und kultureller Bedürfnisse.

Bereits von frühester Kindheit an wird ein jeder von uns durch seine Familie oder andere Bezugspersonen mit Riten, Gewohnheiten, Sitten, überlieferten Bräuchen, religiösen Verpflichtungen, Verboten etc. rund um das Thema Essen und Trinken vertraut gemacht und lernt außerdem, dass Essen Lust, Genuss und Gemeinschaft bedeutet. Die meisten Babys werden heutzutage, nach einem Einbruch der Zahlen in den 1970er Jahren, glücklicherweise wieder gestillt und haben dadurch bereits zu Beginn ihres Lebens den innigsten Kontakt zur Mutter, den man nur haben kann. Wir erleben als Kinder im Idealfall täglich, wie die Familie gemeinsam am Tisch sitzt, in gelöster Stimmung das selbst zubereitete Essen verzehrt und darüber spricht, sich am Tisch austauscht, vielleicht auch mal streitet, den Tag am Morgen gemeinsam beginnt oder am Abend beim Essen ausklingen lässt. Je nach Anzahl der am Tisch sitzenden Personen und nach individuellen Tischregeln und Geboten einer jeden Familie geht es dabei mal lustiger und lauter, oder eben leiser und gesitteter zu. Wie auch immer, diese Zusammenkünfte am Familientisch prägen und erhalten den Zusammenhalt der Familie und geben ein Gefühl der Regelmäßigkeit, Behaglichkeit, des Dazugehörens und Aufgehobenseins in einer Gemeinschaft aus Menschen, die einem am nächsten stehen. All dies trägt dazu bei, selbstsichere und lebenstaugliche Menschen aus uns zu machen und gibt uns das Rüstzeug für ein erfülltes Leben mit auf den Weg.

Wir erleben außerdem bereits als Kinder, wie viel Aufhebens um Festtage und Jubiläen gemacht wird und wie viele Mühen bereits lange im Vorfeld in die Planung und später in die Zubereitung der Mahlzeiten an diesen Tagen sowie in die Bewirtung der Gäste mit Getränken gesteckt werden. Alles soll stimmen, die Gäste sollen zufrieden sein und sich noch lange daran erinnern. Die Mutter (meist Hauptverantwortliche für die Bewirtung) ist erst dann glücklich und zufrieden mit sich und dem Fest, wenn die Gäste tüchtig zulangen und die Speisen und Getränke loben. Bei diesen Gelegenheiten machen wir eventuell auch erste Erfahrungen mit Alkohol, indem wir beobachten, wie sich im Laufe einer Feierlichkeit das Verhalten der Erwachsenen verändert.

Das Essen und was dazu gehört, wie Tischdekoration, Ambiente und Stimmungen, tragen also einen großen Teil zum Gelingen vieler familiärer Zusammenkünfte bei und dienen auch als eine Art familiäres Statussymbol, denn es wird verhältnismäßig viel Geld für solche Anlässe ausgegeben und auch die Kleidung muss, je nach sozialer Herkunft und Anlass, entsprechend gepflegt sein. Würde man rein nach ökonomischen Gesichtspunkten das Kosten-Nutzen-Verhältnis einer solchen Feier ausrechnen, würde man sehr schnell zu dem Schluss kommen, dass der im Verhältnis zu den Vorbereitungen relativ kurze Genuss eines Festmahles in feierlicher Gesellschaft – und sei es auch noch so lecker – dem finanziellen und zeitlichen Aufwand in keinster Weise gerecht wird. Aber warum macht man es dann? Viele andere emotionale, kulturelle und soziale Gründe spielen hier eine Rolle und den wenigsten Menschen würde es einfallen, zu ihrem Geburtstag Freunde und Verwandte einzuladen und ihnen nicht etwas Feines, im Rahmen ihrer finanziellen Möglichkeiten Liegendes anzubieten. Das wäre sehr peinlich, die Gäste wären sicher pikiert und würden noch lange im negativen Sinne darüber reden.

Ein weiterer Höhepunkt, welchen wir beim Heranwachsen erleben dürfen, ist es, wenn die Familie zusammen »auswärts« essen geht und entweder eingeladen wird oder sich mit Freunden oder anderen Familienangehörigen in einem gemütlichen Restaurant trifft.

Im Laufe des Heranwachsens im Kindergarten, in der Schule, beim Studium, Auslandspraktikum oder vielleicht während einiger Reisen erfahren wir, dass es noch andere Kulturen und religiöse Einflüsse jenseits unserer eigenen Familie gibt, welche die Ernährung beeinflussen. Wir haben vielleicht Freunde oder Klassenkameraden, die Moslems sind oder Juden und deren Gerichte und Tischsitten sich von den unsrigen unterscheiden (z.B. Gebete). Wir erfahren zum Beispiel, was Bortscht ist und wie das schmeckt oder sind bei Menschen eingeladen, die kein Fleisch essen, lernen Leute kennen, die aus religiösen Gründen streng fasten, oder wir essen bei Menschen, bei denen alle gemeinsam das Essen auf dem Boden sitzend zu sich nehmen oder die Finger bzw. Stäbchen als Esswerkzeuge benutzen. Wir lernen von Freunden und Bekannten, aus Kochbüchern oder Fernsehsendungen neue, aufregende Rezepte, die ganz anders schmecken und riechen als man es von »Muttern« kennt und völlig andere Techniken erfordern als die, die wir beigebracht bekamen. So lernte die weibliche Mitautorin zum Beispiel erst vor kurzem, dass man auch mit Stickstoff in der Küche hantieren und sogar etwas Schmackhaftes und Interessantes dabei entstehen kann. Das alles nehmen wir anfangs verwundert wahr, probieren dann das eine oder andere aus, übernehmen es vielleicht in unser eigenes Repertoire, weil wir finden, dass es unser Leben bereichert und uns und unseren Lieben Freude bereitet. Oder aber wir versuchen es nie wieder, wenn es unsere Präferenzen nicht trifft.

Im beruflichen Leben lernen wir, dass es Firmenanlässe gibt, um Projekte zu starten, Erfolge zu feiern, Mitarbeiter anzuspornen, Jubiläen und Festtage zu begehen oder Pensionäre und ausscheidende Kollegen zu verabschieden. Diese Plattformen, welche ebenfalls die kulinarischen Genüsse im Fokus haben, dienen nicht zuletzt, ähnlich wie das gemeinsame Essen in der Familie, dazu, dass man miteinander in Kontakt kommt, Netzwerke bildet und ein Zusammengehörigkeitsgefühl entsteht. Nicht selten werden solche Anlässe auch genutzt, um durch raffiniertes Ambiente, besonders spezielle Menüs und angesagte Getränke den Status einer Firma oder ihren Charakter zu unterstreichen, um auch nach außen, bei Kunden oder denen, die es werden sollen, sowie Konkurrenten den gewünschten Eindruck zu hinterlassen. Das alles erlebt fast ein jeder von uns im Laufe eines Menschenlebens, es hat uns geprägt und wir geben unsere Werte an unsere Kinder weiter, welche ihre eigene Esskultur entwickeln, indem sie uns nachahmen und außerdem noch andere Einflüsse mit hin einflechten.

Aus dem oben beschriebenen Exkurs durch die kulinarischen Lebensetappen eines Menschen bis zum Erwachsenenalter wird außerdem deutlich, welch riesige Verantwortung wir unseren Kindern gegenüber tragen, was den Erhalt der Esskultur und darüber hinaus auch familiärer und gesellschaftlicher Werte angeht. Es reicht nicht aus, seinem Kind Geld für Fast Food in die Hand zu drücken oder dafür zu sorgen, dass der Kühlschrank immer gefüllt ist. Tägliche, selbst zubereitete gemeinsame Mahlzeiten sind von großer Bedeutung für eine gesunde psychische und körperliche Entwicklung eines Kindes und die Grundlage für eine gute Kommunikation unter den Familienmitgliedern.

Obwohl heutzutage in hoch entwickelten Industrieländern alles Erdenkliche zu fast jeder Tages- und Nachtzeit in den Supermärkten im Überfluss erhältlich ist und kein Kind fehlernährt sein müsste (außer es sei krankheitsbedingt), gibt die aktuelle Entwicklung zu denken. Viele aktuelle Studien zur Ernährung und zur Gesundheit von Kindern zeigen, dass vor allem

2

in den so genannten »sozialen Brennpunkten« immer mehr Familien unterhalb der Armutsgrenze leben und in vielen dieser Familien die Werte rund um die Ernährung mehr und mehr untergehen. Sowohl die Qualität der Ernährung wird zunehmend unwichtiger, als auch die dazugehörigen Rahmenbedingungen. Die Mahlzeiten, meist qualitativ minderwertig (zu viel Kohlenhydrate in Form von Weißmehl oder Zucker, zu viel Fett und zu wenig Ballaststoffe und Vitamine in Form von Obst oder Gemüse), werden häufig achtlos von Eltern und Kindern nebenbei vor laufendem Fernseher verzehrt. Richtig selber gekocht wird seltener, gemeinsame Mahlzeiten gibt es in einigen Familien kaum noch. Zudem bewegen sich die Kinder zu wenig, da sie vermehrt fernsehen oder allein PC-Spiele spielen.

Kommunikation und Zusammengehörigkeitsgefühl bleiben auf der Strecke, solche Kinder werden schneller krank als andere, sind häufig überdreht, haben Konzentrationsschwierigkeiten und reagieren schneller aggressiv. Das ist die Kehrseite einer modernen Gesellschaft, in der die Schere zwischen arm und reich immer weiter auseinanderklafft (und damit auch das Gesundheitsbewusstsein sowie der Zugang zu gesundheitsfördernden Maßnahmen). Vor allem Großstadtkinder aus bildungsferneren Familien oder/und mit Migrationshintergrund sind die Leidtragenden dieser Entwicklung und bereits im jungen Alter mit Übergewicht und daraus resultierenden Folgen und Erkrankungen geschlagen (Kurth und Schaffrath 2007).

Die Folgen für die gesamte Gesellschaft und das Gesundheitssystem, welche diese Entwicklung in Zukunft mit sich bringt, sind bisher noch nicht bis ins Detail absehbar. Neueste Studien besagen, dass man aktuell nicht von einer erhöhten finanziellen Inanspruchnahme des Gesundheitssystems durch stark Übergewichtige ausgeht, da diese durch früheres Versterben als ihre normalgewichtigen Altersgenossen die zu Lebzeiten in Anspruch genommenen vermehrten Leistungen wieder ausgleichen. Zur Beruhigung tragen diese Studienergebnisse allerdings nicht bei!

Eine Mahlzeit ist also ein wesentlicher Ausdruck von Erlebnis- und Lebensqualität (Bartholomeyczik 2010), ein wichtiger Baustein im Sozialisationsprozess eines Kindes (Roper et al. 1987), sie gibt dem Menschen Tagesstruktur und Orientierung über Jahresrhythmus oder Wochentag (Hoffmann und Biedermann 1995), sie ist Kommunikationsplattform, sinn-, kultur- und wertestiftend und kann sowohl Trost spenden als auch zur Qual werden, z.B. bei großem Kummer oder Trauer.

- **Was aber ist mit unseren heutigen »Alten«? Was haben sie erlebt, was hat ihre Esskultur geprägt?**

Einige »Hochaltrige« erlebten bereits als Kinder eine allseits vorherrschende Knappheit an Nahrungsmitteln oder regelrechte Notzeiten mit Hunger und Elend. Sie erlebten den Krieg, einige wenige sogar noch beide Weltkriege, und lernten früh, aus den wenigen vorhandenen Dingen, die man mit Lebensmittelmarken erhielt oder die es sonst gab, etwas zu machen und erfinderisch zu sein im Herstellen von Ersatz (z.B. Kaffee aus Rüben oder Getreide) und bloß nichts zu verschwenden.

Manche Pflegebedürftige wuchsen im eher bäuerlichen Umfeld auf, in dem fast alles gegessen wurde, was Jahreszeit, Boden, Pflanzen und Nutztiere hergaben. Sie wurden vielleicht nicht so stark wie andere von den Einflüssen der Kriege geprägt, machten aber nicht minder schlimme Erfahrungen mit Mangel und Not bei schlechten Ernten oder harten langen Wintern.

Menschen, welchen die existenzbedrohende Erfahrung Hunger bereits in jungen Jahren ein regelmäßiger Begleiter war, ist es häufig bis zum Tode unmöglich, Reste auf dem Teller zurückzulassen oder etwas wegzuwerfen. Häufig legen vor allem Demente regelrechte Lager aus Resten in ihren Nachttischen oder Schränken an, in denen die Nahrungsmittel verderben, wenn man es als Pflegekraft nicht bemerkt. Beim Entsorgen dieser Dinge muss man äußerst behutsam vorgehen und darf keinesfalls alles rigoros wegwerfen, vor allem wenn die Person dabei ist und zusieht. Der Mensch bekommt dann das Gefühl, seines Sicherheitsnetzes beraubt zu werden, und durchlebt in Gedanken wieder Not, Hunger und Angst. Diesen Menschen begreiflich zu machen, dass diese Zeiten glücklicherweise vorbei sind und in wenigen Stunden schon die nächste reichhaltige Mahlzeit wartet, ist nahezu unmöglich, da das Gefühl des Verlustes und der unsicheren Lebensgrundlage sehr tief in ihnen verwurzelt ist.

Neben diesen einschneidenden und elementaren Erfahrungen aus Kindheit, Jugend und jungem Erwachsenenalter bringen ältere Menschen außerdem noch ihre im Laufe eines langen Lebens gesammelten und von traditionellen, regionalen, familiären, religiösen oder durch Einflüsse von Reisen geprägten Vorlieben und Abneigungen in ihrem Lebensrucksack mit und haben ganz individuelle Bedürfnisse und charakterliche Eigenheiten, die es zu berücksichtigen gilt. Vor allem beim Übertritt in ein Pflegeheim oder während eines Krankenhausaufenthaltes ändert sich einfach alles im Leben eines Menschen, das gilt es unbedingt immer zu bedenken. Wie soll zum Beispiel eine alte Dame, die bis zu ihrem Schlaganfall, der sie zuerst ins Krankenhaus und anschließend sofort ins Pflegeheim brachte, noch regelmäßig ihre Familie bekochte, Sinn finden in dem Essen, das ihr alle paar Stunden gebracht wird und das sie nun nicht einmal mehr selbstständig einnehmen, geschweige denn selbst zubereiten kann? Vielleicht fühlt sie sich nun nutzlos und weniger wert als Frau, Mutter und Großmutter, da sie ihren Haushalt nicht mehr führen und keine Gäste mehr bewirten kann? Sie schämt sich für ihr Unvermögen, selbstständig zu essen, wird vielleicht depressiv und hat deshalb keinen Appetit mehr. Wieder andere genießen es, keine Verpflichtungen mehr zu haben und keine Verantwortung mehr tragen zu müssen.

Auf die Frage an eine 94-jährige, noch körperlich und geistig rüstige Bewohnerin eines Pflegeheimes, in dem ich arbeitete, ob sie denn der Kochgruppe beim Kochen helfen wolle, entgegnete sie im schönsten Berliner Dialekt: »Wissense ejentlich wie alt ick bin? 94! Wat meinse denn, wie viele Mäuler ick in meim Leben schon jestopft hab? Da muss ick dat jetzt nich mehr haben, wa?«

Recht hat sie! »Den« alten Menschen oder »die« Gruppe alter Menschen mit »den« Bedürfnissen, die für alle gelten, gibt es also nicht. Jede einzelne Biografie ist anders, jeder Mensch verhält sich unterschiedlich zu den anderen, hat unterschiedliche Erfahrungen gemacht, oder unterliegt unterschiedlichen Einflüssen durch Krankheit oder Alter, auch wenn er scheinbar Ähnliches erlebt hat, aus der gleichen Generation stammt oder in derselben Region aufgewachsen ist. Herauszufinden, was jeder von ihnen braucht und möchte, gleicht einem Puzzlespiel und benötigt sehr viel Geduld und Einfühlungsvermögen vor allem, wenn der Mensch sich nicht mehr verbal äußern kann. Angehörige dabei mit einzubeziehen und zu befragen, falls sie zur Verfügung stehen, sollte in jedem Fall die Grundlage dieses Puzzles darstellen, jedoch nicht die alleinige Richtlinie sein. Denn: Bedürfnisse ändern sich im Laufe eines Lebens und auch die Vorlieben und Abneigungen eines Menschen – manchmal selbst noch im hohen Alter.

2.2 Empfehlungen für gesunde Ernährung im Alter

Neben den sozialen und kulturellen Aspekten des Essens ist die Nahrungsaufnahme natürlich in erster Linie auch dazu da, den Körper mit ausreichend Energie und Nährstoffen zu versorgen. Die Empfehlungen der deutschen, österreichischen und schweizerischen Gesellschaften für Ernährung für eine vollwertige Ernährung beinhalten Richtwerte, die so genannten D.A.CH.-Referenzwerte, durch deren Einhaltung man einer Mangelernährung und

2

◘ **Tab. 2.1** Berechnung des Grund- und Leistungsumsatzes nach WHO		
WHO-Formel	**Männer**	**Frauen**
Grundumsatz (GU) in Mega- joule (MJ) pro Tag (Multiplika- tion mit Faktor 239 = Umwand- lung von MJ in kcal)	$0{,}049 \times$ Körpergewicht (KG) (kg) $+ 2{,}459 \times 239$	$0{,}038 \times$ Körpergewicht (KG) (kg) $+ 2{,}755 \times 239$
Leistungsumsatz	GU $\times$ PAL = kcal/Tag	GU $\times$ PAL = kcal/Tag
Beispiel Körpergewicht (KG) mit PAL von 1,2 (leichte Betätigung)	73 kg Körpergewicht (KG): $0{,}049 \times 73 + 2{,}459 = 6{,}04$ MJ $\times 239 = 1443$ kcal/Tag $\times 1{,}2 = 1732$ kcal/Tag	62 kg Körpergewicht (KG): $0{,}038 \times 62 + 2{,}755 = 5{,}11$ MJ $\times 239 = 1222$ kcal/Tag $\times 1{,}2 = 1466$ kcal/Tag

Dehydratation vorbeugen kann. Des Weiteren hat die Deutsche Gesellschaft für Ernährung zehn Regeln zum vollwertigen Essen und Trinken aufgestellt (DGE 1999):

> Es wird empfohlen,
> - sich möglichst vielseitig zu ernähren, jedoch nicht zu viel zu essen,
> - weniger Fett und fettreiche Lebensmittel zu sich zu nehmen,
> - das Essen zu würzen, dabei jedoch wenig Salz zu verwenden,
> - süße Speisen nur in geringen Mengen zu verzehren,
> - mehr Vollkornprodukte, weniger Weißmehl zu sich zu nehmen,
> - reichlich Gemüse, Kartoffeln und Obst zu essen,
> - weniger tierisches Eiweiß zu verzehren,
> - mit Verstand zu trinken (mehr ungesüßte Tees und Wasser, alkoholische Getränke oder süße Getränke je nach Lust und Laune),
> - Mahlzeiten auf mehrere kleinere am Tag aufzuteilen,
> - die Mahlzeiten schonend und schmackhaft zuzubereiten.

Klingt einfach, oder? Im Verlauf des Buches wird aber deutlich, dass die Einhaltung dieser Richtlinien nicht ganz so einfach ist, wie man auf den ersten Blick meinen könnte.

2.3   Energiebedarf im Alter

Im Alter kommt es zu einer Veränderung der Massenzusammensetzung im Körper. Vor allem die fettfreien, stoffwechselaktiven und Energie verbrauchenden Körpermassen, wozu vor allem die Muskelmasse zählt, nehmen ab. Infolge dieser Abnahme sinkt der Grundumsatz (Ener- giemenge, die der Körper zur Erhaltung wichtiger Funktionen in Ruhe benötigt). Weiterhin kommt es im Alter bis auf Ausnahmen zu einem Absinken des Aktivitätsniveaus und damit zu einer Abnahme des Leistungs- oder Arbeitsumsatzes (Energiebedarf für die körperliche Akti- vität und Verdauung) (◘ Tab. 2.1). Insgesamt nimmt also der Gesamtenergieumsatz und damit auch der Energiebedarf im höheren Alter meist ab, wenn nicht Ausnahmen bestehen, wie z.B. zehrende Erkrankungen wie Krebs, COPD (chronisch obstruktive Lungenerkrankung), Herz- insuffizienz, akute Infektionen, Hyperaktivität bei Demenz (▶ Abschn. 4.15) oder Medikamente,

▣ **Tab. 2.2** Durchschnittliche PAL-Werte für verschiedene körperliche Tätigkeiten		
Arbeitsschwere/Aktivitätsniveau	**PAL***	**Beispiel**
Ausschließlich sitzende oder liegende Lebensweise	1,2	Alte und gebrechliche Menschen
Ausschließlich sitzende Lebensweise mit kaum oder keiner anstrengenden Freizeitaktivität	1,4–1,5	Büroangestellte, Feinmechaniker
Vorwiegend sitzende Tätigkeit mit zeitweilig gehender und stehender Tätigkeit	1,6–1,7	Laboranten, Kraftfahrer, Studierende, Fließbandarbeiter
Überwiegend gehende und stehende Tätigkeit	1,8–1,9	Hausfrauen, Verkäufer, Kellner, Mechaniker, Handwerker
Körperlich anstrengende berufliche Tätigkeit	2,0–2,4	Bauarbeiter, Landwirte, Leistungssportler, Demenzkranke mit großem Bewegungsdrang (»Läufer«)

* Für sportliche Betätigungen oder für anstrengende Freizeitaktivitäten (30–60 Minuten, 4–5-mal pro Woche) können zusätzlich pro Tag 0,3 PAL-Einheiten dazugerechnet werden.

welche sich erhöhend auf den Energiebedarf auswirken. So kann der Energiebedarf etwa bei Infektionen mit Fieber, Sepsis oder schweren Traumata um 30–50% ansteigen.

Frauen haben generell einen niedrigeren Grundumsatz als Männer, da sie im Verhältnis zur Fettmasse über weniger Muskelmasse verfügen, gleichen jedoch im Alter die Körperzusammensetzung und den Grundumsatz dem der Männer an, da diese die Muskelmasse schneller abbauen. Auch andere Faktoren, wie etwa eine niedrigere Außentemperatur, wirken sich erhöhend auf den Energiebedarf aus. Allein die Verdauung, Resorption, Umwandlung und Speicherung von Nährstoffen verursachen 8–15% des gesamten Energiebedarfs, daneben benötigen die Muskeln je nach körperlichem Aktivitätsniveau den Hauptteil. Je nach individueller körperlicher Betätigung multipliziert man daher den jeweiligen Grundumsatz mit dem so genannte PAL (physical activity level). Bei starker körperlicher Belastung liegt dieser zwischen 2,0 und 2,4, bei alten gebrechlichen Menschen mit vorwiegend sitzender oder liegender Lebensweise sinkt er auf 1,2 (▣ Tab. 2.2).

Ältere, noch körperlich fitte Menschen liegen dazwischen und haben vereinfacht gesagt bei geringer bis mittlerer körperlicher Aktivität einen Gesamtenergiebedarf zwischen 30 und 35 kcal pro kg Körpergewicht am Tag. Nimmt die Person mehr Energie auf als sie benötigt, kommt es zur Gewichtszunahme, nimmt sie zu wenig auf, verliert sie Körpergewicht. Ziel ist es, das Energiegleichgewicht ausgewogen zu halten, es sei denn, Gewichtsveränderungen sind aus medizinischer Sicht erwünscht oder notwendig.

Die Referenzwerte der D.A.CH.-Ernährungsgesellschaften liegen beim täglichen Gesamtenergiebedarf mit Richtwerten von 2300 kcal/Tag für den Mann und 1800 kcal/Tag für die Frau bei einem Lebensalter von 65 Jahren aufwärts, deutlich höher als die Berechnungen mit der Formel der WHO in ▣ Tab. 2.1 ergeben.

Die besonderen Herausforderungen bei der Ernährung im Alter sind zum einen das Erkennen der speziellen Bedürfnisse, denn jeder alte Mensch ist individuell bezüglich Aktivitätsniveau sowie Mobilität und somit in seinem Energiebedarf sehr unterschiedlich, und zum anderen das Reagieren darauf sowie das Anbieten der adäquaten Energiemenge- und Nährstoffzusammensetzung, die langfristig zur Erhaltung der Gesundheit notwendig sind. Bei einem im Alter reduzierten Energiebedarf ist es trotzdem notwendig, die Nährstoffmenge- und

2

Zusammensetzung beizubehalten, da sich dieser Bedarf nicht grundlegend verändert und an den Empfehlungen für den Bedarf eines normalen Erwachsenen angelehnt bleibt. In der praktischen Umsetzung bedeutet dies also, dass man bei einer reduzierten Energiezufuhr von z.B. 1800 kcal am Tag für eine 80-jährige Frau die gleiche Relation von Kohlehydraten, Eiweißen, Fetten, Vitaminen und Mineralstoffen zuführen muss wie sie bei einer Diät von 2300 kcal pro Tag für eine etwa 50-jährige Frau notwendig ist. Die Dichte der Nährstoffe muss also zunehmen, was konkret durch eine Auswahl besonders nährstoffdichter Lebensmittel wie Obst, Gemüse und Vollkornprodukte gewährleistet werden kann (Smoliner in Menebröcker 2008).

2.4   Nährstoffbedarf

2.4.1   Kohlenhydrate

Kohlenhydrate sind eine der wichtigsten Energiequellen für den menschlichen Körper, ihr Anteil sollte mehr als 50% der Gesamtenergiezufuhr betragen. Stärkehaltige Lebensmittel, wie Brot, Nudeln, Reis und Kartoffeln, mit komplexen Kohlehydraten sollten den Vorzug vor zuckerhaltigen Produkten erhalten, da sie für die Bauchspeicheldrüse weniger belastend sind. Zuckerhaltige Lebensmittel sind sehr energiereich, jedoch nicht sehr sättigend und liefern damit so genannte »leere Kalorien«. Wenn allerdings durch Krankheit weniger Energie aufgenommen werden kann als benötigt wird und fettreiche oder stärkehaltige Lebensmittel aus verschiedenen Gründen nicht aufgenommen oder verwertet werden können, können zuckerhaltige Lebensmittel dennoch eine Möglichkeit darstellen, den Energiebedarf des Menschen zu decken, da der süße Geschmack häufig als angenehm empfunden wird und weniger Abneigungen hervorruft als andere Lebensmittel. Um genügend Ballaststoffe aufzunehmen, sollte man z.B. Brot mit hohem Vollkornanteil wählen, welches beim älteren Menschen jedoch sehr fein gemahlen sein sollte. Die meisten älteren Menschen ernähren sich eher ballaststoffarm, was auf Verdauungsprobleme, wie z.B. Blähungen, Schluckbeschwerden oder Kauprobleme, zurückzuführen ist. Ein gewisser Anteil an Ballaststoffen in der Nahrung ist jedoch vor allem wegen der in ▸ Abschn. 4.11.4 beschriebenen Obstipation wichtig.

2.4.2   Protein

Die allgemein empfohlene Mindestzufuhr für ältere Menschen sind 0,8 g Protein pro Kilo KG (ähnlich wie für jüngeren Erwachsenen) (D.A.CH.-Referenzwerte). Eine alleinige Substitution von Protein, z.B. mittels flüssiger Proteindrinks, genügt meistens nicht, es müssen ebenso Vitamine und Spurenelemente zugeführt werden (Hafner, Meier 2009). Die Eiweißzufuhr sollte 15% der Gesamtenergiezufuhr ausmachen und in biologisch hochwertiger Form aufgenommen werden (z.B. Fisch, Fleisch, Milchprodukte, Käse). Grundsätzlich kann tierisches Eiweiß vom menschlichen Körper besser in körpereigenes Fett umgewandelt werden als pflanzliches, ein Ei zum Beispiel wird als das Lebensmittel mit der höchsten biologischen Eiweißwertigkeit erfasst. Durch eine gezielte Auswahl und Kombination pflanzlicher und tierischer Nahrungsmittel kann eine höhere Verwertbarkeit erreicht werden (z.B. Kombination von Rührei und Kartoffeln, Milch und Kartoffeln, Bohnen und Reis).

2.4.3 Fett

Der durchschnittliche Anteil der Fettaufnahme an der Gesamtenergiezufuhr sollte bei ca. 30% liegen, wobei der Fokus auf der Auswahl der Fette liegen sollte. Auf tierische Fette sollte zugunsten pflanzlicher Fette eher verzichtet werden, wobei bei den pflanzlichen vor allem kaltgepresste Öle mit einem hohen Anteil ungesättigter Fettsäuren verwendet werden sollten (Rapsöl, Olivenöl). Neueste Metastudien geben allerdings Entwarnung, was gesättigte und tierische Fette anbelangt (Chowdhury et al. 2014, Schwingshackl und Hoffmann 2014). So müssen Menschen mit Vorlieben und Prägungen für Butter oder Schmalz nicht auf ihr geliebtes Fett verzichten, wenn die Zufuhr von Fetten ausgewogen bleibt und medizinisch nicht kontraindiziert ist. Auch dies kann zur Steigerung der Lebensqualität beitragen.

Die so genannte mediterrane Ernährung, welche all diese Aspekte beinhaltet, zudem die Aufnahme von Omega-3-Fettsäuren vor allem in Form von fettreichem Seefisch, die tägliche Zufuhr von geringen Mengen Alkohol in Form von Wein sowie den Verzehr möglichst vielfarbiger Gemüsesorten propagiert, besitzt laut diversen Studien außerdem eine nachgewiesene protektive Wirkung für die Gefäße und das gesamte Herz-Kreislaufsystem und gilt somit als sehr gesund.

Neben der Berechnung und Zufuhr der passenden Energie- und Nährstoffmenge ist häufig auch noch die Substitution von Vitaminen B1 (Thiamin) und B6 (Pyridoxin), Folsäure und Vitamin D (Kalziferol) bei älteren Menschen notwendig, gegebenenfalls empfiehlt sich auch der Ausgleich eines Zink- und Kaliumdefizites.

Auf Bedeutung und Aufgaben von Vitaminen, Mineralstoffen, sekundären Pflanzenstoffen und Ballaststoffen im menschlichen Organismus kann an dieser Stelle aus Platzgründen nicht im Detail eingegangen werden. Interessierte Lesern sei daher auf die reichhaltig verfügbare Literatur hingewiesen.

■ **Wie ernähren sich die meisten älteren Menschen zu Hause oder in Institutionen?**
Unterschiedliche Gründe sorgen dafür, dass der ältere Mensch sich häufig nicht so ernährt, wie er eigentlich sollte. Finanzielle Gründe, eingeschränkte Einkaufsmöglichkeiten, schlechte Infrastruktur sind die am häufigsten genannten Ursachen. Vor allem Ballaststoffe und Vitamine in Form von Obst und Gemüse werden von den meisten älteren Menschen zu wenig aufgenommen. Im Gegensatz zu früher ist heutzutage ein fundierteres Wissen um den Nutzen und die Zusammensetzung einer gesunden und vollwertigen Ernährung in der Mehrheit der Bevölkerung vorhanden, was jedoch im Umkehrschluss nicht bedeutet, dass sich jeder Mensch freudig daran hält. Die biografischen Einflüsse führen bei den meisten Menschen zu einer Verfestigung der Essgewohnheiten, die man allenfalls nur behutsam und in kleinen Schritten wieder lösen kann. Sollte eine Ernährungsumstellung notwendig sein, z.B. beim Auftreten von Altersdiabetes, müssen Ärzte und Ernährungsberater gemeinsam mit dem Pflegebedürftigen versuchen, einen Ernährungsplan zu erstellen, der sowohl den Bedürfnissen des Betroffenen gerecht wird und seinen Gewohnheiten entgegenkommt, als auch die medizinischen Bedingungen erfüllt. Dies ist nicht immer einfach und erfordert viel Einfühlungsvermögen und Unterstützung. Auch sollte man gut abwägen, ob die Vorteile einer angestrebte Ernährungsumstellung gegenüber den Nachteilen wie beeinträchtigte Lebensqualität deutlich überwiegen.

2

Literatur

Bartholomeyczik, S.; Borker, S.; Hansen, U.; Hardenacke, D.; Henning, M.; Ott, S.; Pews, B. Renz, P.; Schreier, M.; Sommer, A.; Tannen, A. Wiederhold, D. (2010)

Chowdhury, R. et al. (2014), Association of Dietary, Circulating, and Supplement Fatty Acids With Coronary Risk: A Systematic Review and Meta-analysis, Ann Intern Med. 160:398–406

DGE: ► www.dge.de/modules

Expertenstandard Ernährungsmanagement zur Sicherstellung und Förderung der oralen Ernährung in der Pflege. Entwicklung-Konsentierung-Implementierung. Deutsches Netzwerk für Qualität in der Pflege-DNQP(Hrsg.)

Hafner, M.; Meier, A. (2009): Geriatrische Krankheitslehre. Teil II. Allgemeine Krankheitslehre und somatogene Syndrome. (3. vollständig überarbeitete und erweiterte Auflage). Bern: Verlag Hans Huber

Hoffmann, A.; Biedermann, M. (1995): Esskultur im Heim. Hannover: Vincentz Verlag

Kurth, B. M.; Schaffrath R. A.(2007): Die Verbreitung von Übergewicht bei Kindern und Jugendlichen in Deutschland. Ergebnisse des bundesweiten Kinder- und Jugendgesundheitssurvey (KIGGS). RKI Berlin, Bundesgesundheitsblatt- Gesundheitsforschung- Gesundheitsschutz 50; S: 736-43, Berlin: Springer Verlag

Maslow, Abraham H. (1943). A theory of human motivation. Psychological Review, 50, p: 370-396. American Psychological Association (United States)

Roper, N.; Logan, W.; Tierney, A. (1987): Die Elemente der Krankenpflege. Basel: Recom Verlag

Schwingshackl, L., und Hoffmann, G. (2014) Dietary fatty acids in the secondary prevention of coronary heart disease: a systematic review, meta-analysis and meta-regression, BMJ Open 2014;4:e004487

Smoliner in Menebröcker (2008) Menebröcker, C. (2008): Ernährung in der Altenpflege. Menebröcker (Hrsg). München: Urban und Fischer (Elsevier GmbH)

Geschmack und Wahrnehmung

Thomas A. Vilgis

T.A. Vilgis et al., *Ernährung bei Pflegebedürftigkeit und Demenz,*
DOI 10.1007/978-3-7091-1603-6_3, © Springer-Verlag Wien 2015

3

Bei der Appetitlosigkeit, medizinisch auch Inappetenz oder Anorexie genannt, handelt es sich um die gestörte Regulation des Triebes nach Nahrung (oder bestimmten Nahrungsmitteln) mit einer daraus resultierenden verminderten Nahrungsaufnahme. Im Unterschied zu Hunger, bei dem der Mensch den starken Drang hat, »irgendetwas« Essbares zu sich zu nehmen, um satt zu werden, kann Appetit dafür sorgen, dass man noch weiter isst, obwohl man bereits satt ist oder eben nichts isst, obwohl man Hunger hat, weil man keinen Appetit auf die angebotenen Nahrungsmittel hat. Neben einer ganzen Reihe von häufig verordneten Medikamenten, welche für diesen Verlust des gesunden Appetits im Alter verantwortlich sein können, gibt es weitere physiologische und psychologische Einflussfaktoren für die Entstehung von Inappetenz, von denen die wichtigsten in den folgenden Kapiteln behandelt werden. Zuvor müssen allerdings einige Begriffe definiert werden, um die Phänomene Geschmack, Appetit und sensorische Reize zu definieren.

Daher soll zum besseren Verständnis die Wahrnehmung beim Essen von gesunden, jungen Menschen genauer beschrieben werden. Die komplexen molekularen Mechanismen, welche bei chronischen oder akuten Erkrankungen zur Appetitlosigkeit führen, sind bisher noch nicht vollständig geklärt. Es wird jedoch vermutet, dass diese Mechanismen evolutionär angelegt sind und dazu dienen, im Falle eines akuten oder schweren Geschehens die Aktivitäten (inkl. Nahrungssuche) herunterzufahren und alle Kräfte für die Heilung zu sparen. Verantwortlich dafür wird u.a. eine Resistenz des Hypothalamus gegenüber Nahrungsbedarfssignalen gemacht.

Neben einer ganzen Reihe von häufig verordneten Medikamenten, welche außerdem für den Verlust des gesunden Appetits im Alter verantwortlich sein können, gibt es weitere physiologische und psychologische Einflussfaktoren für die Entstehung von Inappetenz, von denen die wichtigsten in den folgenden Kapiteln behandelt werden.

3.1   Die verschiedenen Wahrnehmungsstufen beim Essen

Beim Essen und werden tatsächlich im Allgemeinen alle Sinne eingesetzt (Plattig 1995). Schon beim Betrachten eines appetitlich angerichteten Tellers werden, abseits des Geschmacks, eine ganze Reihe Erwartungen und Assoziationen ausgelöst (◘ Abb. 3.1).

Die sinnlichen Reize, die von einem Teller ausgehen, sind vielschichtig:

- **Telleroptik:** Wie sind die verschiedenen Elemente angerichtet, wie ist die Optik, was erwartet uns, und ganz wichtig, wie wird das schmecken? Gleichzeitig versucht das Gehirn, den Teller in das »kulinarische« Gedächtnis einzuordnen, besonders bei unbekannten Speisen. Bereits hier wird die Essbiografie der Betrachtenden angesprochen. Die Frage nämlich, welche Elemente können sofort als »appetitanregend« wahrgenommen werden, welche Elemente sind fragwürdig, unbekannt, oder gar ekelauslösend? Das uneingeschränkte »Sehen« ist daher für eine rasche Wahrnehmung der Nahrung gefragt.
- **Duft und Geruch (nasal):** Wird vor dem ersten Bissen die Nase über eine Speise gehalten, ergeben sich Fragen auf der Riechebene. Wie riecht denn das? Dabei atmen wir Dämpfe und flüchtige Aromen mit der Nase ein, während wiederum gleichzeitig das Gehirn die Gerüche mit den »eingespeicherten« kulinarischen Erinnerungen und Profilen abgleicht. Wie rasch und »automatisch« diese Prozesse ablaufen, lässt sich häufig beobachten, wenn ein kulinarisch unbekanntes Terrain betreten wird. Schnell muss die Speise als ess- und genießbar eingeordnet werden. Auch hier ist die Biografie des Essers von immanenter Wichtigkeit.

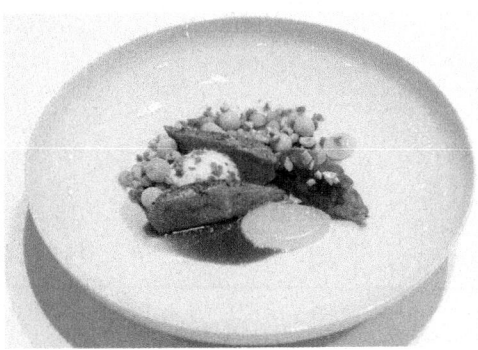

Abb. 3.1 Der Anblick eines kunstvoll angerichteten Tellers löst sehr viele Reize aus. Vor allem Appetit, und dies mit unterschiedlichen Sinnen (Foto: Christian Stromann)

— **Beschaffenheit und Textur**: Wird nach der ersten Sicht- und Riechprüfung ein Bissen in den Mund genommen, werden die Vorgänge noch komplizierter. Der erste Zungenkontakt zeigt, ob die optische Einschätzung und der Abgleich mit der individuellen kulinarischen Datenbank richtig war: Es schmeckt oder es schmeckt nicht. Dieser Eindruck ist allerdings sehr kurz, denn wird der Bissen als positiv eingeschätzt, beginnt der Esser den Bissen zu kauen, den Brei gegen den Gaumen zu drücken und im Mund hin und her zu bewegen, der Tastsinn wird wichtig. Welche Konsistenz hat die Speise und wie verändert sich diese beim Kauen, beim Befeuchten mit dem Speichel durch Zunge und Gaumen?

— **Geruch und Duft** (retronasal): Das Kauen und »Schmatzen« hat aber noch eine weitere Funktion, denn dabei werden wiederrum eine Vielzahl von mitunter »flüchtigen« Aromen freigelegt, die schnell danach die Riechzellen im Nasenrachenraum reizen. Erst das retronasale Riechen (Büttner 2004, Hatt 2005), zusammen mit dem Geschmack auf der Zunge und in der Mundhöhle lässt uns die Speise entsprechend würdigen – oder auch nicht. Allerdings hängt diese Beurteilung nicht nur von Präsentation, Geschmack, Würzung oder Zubereitung ab, sondern auch von der kulturellen Prägung der Genießer (Hirschfelder 2001, Wuketits 2010).

Somit wird deutlich, wie alle Sinne bei der Empfindung des »Essens« zusammenwirken. Allerdings muss aus naturwissenschaftlicher Sicht dieser landläufige Begriff des Schmeckens tiefergehend systematisiert werden. Genauer Hinschauen lohnt sich, und im Folgenden wird deutlich, wie faszinierend Schmecken, Riechen und Genuss auch unter wissenschaftlichen Aspekten sind.

3.2 Das Zusammenwirken der Sinne

Dazu sei mit einem kleinen Gedankenexperiment begonnen, das aber sehr leicht durchgeführt werden kann. Der reine Geschmack eines Lebensmittels oder einer Speise ist eine relativ langweilige Angelegenheit, wie es eben empfunden wird, wenn man sich beim »Schmecken« die Nase zuhält und das Lebensmittel probiert. Ein praktisches Beispiel ist etwa die Mischung aus Zucker und Zimt, die sich bei den meisten als Kindheitserinnerung einprägte. Bei zugehaltener Nase schmeckt die Mischung praktisch wie Zucker lediglich süß, bei geöffneter Nase hingegen nimmt man den warmen, süßen, stark nach Zimt duftenden Gesamteindruck wahr.

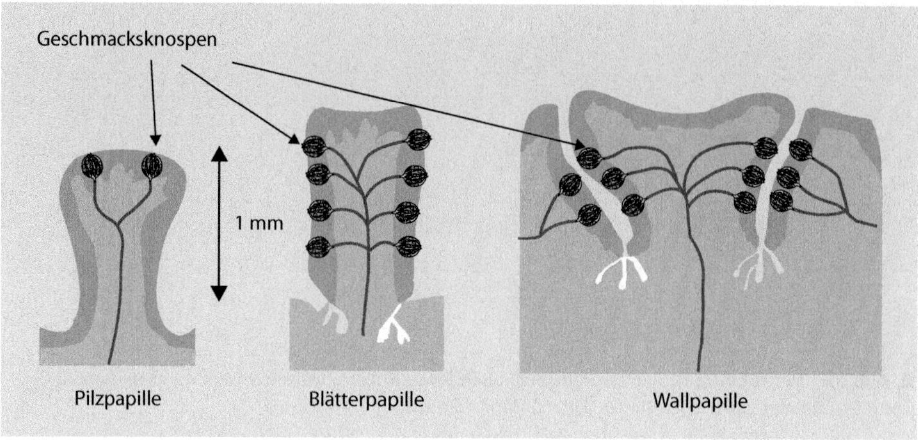

3

◘ Abb. 3.2   Verschiedene Papillenformen (schematische Darstellung) gestatten eine detaillierte Erfassung des Geschmacks, die Speichel- und Spüldrüsen sind weiß dargestellt.

Letzterer wird erst durch die flüchtigen Aromen des Zimts erzeugt, vor allem durch das Moleküle Zimtaldehyd, das keine Geschmacksreize auf den Rezeptoren der Zunge auslöst, sondern ausschließlich Geruch, der nasal und retronasal über die Riechzellen wahrgenommen wird.

3.3   Die Zunge als Geschmacks- und Tastdetektor

Die Sensoren auf der Zunge können nur ein paar wenige Grundgeschmacksrichtungen erkennen. Dazu gehören süß, sauer, salzig, bitter, umami. Diese unterschiedlichen Reize werden durch Rezeptoren verursacht, wenn sie durch bestimmte Moleküle oder Ionen angesprochen werden. Der Geschmack von Lebensmitteln hat damit molekulare Ursachen. Auf der Zunge befindet sich eine Vielzahl von Rezeptoren, die für unsere Geschmacksempfindungen verantwortlich sind. Sie befinden sich in den Papillen, von denen es mehrere unterschiedlich geformte Typen gibt. Diese sitzen an unterschiedlichen Stellen verschieden geformter Papillen in der Zunge und unterscheiden sich durch drei grundlegende Formen, Pilzpapillen (vorwiegend auf der Zungenoberfläche), Blätterpapillen (vorwiegend am Zungengrund) und Wallpapillen (in der Nähe der Zungenwurzel) (◘ Abb. 3.2). Die ganze Zunge ist darüber hinaus mit Fadenpapillen besetzt, diese sind für die taktile Wahrnehmung verantwortlich. Sie lassen physikalische Eigenschaften der Lebensmittel, wie Oberflächenbeschaffenheit der Lebensmittel, deren Fließverhalten oder andere Textureigenschaften sofort und sehr feinfühlig erkennen (Hatt 2005).

Die stark zerfurchte und zerklüftete Oberfläche der Zunge mit einer daraus resultierenden unterschiedlichen Papillendichte ist von Vorteil. Für die Geschmackswahrnehmung sind auch die Abmessungen von Bedeutung (Schulte 1971). Die Geschmacksknospen liegen in den Tälern und Furchen der Zunge, deren Tiefe mit etwa 30–70 µm bemessen wird. Zusammen mit den Längenabmessungen der Papillen von 25–40 µm erlaubt die Zunge daher allein aus geometrischen Gründen ein sehr feinfühliges Schmecken. Die Geschmacksreize können damit auf den unterschiedlichsten Längen- und Zeitskalen sofort detektiert werden, die Reize werden dadurch rasch erkennbar, aber gleichzeitig für eine gewisse Zeit wahrnehmbar.

Im Gegensatz zu früheren Annahmen gibt es keine »Geschmackslandkarten« auf der Zunge, also bestimmte Bereiche, in denen nur süß, bitter usw. wahrgenommen werden. Die Re-

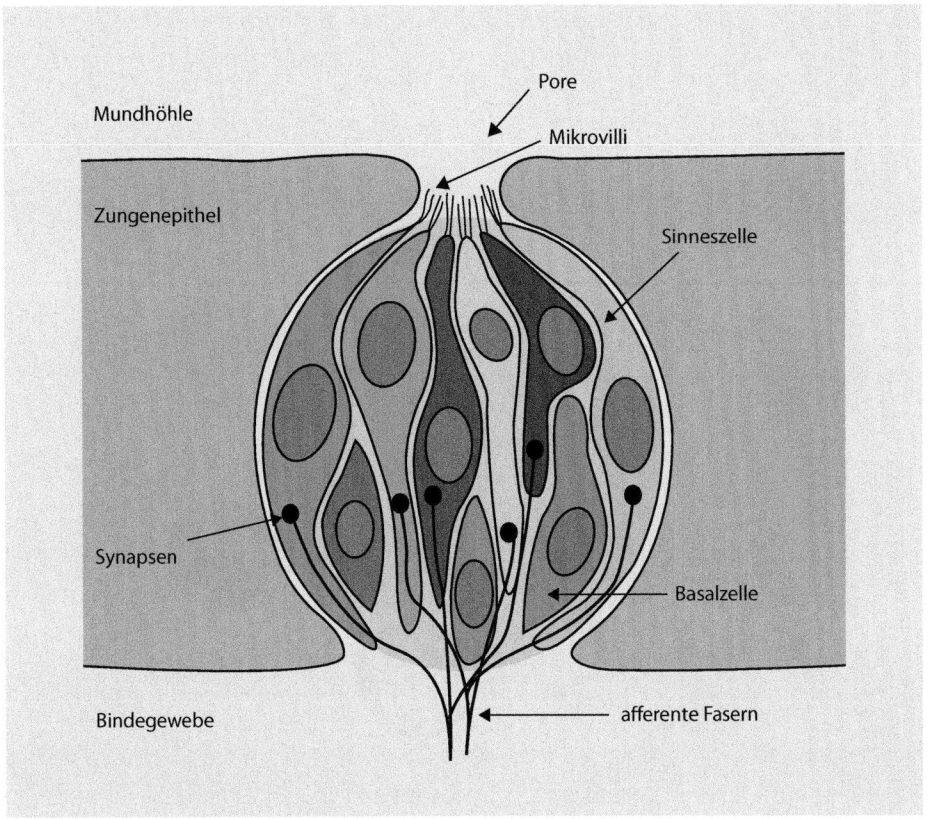

Abb. 3.3 Prinzipieller Aufbau einer Geschmacksknospe

zeptoren sind nahezu für alle Grundgeschmacksqualitäten in etwa gleich verteilt (Hatt 2005, S. 409ff). Wie aber wird der unterschiedliche Geschmack wahrgenommen? Dazu sind Geschmacksknospen und Rezeptoren, die nach selektiven Mechanismen arbeiten, vonnöten. Der Aufbau dieser Geschmacksknospen ist stets ähnlich. Sie haben eine Ausdehnung von etwa 25 nm und bestehen aus mehreren Sinneszellen, ihr Aufbau ist in ◘ Abb. 3.3 dargestellt (NEUROtiker, Wikipedia).

Eine Geschmacksknospe besteht aus mehreren Sinneszellen, die sich in verschiedenen Segmenten anordnen (Chandrasekhar 2006). Jede Sinneszelle ist dabei mit mehreren afferenten Nervenfasern mit dem Zentralnervensystem verbunden, die Signale ins Gehirn weiterleiten, wo letztlich der Geschmacksreiz in die entsprechende Geschmacksqualität übersetzt wird, also süß, bitter usw. Die jeweilige Geschmacksrichtung wird am oberen, zur Pore gerichteten Ende detektiert. Dort endet jede Sinneszelle in den Mikrovilli, feine fingerförmige, dendritische Strukturen von ca. 500 nm Größe, die von Speichel umgeben sind und somit mit den Geschmacksstoffen des Speisebreis in Berührung kommen. In den Membranen der Mikrovilli befinden sich die Geschmacksrezeptoren, die entsprechende Reize erst erkennen können. Die Rezeptoren sind allesamt sogenannte Membranproteine, die molekulare Eigenschaften von Molekülen an dem chemischen Muster erkennen. So lösen zum Beispiel die Ionen des Kochsalz, des Natriumchlorids, andere Prozesse in entsprechenden Rezeptoren aus, als etwa die Saccharose des Haushaltszuckers. Geschmack ist eng verknüpft mit dem Erkennen molekularer Strukturen und (ionischer) Wechselwirkungen (Chandrasekhar 2006), denn nur ganz

3

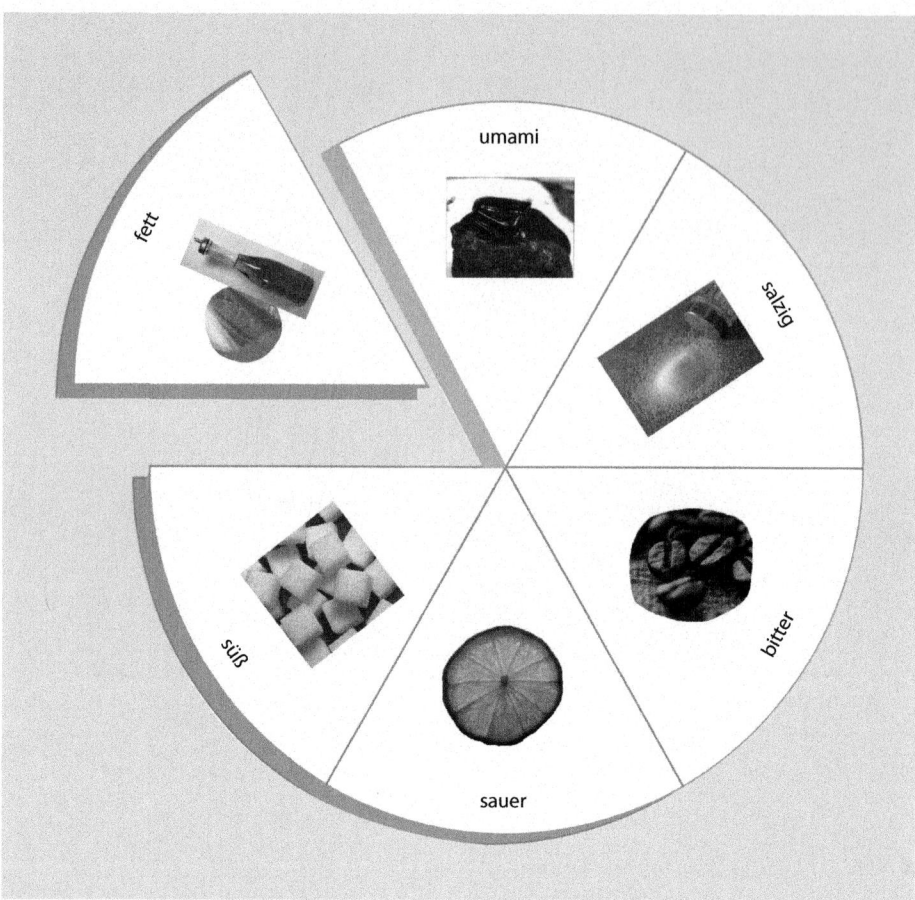

◘ Abb. 3.4   Fünf Grundgeschmacksqualitäten erscheinen gesichert: süß, sauer, bitter salzig, umami. Es gibt Anzeichen, dass es auch eine gustatorische Wahrnehmung für Fett gibt, allerding keine »Sensation« im Hirn ausgelöst wird.

bestimmte Moleküle und Ionen, mit genau definierten molekularen Eigenschaften, lösen entsprechende Reize aus, die das Gehirn den Basisgeschmacksrichtungen zuordnen kann.

Die Geschmackserkennung beim Essen ist daher eine auf vielen verschiedenen Längenskalen verteilte Angelegenheit. Diese Längenabmessungen reichen von 1 cm, etwa typischen Lebensmitteldimensionen, die durch Kauen zerkleinert werden, sodass der Speisebrei über den Speichel die Zerklüftungen von 40–70 nm benetzen kann, bis zu den darin enthaltenen Moleküle, die Rezeptoren in den Membranen auf Abmessungen von 10 nm reizen können (Chaudhari 2010).

3.4   Rezeptoren: Geschmack im Detail

Wenn von unterschiedlichen Basisgeschmacksrichtungen die Rede ist, müssen diese auch als Basisgeschmack erkannt werden. Bisher sind die Basisgeschmacksqualitäten süß, sauer, salzig, bitter und umami bekannt (◘ Abb. 3.4, Chaudhari 2010), vermutlich werden noch fett

◘ Tab. 3.1 Die Grundgeschmacksqualitäten und die damit verbundenen Notwendigkeiten für das biologische Funktionieren der Zellen und physiologischen Systeme (Vilgis 2010).

Geschmacksqualität	Physiologische Funktion und Wirkung
süß	Zucker, sofortige Energie
salzig	Mineralien, Elektrolyte, Zellfunktion, Nervenaktivität
sauer	Speichelfluss, pH-Wert, Warnung vor pathogen Vergorenem
bitter	Bitterstoffe, Alarmzeichen, häufig Gift
umami	Protein, Glutaminsäure
fett	Lipide, Energiespeicher
wässrig	Flüssigkeit, Mineralien

und wässrig dazukommen. Diese Basisgeschmacksrichtungen, die direkt auf der Zunge wahrgenommen werden können, lassen sich auf ganz bestimmte Lebensmittel und demzufolge Klassen von Molekülen, die gerade diese Basisgeschmackrichtungen auslösen, zurückführen.

Bereits die Geschmacksrichtung süß zeigt aber, wie kompliziert das Schmecken ist. Als mehr oder weniger süß werden eine ganze Reihe von Zuckern empfunden, etwa Saccharose, Glukose, Fructose, aber auch Zuckeralkohole (etwa Zuckeraustauschstoffe, wie sie bei verschiedenen Erkrankungen verabreicht werden müssen, wie Isomalt, Mannitol oder Sorbitol), oder auch große, komplexe Moleküle, wie sie in Süßstoffen, wie dem Süßstoff Aspartam (besteht im Wesentlichen aus zwei Aminosäuren) oder auch als in Stevia (Steviosid, ein Glucosid), vorkommen. Die Geschmacksrichtung süß ist angeboren, und Säuglinge werden durch den hohen Anteil von Milchzucker (Laktose) in der Muttermilch rasch darauf eingestellt.

Salzig wird durch Ionen, etwa Natriumchlorid oder Kaliumchlorid ausgelöst, sauer stets durch freie Protonen in den Säuren, etwa Zitronensaft, Essig usw., aber auch durch Ascorbinsäure (Vitamin C). Sauer triggert in vielen Fällen auch den Speichelfluss, eine Tatsache, die später wichtig wird. Bitter signalisiert häufig giftig und löst eine spontane Abwehr gegen das Essen von bitteren Lebensmitteln aus. Bitterstoffe finden sich in vielen Gemüsearten, etwa Broccoli, aber auch in Speiseölen (Olivenöl), vor allem aber in Orangen, Kaffee oder Bier. Da gerade letzte Beispiele in den meisten Fällen in den Biografien positiv besetzt sind, hat bitter während der Lebenserfahrung in vielen Fällen seine Funktion verloren. Der Geschmack von bitter muss erst im Laufe der Esserfahrung erlernt werden.

Umami, es definiert einen tiefen, fleischigen Wohlgeschmack, wird durch freie Glutaminsäure ausgelöst (etwa durch deren Salz Glutamat). Glutaminsäure ist eine stark wasserlösliche Aminosäure und ist praktisch in jedes Protein eingebunden. Gleichzeitig fungiert es als Botenstoff und kann somit die Blut-Hirn-Schranke passieren, woraus sich immer Zweifel nähren, inwieweit ein zu viel an freier Glutaminsäure, etwa durch Glutamat als »Streugewürz« verabreicht, der Gesundheit dient. Allerdings gibt es eine ganze Reihe von Lebensmitteln, die eine hohe Menge an freier Glutaminsäure aufweisen, etwa reife Käsesorten, reife Tomaten, verschiedene Pilze. Bereits die Muttermilch besticht durch einen hohen Gehalt an freier Glutaminsäure. Die Grundgeschmacksrichtungen umami und süß sind angeboren, die auch bei Demenz nicht verloren gehen. Tatsächlich lassen sich durch Lebensmittel mit einem hohen Anteil an Glutaminsäure und das gezielte Würzen mit Glutamat eine Verbesserung der Lebensqualität und des Geschmacksempfindens im Alter bei nachlassendem Geschmacksvermögen erreichen.

Die Entwicklung des Geschmackssinns »umami« hat tatsächlich eine hohe biologische Funktion (◘ Tab. 3.1). Die evolutionäre Wahl der Glutaminsäure (deren Salz chemisch

3

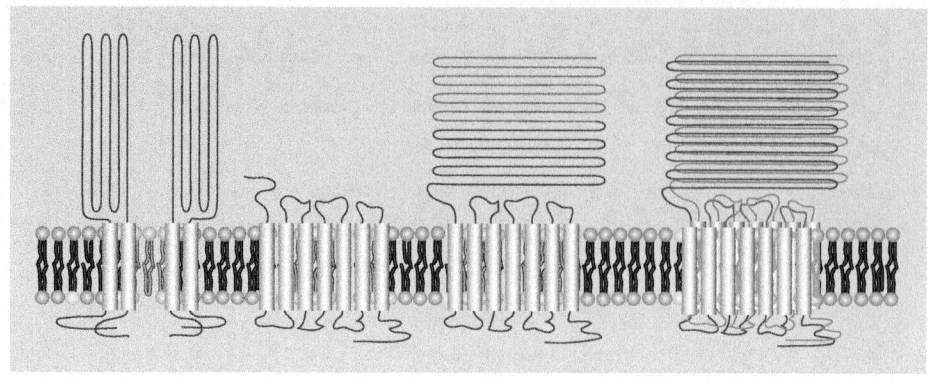

◨ **Abb. 3.5** Verschiedene Rezeptorentypen sorgen für den guten Geschmack. Die Proteine (komplexe Moleküle) sind in der Membran in den Mirkovilli verankert.

»Glutamat« ist) als geschmacksauslösendes Ion hat durchaus seinen Sinn. Alle Substanzen, die Geschmack auslösen, müssen wegen des Speichels wasserlöslich sein, etwa Salz, Zucker oder auch alle Säuren, selbst Bitterstoffe. Da der Geschmackssinn umami im Zusammenhang mit der Proteinaufnahme steht, muss eine Aminosäure a) wasserlöslich sein und b) in praktisch jedem nährstoffrelevanten, hochwertigen Protein vorkommen, darf gleichzeitig aber keine essentielle Aminosäure sein. Die positiv geladenen Leucin und Histidin sind zwar wasserlöslich aber essentiell, Arginin ist semi-essentiell. So verbleiben die beiden negativ geladenen Asparaginsäure und Glutaminsäure. Letztere hat mit das höchste Vorkommen in Lebensmittelproteinen, so ist es für die Evolution vorteilhaft Glutaminsäure als Geschmacksindikator für umami zu wählen und mit der Muttermilch diese Geschmacksrichtung, neben »süß« (Laktose), vorzuprägen.

❯ **Es gibt fünf nachgewiesene Grundgeschmacksrichtungen: süß, sauer, salzig, bitter und umami. Dabei kommt der Begriff umami aus dem japanischen und kann mit wohlschmeckend, herzhaft oder fleischig, beschrieben werden. Umami ist in der geriatrischen Ernährung besonders wichtig, da oft über einen »faden Geschmack« geklagt wird.**

Für die molekulare Detektion des Geschmacks sind die Reaktionen der Rezeptoren in den Membranen der Mikrovilli verantwortlich. Biologische Membranen sind stets ähnlich aufgebaut. Im einfachsten Fall sind dies »Doppelschichten« aus Lipiden, die einen polaren Kopf haben, also Phospholipide (z.B. Vilgis 2010). Bei den Lebensmitteln sind diese Moleküle als Emulgatoren bekannt, wo diesen Molekülen ähnliche Aufgaben zugewiesen werden, etwa Fett und Wasser zu verbinden, zu emulgieren. In biologischen Membranen binden Membranen häufig lebensnotwendige Moleküle, z.B. Proteine, ein. Sie werden in der Membran fixiert und können dann biologische Funktion übernehmen, etwa Geschmack erkennen. Genau das ist der Trick für die unterschiedliche Geschmackswahrnehmung: Sehr verkürzt ausgedrückt bedeutet dies, verschiedene Proteine sind in der Lage, unterschiedliche physiologisch chemische Prozesse auszulösen, wenn ganz bestimmte Moleküle oder Molekülteile auf die Rezeptorproteine treffen (◨ Abb. 3.5, Lindemann 2001).

Die Membran besteht aus Phospholipiden, die aus Fettsäuren (dunkle Fäden) und einem polaren (wasserliebenden) Kopf (Kügelchen) bestehen. Ganz links: »Kanalproteine«, für die Geschmacksqualitäten salzig und sauer. Durch die »Kanäle« gelangen Salzionen (z.B. Na^+ bei Kochsalz) oder Protonen (H^+), die den Natriumfluss stoppen. Rezeptorproteine für bitter und manche Süßstoffe erkennen das molekulare Muster von Molekülen, etwa molekulare Struktur oder bestimmte Teile der geschmacksreizenden Moleküle. Kompliziertere Rezeptorproteine sind für umami verantwortlich. Für weitere Formen der Geschmacksrichtung süß werden auch »Rezeptorduette« (ganz rechts) benötigt. Hier stehen zwei Rezeptorproteine in enger »Wechselwirkung«. Nur wenn beide zusammen von bestimmten Molekülen gereizt werden, ergibt sich die Sensation süß (Lindemann 2001).

Die Darstellung in ◘ Abb. 3.5 ist sehr vereinfacht und schematisiert. Die Vorgänge im Detail zu besprechen würde allerdings zu weit führen. Die wichtigste Erkenntnis dabei ist aber, dass es für die Geschmackserkennung keine einfachen Mechanismen gibt. Je nach Rezeptortyp werden unterschiedliche Prozesse ausgelöst, die erst nach deren Verschaltung mit den Hirnzellen die Sinneseindrücke ergeben.

Rezeptor

Rezeptoren sind speziell gefaltete Proteine an denen nur ganz bestimmte Moleküle andocken können und somit gezielt einen Reiz auslösen können. Die kann zum Beispiel ein ganz bestimmter Grundgeschmack sein.

3.5 Wie funktionieren Rezeptoren?

Für das Erkennen von Molekülen und molekularen Eigenschaften gibt es mehrere komplizierte Mechanismen, die hier nur angerissen werden können. Auf den Spitzen der Mikrovilli befinden sich dazu, in der Zellmembran verankert, verschiedene Rezeptorproteine, die in der Lage sind, diese feinen, molekularen Unterschiede zu treffen. Die Geschmacksrezeptoren für salzig und sauer (◘ Abb. 3.6) funktionieren dabei grundsätzlich anders als jede für süß (◘ Abb. 3.7), bitter und umami (◘ Abb. 3.8). Dies ist in der unterschiedlichen Natur der »Geschmacksauslöser« begründet.

Salzgeschmack wird vor allem durch Ionen, Kochsalz, Natriumchlorid (NaCl) ausgelöst. NaCl löst sich in wässriger Umgebung in positiv geladene Natriumionen Na^+ und negativ geladene Chloridionen Cl^- auf, die als kleine »Teilchen« von »Ionenkanälen« wahrgenommen werden und daher, vereinfacht gesprochen, durch Kanalproteine geleitet werden können. Der Sauergeschmack wird durch Säuren und damit durch Protonen H^+ ausgelöst, die ebenfalls als kleine geladene Teilchen über Kanalproteine wahrgenommen werden. Die Geschmacksrichtungen süß und bitter lösen durch eine ganze Reihe verschiedenartiger Moleküle unterschiedlicher Größe oder Gestalt die Geschmacksreize aus, sodass diese größeren Strukturen andere molekulare Mechanismen benötigen. Dies gilt auch für umami, das auf Glutaminsäure (»Glutamat«) anspricht. Die Glutaminsäure ist als Aminosäure ein Baustein praktisch aller (tierischer) Proteine und dient ebenso als Botenstoff. Daher sind die Rezeptorfunktionen unterschiedlich, zum einen Ionenkanalproteine für sauer und salzig, zum anderen Rezeptorproteine, an denen die verschiedenen Moleküle an ausgewählten Plätzen andocken können, und zwar nur und ausschließlich an diesen Plätzen. Sonst wird nicht der entsprechende Reiz ausgelöst.

Für den Bittergeschmack gibt es 25 verschiedene Rezeptoren (◘ Abb. 3.9), die auf die Vielzahl der Bitterstoffe in ähnlicher Weise reagieren (Behrens 2011). Die TAS2R-Rezeptorenfamilie ist allerdings nicht bei allen Menschen gleich ausgeprägt, daher nehmen abhängig von der genetischen Veranlagung unterschiedliche Personen bitter mehr wahr als andere (Schmecker und Nichtschmecker). Auch das entscheidet, ob z.B. Brokkoli, ein Gemüse mit vielen Bitterstoffen »gemocht« wird oder nicht.

3

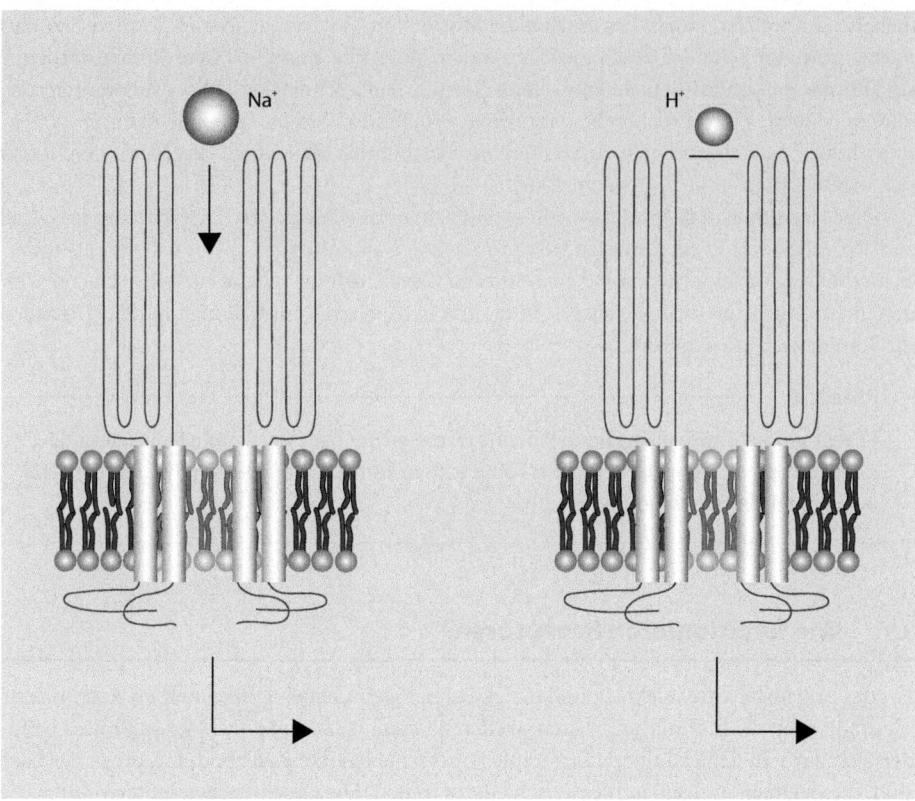

◘ **Abb. 3.6**   Schematische, stark vereinfachte Darstellung der Salzig- und Sauerrezeptoren. Beim Salzgeschmack werden Natriumionen durch kanalartige Rezeptorproteine geleitet, die in der Membran und der Zelle
elektrische Ladungen verschieben. Dadurch werden eine ganze Reihe weiterer Prozesse ausgelöst, die hier
nicht dargestellt sind. Beim Sauergeschmack »blockieren« Protonen den Fluss durch Kanalproteine, was ebenfalls die Polarität verändert. Auch der Natriumkanal ist an der Sauerwahrnehmung beteiligt.

Diese in den Abbildungen verwendete Symbolik ist viel zu einfach, um die realistischen
Wechselwirkung von geschmacksauslösenden Molekülen und den Rezeptorproteinen zu beschreiben, denn die entsprechenden Stellen der Rezeptorproteine müssen exakt so ausgestattet
sein, dass ein entsprechendes Geschmacksmolekül exakt hinein passt, wie ein Schlüssel in ein
Schloss. Man sprach daher oft vom »Schlüssel-Schloss-Prinzip« (Berg et al. 2007), um diese
genaue »Passfunktion« zu beschreiben.

Die Transportmechanismen, etwa bei salzig und sauer, werfen eine weitere Frage auf:
Schmecken wir Fett? Immer wieder gibt es Hinweise, diese Frage mit »ja« zu beantworten (Aburad 2005). Dieser Fakt ist bei Ratten bereits nachgewiesen (Fukuwatari 1997). Dabei wurde
ein Rezeptorprotein entdeckt, das gustatorisch auf Fettsäuren reagiert (◘ Abb. 3.10). Dabei lässt
sich vermuten, dass diese Rezeptoren Fettsäuren auch als Transportproteine von Fettsäuren
durch Membranen verwenden.

Das Rezeptorprotein CD36, das für den Geschmack von »Fett« verantwortlich ist, befindet
sich ebenfalls in der Zellmembran der Mikrovilli der Geschmacksknospen. Freie Fettsäuren,
etwa die Ölsäure (rechts oben in ◘ Abb. 3.10 symbolisch als Strich dargestellt, werden von bestimmten Rezeptorproteinen erfasst. Es wird gegenwärtig vorgeschlagen, dass diese Proteine

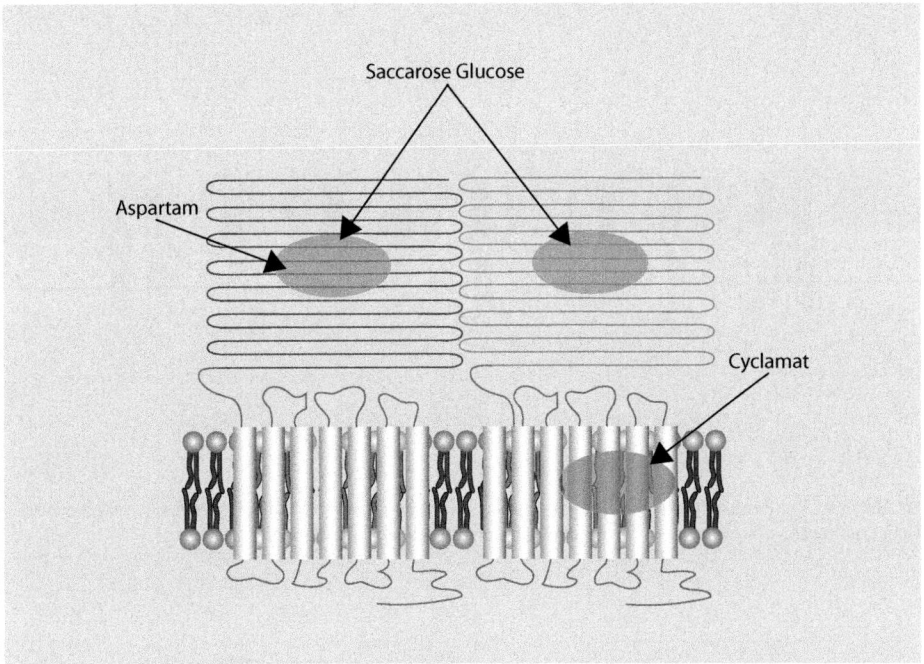

⬤ Abb. 3.7 Der Rezeptor für süß funktioniert in einem Dimer (gekoppelte G-Rezeptorproteine, ein »Protein-duett« der Proteine T1R2, links, und T1R3, rechts). Um die Vielzahl von den verschiedensten »süßschmeckenden« Molekülen zu erkennen, besitzt der Rezeptor verschiedene Andockstellen. Zucker (Saccharose) und Trauben-zucker (Glukose) docken an beiden Proteinen an. Des Süßstoff Aspartam nur an einem, der Süßstoff Cyclamat wiederum in der Nähe der Membran (mod. nach Behrens 2011).

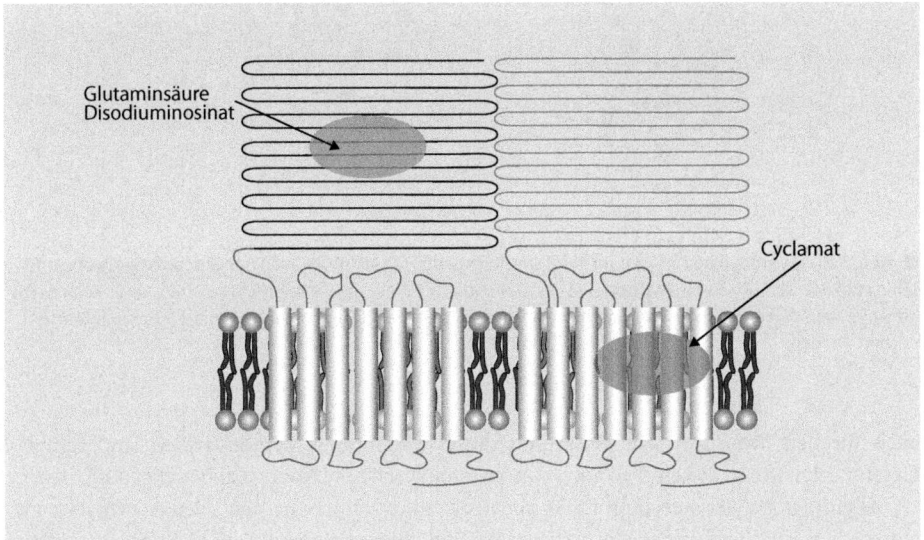

⬤ Abb. 3.8 Die Andockstellen für die Geschmacksverstärker Glutaminsäure (»Glutamat«) und Disodiuminosi-nat (IMP), die für den fleischig, herzhaften Geschmack verantwortlich sind. Auch hier ist ein Dimer, die Proteine T1R1 und T1R3 beteiligt. Süß und umami teilen sich daher ein Rezeptorprotein T1R3 der gleichen Art (rechts).

3

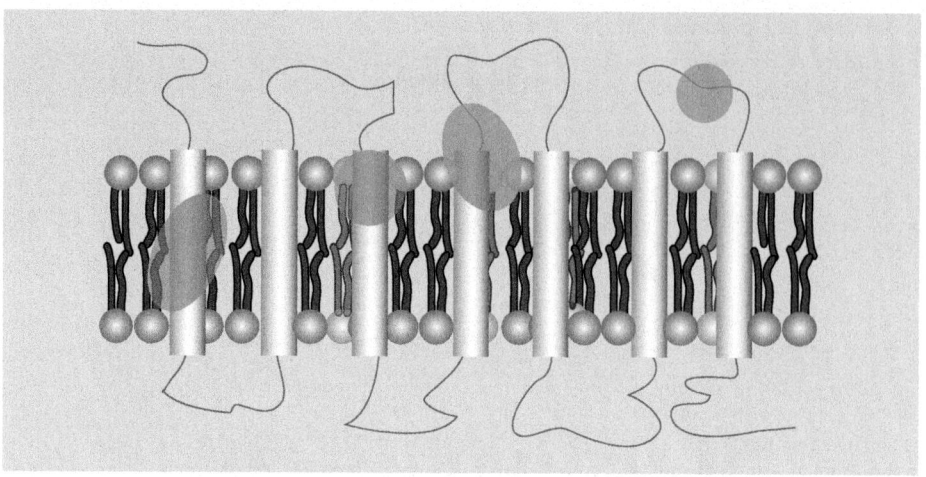

▣ Abb. 3.9   Die Rezeptoren für Bittergeschmack sind in der Lage, viele verschiedene Moleküle zu erkennen. Daher gibt es 25 verschiedene, die auch genetisch unterschiedlich sein können.

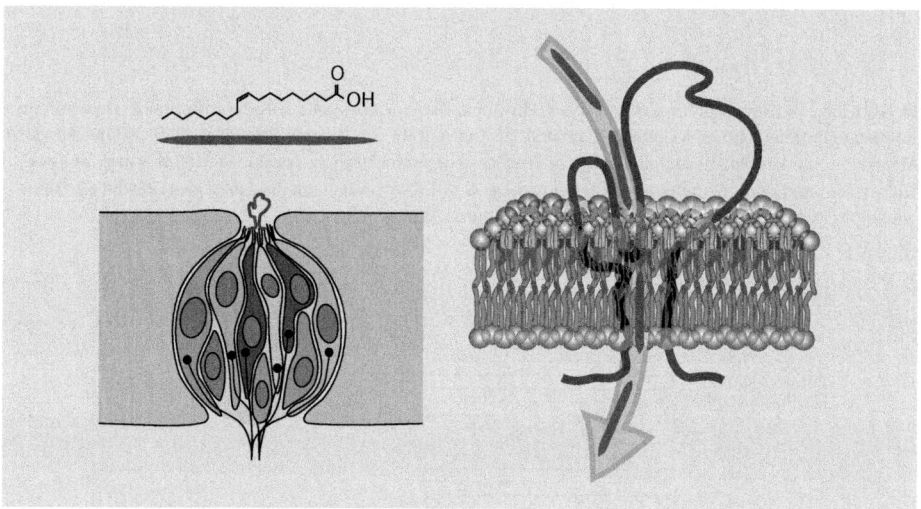

▣ Abb. 3.10   Symbolische Darstellung des Rezeptorproteins CD 36 (grün) auf einer Geschmacksknospe und seine Funktion als Fettsäurentransporter in der Zellmembran. Eine freie Fettsäure, links oben, wird durch einen dunkelgrauen Balken symbolisiert. Die Fettsäure kann mittels des CD36 Proteins durch die Membran transportiert werden.

auch für den Transport von Fettsäuren durch Membranen verantwortlich sind (rechts). Geschmack hätte in diesem Fall auch eine physiologische Funktion (Laugerette 2005).

Allerdings ist der Rezeptor CD36 nicht der einzige, der für den »Fettgeschmack« verantwortlich ist. Es wirken noch zwei weitere mit ihm zusammen, die G-Proteinrezeptoren GPR40 und GPR120, die auf langkettige freie Fettsäuren ansprechen und an diesen Rezeptoren ein Signal auslösen können (Galindo 2011). Ob diese gemäß den Experimente allerdings eine Grundgeschmacksqualität »fett« definieren, ist damit noch nicht klar. Dazu müssten die Rezeptoren eine direkte Verdrahtung ins Gehirn haben, um dort einen Reiz »fett« auszulösen. Dies ist bisher noch nicht klar.

Ebenso rückt die Frage, ob es gustatorische Rezeptoren für »Wasser« gibt, mehr und mehr in die Diskussion. So wurden kürzlich auch bei Taufliegen gustatorische Rezeptoren für Wasser nachgewiesen (Inoshita 2006) und deren molekulare Funktion aufgeklärt (Cameron 2010). Bisher lassen sich diese Ergebnisse nicht auf Menschen übertragen, verwunderlich wäre dies allerdings nicht, denn die Grundgeschmacksqualitäten spiegeln in allen Fällen die physiologischen Bedürfnisse wieder. Genau diese, wenngleich empirische Zusammenhänge sich zur (basalen) Stimulation nutzen lassen. Besonders im Alter, wenn Sinnesempfindungen aufgrund verminderter Rezeptorenaktivität nachlassen.

Die Geschmacksrichtigen (◘ Tab. 3.1) süß und umami sind angeboren und müssen nicht erlernt werden. Sie können auch kaum »vergessen« werden. Die angeborenen Grundgeschmacksqualitäten definieren zusammen mit »fett« die Lust zur Aufnahme der sogenannten »Makronährstoffe« (▶ Kap. 8).

3.6 Scharf und mild sind keine Geschmacksqualitäten

Die Empfindung für Schärfe, wie sie etwa von Pfeffer, Chili oder Ingwer vermittelt wird, tauchte bisher gar nicht auf. Tatsächlich ist die Empfindung für »scharf« gar keine Geschmacksqualität, sondern eine über die schmerzempfindlichen Nervenendigungen des Trigeminusnerves vermittelten Reize (Viana 2002). Diese Nerven befinden sich überall im Körper, auch auf den Händen und Fingern. Daher brennt z.B. Chili beim Schneiden oder Entkernen an den Händen. Die Schmerzrezeptoren regeln auch das Kälte- und Wärmeempfinden, weswegen das Essen von Chilis ähnliche Schweißausbrüche nach sich zieht, wie große Hitze (Vilgis 2009, 2010). Diese Schmerzrezeptoren werden daher von Temperaturänderungen, aber auch von bestimmten Molekülen, etwa dem Capsaicin in Chilis, dem Piperin im Pfeffer, oder durch das Gingerol im Ingwer angesprochen (Liu 1996, Holzer 2004). Beim Auftreffen dieser Moleküle auf die Rezeptoren werden Wärmerezeptoren angeregt, die bei sehr scharfen Speisen so stark sein können, dass die Wärmeempfindung in Schmerz übergeht, etwa bei sehr stark gewürzten Chiligerichten. In vielen Fällen ist dabei ein Schwitzen die Folge und – für die Anwendungen im Altersbereich – eine Erhöhung des Speichelflusses (▶ Abschn. 6.5 Bolusbildung, ▶ Abschn. 6.7 Kauen und Textur).

Auch das Kälteempfinden kann, außer der Temperatur, über Moleküle gesteuert werden. Das Paradebeispiel ist das Molekül Menthol, etwa aus der Pfefferminze, das stets für ein kühles Empfinden im Mund sorgt (Klein et al. 2011). Auch daraus ergibt sich eine ganze Reihe von Möglichkeit der Stimulierung. Gerade über den Aspekt der Schärfe lassen sich in Kombination mit herzhaften Speisen stimulierende und somit appetitanregende Reize auslösen.

Dieser sehr kurze Abriss zeigt bereits, welche Maßnahmen getroffen werden können, um den Appetit zu steigern. Solange keine Demenz vorliegt, kann die Speisenauswahl über die Biografie der Bewohner definiert und abgeglichen werden, da mindestens noch einer der Sinne angesprochen werden kann. Selbst bei einem hohen Maß an Gebrechlichkeit lassen sich Kostformen finden, um das kulinarische Gedächtnis anzusprechen.

3

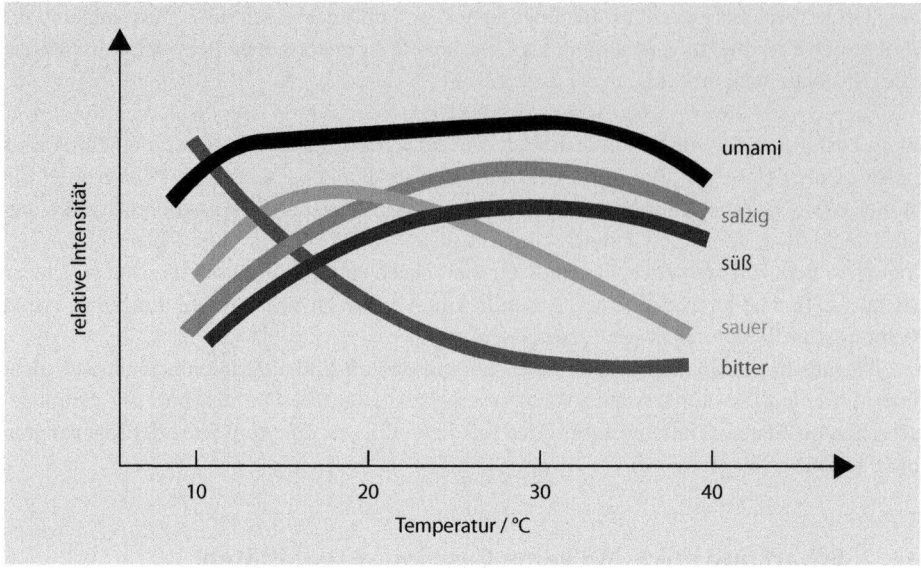

□ Abb. 3.11   Schematisch Darstellung der Temperaturabhängigkeit einiger Basisgeschmacksqualitäten.

3.7   Geschmack und Temperatur

Im Beispiel Menthol in heißer Schokolade ist auch ein Hinweis verborgen, wie Temperatur und Geschmack sich gegenseitig beeinflussen. Diese Erfahrung ist aus dem Alltag bekannt. Eine im heißen Zustand kräftig abgeschmeckte Tomatensuppe, wirkt beim Versuch, dieselbe als eiskalte Gazpacho zu servieren, eher fade und wenig aufregend. Daher muss in diesem Fall kräftig nachgewürzt werden. Was allerdings negativ klingt, wird gern gastronomisch genützt: Kräftige Warm-Kalt-Kontraste auf einem Teller heben den Genuss um einen weiteren physikalischen und psychophysikalischen Parameter. Dessertklassiker aus vergangenen Tagen: Vanilleeis mit heißen Himbeeren oder heißes Schokoladenmousse neben einem kalten Granité aus Orangenlikör sind allgemein bekannt. Das Spiel mit den Temperaturen ist allerdings nicht auf Desserts beschränkt, sondern lässt sich auf alle Geschmackskombinationen anwenden (□ Abb. 3.11).

Salzig und süß verstärken sich eher unter Temperaturerhöhung, sauer nimmt eher ab (Nakamura 1991, Talavera 2007). Bei allzu hohen Temperaturen wird die Geschmackswahrnehmung durch den Einfluss der Wärmerezeptoren überdeckt. Diese physiologischen Effekte bestimmen somit das Würzen, die Zubereitung und das Tellerarrangement, also wie die Elemente unterschiedlicher Temperatur auf den Tellern angeordnet werden. Diese Überlegungen führen sofort zu einer weiteren komplexen Eigenschaft der Lebensmittel, deren Beschaffenheit und Textur. Auch diese strukturellen Eigenschaften sind zu einem nicht unerheblichen Teil »geschmacksbestimmend«. Somit ergibt sich auch aus diesen vollkommen allgemeinen, aber wenig praktizierten Aspekten, eine ganze Reihe von Möglichkeiten appetitanregend einzusetzen, indem etwa psychophysikalische Spannungsfelder erzeugt werden, etwa auch durch das scheinbar widersprüchliche Zusammenfügen von Molekülen wie Capsaicin und Menthol.

3.8 Geschmacksmodulation – mehr als Schmecken

Der herzhafte Geschmack von umami wird, wie schon genannt, durch freie Glutaminsäure ausgelöst, die in einer ganzen Reihe von Lebensmitteln vorkommt: in vielen Pilzarten etwa, in Parmesan und anderen reifen Käsesorten, aber auch in vollreifen Tomaten. All dies sind beliebte und bekannte Zutaten, um in der traditionellen Küche Geschmackstiefe und Mundfülle zu steigern. Für die Appetitsteigerung lassen sich diese Zutaten ebenfalls nützen, vor allem wenn die Nahrungsaufnahme verweigert wird. Dann sind zusätzliche Erkenntnisse der Geschmackforschung möglich, um appetitanregende Reize auszulösen. Neben der Grundgeschmacksrichtung »umami« gibt es natürliche Geschmacksmodulatoren, die in vielen Lebensmitteln vorkommen und dabei für eine größere »Mundfülle« sorgen. Der Begriff »Mundfülle« hat, um Missverständnisse zu vermeiden, nichts mit einem vollen Mund zu tun, sondern ist ein Ausdruck der Geschmacksempfindung. Selbst kleine Happen von Lebensmitteln, wie reifer Käse oder eine intensive Rinderbrühe, erzeugen ein extrem dichtes, appetitanregendes Geschmacksgefühl, das neben umami im Japanischen zu dem Begriff »kokumi« führte.

Der gemeinsame Ursprung von umami und kokumi liegt in den Proteinen verborgen (Toelstede 2009). Freie Glutaminsäure, für die Geschmacksrichtung umami verantwortlich, ist eine wasserlösliche (hydrophile) Aminosäure, die in praktisch jedes Protein häufig eingebaut wird. Ist Glutaminsäure aber in den Proteinen festgebunden, so trägt sie nicht zum Geschmack bei. Daher müssen Proteine zerhackt werden, sodass Glutaminsäure freigesetzt wird. In vielen Fällen, etwa bei Sojasauce oder Hefeextrakten, werden zum Zerlegen der Proteine Fermentationsprozesse eingesetzt. Dabei zerlegen sich Proteinen nach und nach in kleinere Bruchstücke, unter denen sich auch einzelne Aminosäuren, etwa Glutaminsäure (Glu), befinden, die den Geschmack stark beeinflussen.

Aber auch andere Bruchstücke der Proteine tragen zur »Geschmacksverbreiterung« bei. Eine große Rolle spielen sogenannte »Glutamylpeptide«, die aus zwei oder drei Aminosäuren zusammengesetzt sind, aber immer noch eine gebundene Glutaminsäure besitzen. Beispiele sind dafür Verbindungen von Glutaminsäure mit Glycin (Gly), Glutamin (Gln), Leucin (Leu) und Histidin (His), etwa Glu, γ-Glu-Gly, γ-Glu-Gln, γ-Glu-Met, γ-Glu-Leu und γ-Glu-His. Aber auch Verbindungen mit drei Aminosäuren, γ-Glu-Cys-Gly und γ-Glu-Val-Gly, wenn Cystein (Cys) und Valin (Val) noch mit in die Peptidstücke eingebunden sind.

Dieses Zerlegen der Proteine, in der Fachsprache Hydrolisieren genannt, kann sowohl durch Fermentation, aber auch durch Enzyme, pH-Wert Änderungen oder durch Hitze vonstattengehen, wie es auch in der Küche in Fleischbrühen oder Gemüsefonds zu beobachten ist. Techniken, die Köche täglich einsetzen, um eine deutliche Geschmacksintensivierung und Mundfülle zu erzielen. All diese Prozesse, so natürlich sie sind, klingen sehr nach abschreckender Chemie. Aber viele der für umami und kokumi verantwortlichen Verbindungen entstehen auch etwa bei der natürlichen Reifung von Tomaten. Für viele Möglichkeiten der Geschmacksverstärkung sorgt daher die Natur ganz von selbst.

3.9 Maximales Ausnützen der geschmacklich relevanten Lebensmittelcharakteristiken

Wie bereits angesprochen werden in diesem Konzept geschmacksverstärkende Zusätze so weit wie möglich vermieden, indem die geschmacklichen Eigenschaften der Lebensmittel vollständig genützt werden (Vilgis 2013). Am Beispiel der Tomate kann gezeigt werden, was damit gemeint ist und welche Möglichkeiten es dabei gibt. Tatsächlich sind Tomaten ein reichhaltiges

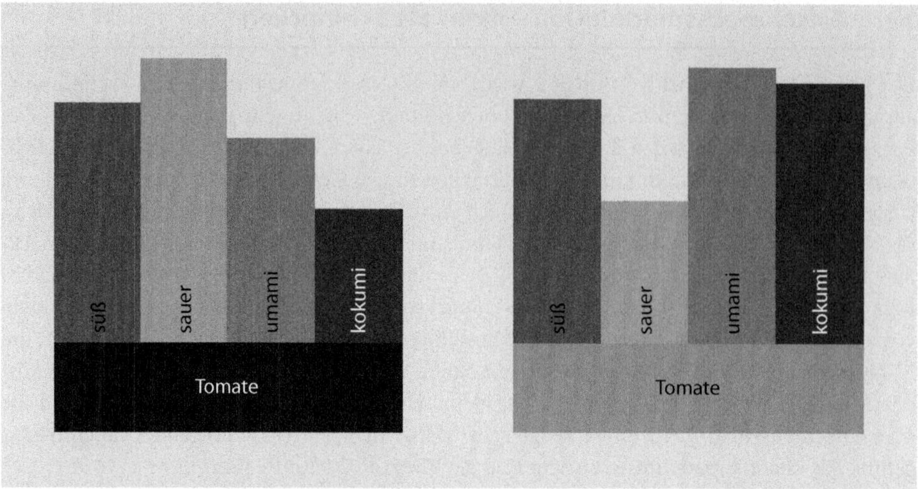

3

◘ Abb. 3.12 Das (schematische) Geschmacksspektrum (kokumi eingeschlossen) von reifen Tomaten im ungekochten Zustand (links) und nach einer ausreichenden Kochzeit (etwa 20–30 min für Tomatensuppe).

Lebensmittel. Sie liefern reichlich Flüssigkeit, aber auch eine ganze Reihe von Inhaltsstoffen, die der Gesundheit dienlich sind. Abgesehen von Vitaminen ist der rote Tomatenfarbstoff Lycopin der wichtigste davon. Das Molekül, es gehört zu den Carotinoiden und ist ernährungsphysiologisch extrem wertvoll. Es kann wie viele Farbstoffe als effektiver Radikalfänger angesehen werden, vor allem wenn es mit der natürlichen Lebensmittelmatrix aufgenommen wird. Es ist bei der Tomate bekannt, dass durch eine längere Kochzeit die biologische Verfügbarkeit des Farbstoffs Lycopin als Radikalfänger erhöht wird. Dazu gibt es eine ganze Reihe von Gründen, etwa die Freisetzung aus den Farbzentren (Chloroplasten) oder die Umwandlung in eine andere chemische Form (cis-Isomer). Durch die Kochzeit der Tomaten verbessert sich also der positive Aspekt der biologischen Verfügbarkeit des Lycopins. Durch das Kochen verändert sich aber auch der Geschmack der Tomaten im positiven Sinne, sodass Tomaten in verschiedenen Formen zur Therapie oder zur Linderung der Appetitlosigkeit herangezogen werden können.

Tatsächlich bestechen Tomaten durch ein außergewöhnliches Geschmackspektrum, denn reife Tomaten bringen die wichtigsten Geschmacksqualitäten süß, sauer und umami in einer Mischung, die dem Wunsch herzhaft sehr entgegenkommt. Durch das Kochen wird die Säure weniger empfunden, jedoch werden mit Hilfe der Kochzeit und Bildung von Geschmacksmodulatoren aus den Proteinen durch Hydrolyse die Komponenten umami und kokumi weiter betont (◘ Abb. 3.12).

Die Säure wird teilweise neutralisiert, dafür nehmen umami durch eine weitere Freisetzung von Glutaminsäure zu. Ebenso wird die Mundfülle (kokumi) erhöht, da sich während des Kochens auf natürlichem Wege Geschmacksmodulatoren aus Proteinbruchstücke bilden (◘ Abb. 3.13). Die natürliche »Süß«-Komponente mildert die Säure in seiner Geschmackempfindung und maskiert eventuell auftretende Bitterstoffe, die beim Kochen entstehen. Tomaten bieten daher in jeglicher Darreichungsform viele Möglichkeiten, Appetit zu stimulieren.

Am Beispiel der Salzreduktion lässt sich dies leicht erkennen. Für ein Geschmacksempfinden für Salz ist eine bestimmte Menge an Salz (die individuell verschieden ist) notwendig. Muss aus medizinischen Gründen der Salzintake vermindert werden, so ist das Geschmacks-

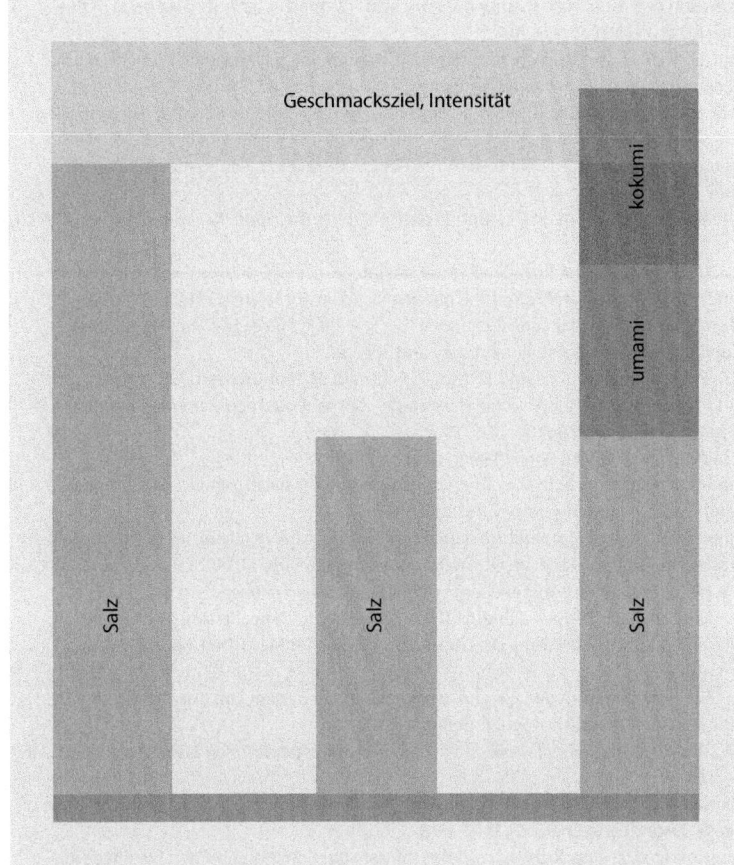

◘ Abb. 3.13 umami und kokumi können sensorisch den Salzgeschmack bei Salzreduktion wieder ausglei-chen. Durch die Abrundung mit kokumi wirken die Speisen sogar reichhaltiger und mundfüllender.

empfinden besonders im Alter reduziert. Die Geschmacksrichtung umami und die Modula-tion kokumi gleichen verminderten Geschmack Salzgeschmack aus, sodass eine oft als unan-genehme »fade« Geschmacksbeschreibung nicht mehr zustande kommt.

Literatur

Aburad, N.A., (2005) CD36 may determine our desire for dietary fats, Journal of clinical investigation, 115, 2965

Behrens, M. (2011), Meyerhof, W., Hellfritsch, C, Hofmann, T., Sweet and Umami Taste: Natural Products, Their Chemosensory Targets, and Beyond, Angew. Chem. Int. Ed. 50, 2220

Berg, J.M, Tymoczko, J.L, Stryer, L (2007) Biochemie. 6. Auflage, Spektrum Akademischer Verlag, Heidelberg

Büttner, A (2004), Spaß an Essen und Trinken – Retronasale Geruchswahrnehmung, Nachrichten aus der Che-mie, 52, 540

Cameron, P. Hiroi, M. Ngai, J. Scott, K., (2010), The molecular basis for water taste in Drosophila, Nature, 465, 91

Chandrasekhar J, Hoon, M.A., Ryba, N.J.P., Zuker, C., The receptors and cells for mammalian taste, Nature, 444, 288, 2006

Chaudhari, N, Roper, S.D. (2010) The cell biology of taste, J. Cell Biol. 190, 285

3

Fukuwatari, T. (1997) Expression of the putative membrane fatty acid transporter (FAT) in taste buds of the circumvallate papillae in rats. FEBS Lett. 414, 461

Galindo, M.M, (2011), Voigt, N, Stein, J., van Lengerich, J, Raguse, J-D, Hofmann, T., Meyerhof, W., Behrens, M. G Protein–Coupled Receptors in Human Fat Taste Perception, Chem. Senses; 37 123–139.

Hatt, H. (2005) Geschmack und Geruch, in Die Physiologie des Menschen, R.F. Schmidt, F. Lang (Herausgeber), Springer Verlag, Heidelberg, Wien

Hirschfelder, G. (2001), Europäische Esskultur - Eine Geschichte der Ernährung von der Steinzeit bis heute, Campus Verlag, Berlin

Holzer, P. (2004) Vanilloid receptor TRPV1: hot on the tongue and inflaming the colon, Neurogastroenterol Motil 16, 697

Inoshita, T., Tanimura, T., (2006) Cellular identification of water gustatory receptor neurons and their central projection pattern in Drosophila, Proceedings of the national academy of science, PNAS, 103, 1094

Klein A. H., Carstens, M.I., McCluskey, T.S., Blancher, G., Simons C.T., Slack, J.P., Furrer, S., Carstens, E. Novel Menthol-Derived Cooling Compounds Activate Primary and Second-

Laugerette, F. et al. (2005), Passilly-Degrace, P., Patris, B., Niot, I., Febbraio, M, Montmayeur, J-P., and Besnard, P., CD36 involvement in orosensory detection of dietary lipids, spontaneous fat preference, and digestive secretions, The Journal of Clinical Investigation, 115, 3177

Lindemann B., (2001) Receptors and transduction in taste, Nature, 413, 219

Liu, L. Simon, S.A., Simiarities and differences in the currents activated by capsaicin, piperine and zingerone in rat trigeminal ganglion cells. J. Neurophysiology, 76. 1858–1869

Nakamura, M, Kurihara, (1991) Differential temperature dependence of taste nerve responses to various taste stimuli in dogs and rats, Am J Physiol. Regulatory Integrative Comp Physiol. 261, 1402

NEUROtiker, Wikipedia: ▶ http://commons.wikimedia.org/wiki/File:Geschmacksknospe.svg

Order Trigeminal Sensory Neurons and Modulate Lingual Thermosensitivity, Chem. Senses 36, 649–658

Plattig, K.H. (1995) Spürnasen und Feinschmecker – die chemischen Sinne des Menschen, Springer Verlag, Heidelberg

Schulte, E., Holl, A. (1971) Untersuchungen an den Geschmacksknospen der Barteln yon Corydoras paleatus Jenyns, I. Feinstruktur der Geschmacksknospen, Z. Zellforsch. 120, 450

Talavera K, Ninomiya, K.Y., Winkel, C. Voets T, Nilius, B (2007) Influence of temperature on taste perception. Cell. Mol. Life Sci. 64, 377–381

Toelstede S, Dunkel A, Hofmann T. (2009), A series of kokumi peptides impart the long-lasting mouthfulness of matured Gouda cheese, J Agric Food Chem. 57, 1440–1148

Viana, F. la Peña E, Belmonte, C (2002). »Specificity of cold thermotransduction is determined by differential ionic channel expression.« Nature Neuroscience 5 254–260.

Vilgis T. (2009) Molekularküche - Geschmack, Aromen, Flavour, Tre Torri, Wiesbaden

Vilgis, T. (2010) Das Molekül-Menü – molekulares Wissen für kreative Köche, S. Hirzel verlag, Stuttgart, 2010

Vilgis T. (2013) Aroma – die Kunst des Würzens, stiftung warentest, Berlin

Wuketits, F.M., (2010) Wie der Mensch wurde, was er isst - Die Evolution menschlicher Nahrung, S. Hirzel Verlag, Stuttgart, 2010

Ernährungsprobleme im Alter

Ilka Lendner, Thomas A. Vilgis

T.A. Vilgis et al., *Ernährung bei Pflegebedürftigkeit und Demenz*,
DOI 10.1007/978-3-7091-1603-6_4, © Springer-Verlag Wien 2015

Einschränkungen der Sinne im Alter führen dazu, dass verschiedene Sinnesreize und Empfindungen nicht mehr richtig eingeordnet werden können bzw. als verfälscht wahrgenommen werden. Diese Fehlwahrnehmungen stehen jedoch in erster Linie mit den schwindenden Leistungen der Sinnesorgane und nicht mit demenzbedingten Fehlern der Dekodierung und Weiterleitung der Reize ans Gehirn in Verbindung. Um Essen und Trinken richtig genießen zu können, benötigt der Mensch für gewöhnlich Sinnesfunktionen wie Fühlen, Riechen, Sehen, Hören und Schmecken. Menschen ohne Demenz sind in der Lage, erlittene Verluste oder Einschränkungen bis zu einem gewissen Grad auszugleichen, indem sie z.B. eine Brille tragen oder ein Hörgerät. Menschen mit Demenz empfinden diese notwendigen Hilfsmittel häufig als störend und weigern sich, solche zu tragen. Wie sich diese Einschränkungen der Sinne Riechen, Schmecken, Sehen, Hören, Fühlen auf die Nahrungsaufnahme auswirken können, wird in diesem Kapitel beschrieben.

> Bei der Appetitlosigkeit, medizinisch auch Inappetenz oder Anorexie genannt, handelt es sich um die gestörte Regulation des Triebes nach Nahrung (oder bestimmten Nahrungsmitteln) mit einer daraus resultierenden verminderten Nahrungsaufnahme.

Wie bereits gezeigt, wird ein Großteil der Empfindung, die im Allgemeinen als »Geschmack« bezeichnet wird, durch ein ausgeklügeltes Zusammenspiel eines gustatorischen (Schmecken) und olfaktorischen (Riechen) Systems auch während des Essens als Gerüche retronasal wahrgenommen. Ca. 80% dessen, was wir eigentlich als Geschmack bezeichnen, ist in Wahrheit der Geruch. Bei beiden handelt es sich um hochgradig empfindliche Sinne, die eine wichtige Rolle bei der Auswahl oder Ablehnung von Speisen spielen, da sie nahrhafte und genießbare oder giftige Stoffe identifizieren. Geschmacks- und Geruchsrezeptoren bewirken abseits der Genussempfindungen, dass unerwünschte Stoffe nicht geschluckt werden oder gar nicht erst in den Mund gelangen. Beide Sinne sind eng mit dem Würge- und Brechreiz verbunden (Borker 2002). Oft werden dabei in Verbindung mit Alterserscheinungen und Demenz Gerüche nicht mehr als wohltuend erkannt und lösen dann unerwünschte Erscheinungen aus, die im einfachsten Fall Appetitlosigkeit und Würgreize zur Folge haben. In vielen Fällen führt dies zur Verweigerung der Nahrungsaufnahme, da die Assoziation zum Genuss und zur Lebensnotwendigkeit abhanden gekommen ist.

Um derartigen Problemen möglichst individuell zu begegnen, müssen Zusammenhänge zwischen den Reizen genauer beachtet werden. Eine Stimulation oder eine Überwindung der Appetitlosigkeit kann daher nur erfolgen, wenn alle Reize in einem Zusammenwirken getriggert werden, d.h., es geht nicht nur allein um Schmecken und Riechen, sondern ebenso um optische Reize, aber auch das Erkennen und Berücksichtigen bekannter Geschmackerlebnisse in den verschiedenen Lebensphasen, an die sich Bewohner erinnern können, bzw. die noch abrufbar sind. Andererseits ist bekannt, dass sich Geschmacks- und Flavourpräferenzen bei Demenz verschieben und auf bekannte und übliche Geschmackskombination nicht mehr zurückgegriffen werden kann (Piwnica-Worms 2010). Im Folgenden werden die einzelnen Sinne auf ihr Potenzial für die Stimulation bei Appetitlosigkeit untersucht, woraus sich konkrete Vorschläge für eine Kombination aus Kostformen und Würzmöglichkeiten ergeben.

4.1 Riechen

Der der gesunde Mensch ist in der Lage, viele Gerüche wahrzunehmen. Die Vielfalt der Aromenverbindungen mit den unterschiedlichen Duftnuancen macht es schwierig, das Riechen zu klassifizieren. Daher wurden für die sensorische Praxis sieben Primärgerüche definiert, die sich bei einem Großteil der Probanden am ehesten unterscheiden lassen: ätherisch, kampfer-artig, moschusartig, blumig, minzig, stechend und faulig (Menebröcker 2008). Dieser Ansatz ist nicht unumsttitten, da minzig und stechend zum Beispiel den trigeminalen Reizen zuge-wiesen werden müssen. Daher wurden von Ohloff et al. (2011) acht Grundgerüche postuliert (grün, blumig, fruchtig, harzig, holzig, erdig, würzig und animalisch), wie sie in der Parfü-merie gern verwendet werden. Im Gegensatz zu den klar unterschiedlich unterscheidbaren Geschmacksrichtungen sind diese Ansätze allerdings nicht zwingend (Maijd und Burenhult 2014). Gerüche haben stark unterschiedliche Wirkungen auf den Menschen. Sie können je nach Auftreten gute oder schlechte Erinnerungen hervorrufen, Appetit auslösen oder sogar Übelkeit und Brechreiz. Man weiß inzwischen sogar, dass der Geruch von Exkrementen beim Menschen Aggressionen hervorrufen kann (Buchholz und Schürenberg 2009).

In der Physiologie des Riechens und beim Riechvorgang selbst spielen zwei Aspekte eine große Rolle. Zum einen das direkte Riechen beim Atmen (nasales Riechen), aber auch das retronasale Riechen beim Essen selbst. Beide Formen des Riechens haben unterschiedliche Funktionen, auch wenn dies auf den ersten Blick widersprüchlich erscheint.

Zum einen wird durch das nasale (direkte) Riechen zunächst über Akzeptanz oder Ab-lehnung einer Speise entschieden. Die retronasale Form des Riechens erhält den Appetit und das Wohlbefinden während des Essens aufrecht. Letzteres erscheint für gesunde Menschen trivial. Überempfindliche Menschen hingegen nehmen Veränderungen des Geruchs (und des Geschmacks) wahr, wenn sie sich im Mund während des Kauens und Beißens verändern. Etwa durch das Einwirken von Enzymen, Amylasen oder Lipasen oder durch die Freigabe von Aromen beim Kauen. Bei altersbedingten Krankheiten ist das Riechen verändert. Ein frühes Zeichen für eine Alzheimererkrankung kann etwa der Verlust oder die Verminderung des Riechsinns sein (Anosmie, Hyposmie). Da nun die Fähigkeit, etwas zu schmecken, eng mit der Riechfunktion verbunden ist, ist es nicht verwunderlich, dass viele Pflegeempfänger mit Alzheimerdemenz über fehlenden Geschmack und damit verbundene Appetitlosigkeit klagen. Dies hat zwei wesentliche Effekte auf die Appetitlosigkeit. Zum einen ist die Wahrnehmung der Speisegerüche über die Nase nicht mehr in dem Maße gegeben, wie es wünschenswert wäre, zum anderen ist der Geschmack der Speisen während des Essens durch die mangelhafte retro-nasale Riechfähigkeit vermindert, ein wenig vergleichbar mit dem Schmecken bei zugehaltener Nase oder bei einem starken Schnupfen.

Eine Stimulation über das Riechen kann nun je nach Schwere des Ausfalls der Riechzellen zwei Dinge bewirken: Bei verminderter, aber noch ausreichender Riechfähigkeit lässt sich über intensive Aromasprays unterschiedlicher Aromakonzentration der Appetit stimulieren, indem dadurch noch an bestimmte Geschmacksbilder und Erinnerungen appelliert wird. Zum ande-ren lässt sich aber auch über bestimmte Abfolgen von Sprays auch etwas über Vorlieben und den veränderten Geruchssinn der Bewohner durch ihre Reaktionen erfahren.

> **Tipp**
>
> Vorsicht aber beim Einsatz von kleinblättrigen Kräutern oder grob gemahlenen Gewürzen bei Schluckstörungen! Kräuter und Gewürze dann immer zur Vermeidung von Aspiration in gemahlener oder anderweitig adaptierter Form anbieten.

Des Weiteren ist es durch Würzen mit ätherischen Ölen möglich, höhere Konzentrationen der Duft- und Aromastoffe zu erzielen, die durch Kräuter und Gewürzzugaben beim »norma-len Kochen« nicht mehr möglich sind. Selbst wenn die Speisen und Getränke vom Küchen-

und Pflegepersonal als zu intensiv empfunden werden, ist der Duft für ältere Menschen »gerade richtig«. Das nachlassende Riechvermögen wird damit (teilweise) ausgeglichen. Das Essen erscheint weniger »fade«, der Appetit steigt. Damit lassen sich individuelle Vorlieben herausfinden, die dann weiter genützt werden können, um bestimmte – für Gesunde nicht nachvollziehbare Kombinationen von – Speisen zu servieren. Für das Schmecken gilt dabei Ähnliches.

4.2   Schmecken

Aber auch beim Altern ohne Alzheimerdemenz kann es zu Einschränkungen des Geschmacksempfindens kommen, da mit zunehmendem Alter Geschmackssinneszellen der Zunge verloren gehen. Die Zunge kann folgende Geschmacksrichtungen unterscheiden: salzig, süß, bitter, sauer sowie umami, einen kräftigen, intensiven Geschmack.

> ❯❯ Im Gegensatz zu jungen Menschen besitzen Ältere über 70 Jahre jedoch nur noch ca. 33% ihrer Geschmackssinneszellen auf der Zunge; dadurch verändern sich die Geschmackseindrücke erheblich. Die Nebenwirkungen einiger Medikamente können diesen Effekt noch verstärken.

Essen, selbst frühere Lieblingsgerichte können bei gleicher Zubereitungsart als fade oder sogar bitter bis metallisch schmeckend empfunden werden, da bitter diejenige Geschmacksrichtung ist, welche häufig noch am längsten wahrgenommen werden kann (Buchholz und Schürenberg 2009).

Ältere Menschen bevorzugen daher in vielen Fällen einen »herzhaften« Geschmack der Speisen, besonders wenn sie auch in der aktiveren Zeit deftige Speisen bevorzugten. Herzhafte Geschmackrichtungen lassen im Wesentlichen durch die Geschmacksqualitäten umami, salzig und sauer sowie deren Kombinationen erzeugen. Sofern keine medizinischen Kontraindikationen vorliegen, lässt sich durch eine wohlausgewogene Küche mit gezielten Kombinationen und Variationen durch eine leichte Verstärkung dieser Geschmacksrichtungen der Appetit stimulieren. Dabei ist nicht die Zugabe von Glutamat notwendig, da sich freie Glutaminsäure wie bereits angesprochen in vielen natürlichen Lebensmitteln befindet. Herzhafte Geschmacksrichtungen lassen sich mit sehr einfachen Methoden steuern und auch ohne eine Überwürzung durch Zugabe von Kochsalz, die häufig kontraindiziert ist, bewerkstelligen. So können z.B. Saucen oder Suppen mit Zugabe von etwas Steinpilzpulver oder Tomatenmark kräftiger abgeschmeckt werden. Besonders bei veränderten Kostformen sind diese Würzmaßnahmen ebenfalls anzuwenden.

4.3   Veränderte Geschmacksvorlieben und Appetit bei Demenz

Ein wichtiger Aspekt ist die Verschiebung der Geschmackswahrnehmung bei Demenzerkrankungen und die Ausbildung nicht ohne Weiteres wahrnehmbarer und nachvollziehbarer Geschmacksvorlieben. Die Nahrungsaufnahme wird von vielen verschiedenen Wahrnehmungen beeinflusst, die eng miteinander in Verbindung stehen. Beim Demenzkranken kann dieses sensible Zusammenspiel gestört sein und die Intensität der Wahrnehmungen Hunger, Durst, Sättigung, Sehen, Hören, Riechen und Schmecken, welche für das Auslösen bzw. das Wiedereinstellen des Appetits sowie Wohlbefinden und den Genuss beim Essen und Trinken verantwortlich sind, rapide nachlassen.

Selbst wenn oben beschriebenes Zusammenspiel zwischen Hunger und Sättigung noch funktioniert, ist nicht gewährleistet, dass der Mensch diese Signale überhaupt wahrnimmt oder richtig einordnet und anschließend die folgerichtigen Handlungen einleitet. Häufig vergessen die Menschen auch, ob sie gegessen oder getrunken haben, oder sind nicht mehr in der Lage, zu verbalisieren, was sie quält oder was sie benötigen. Rückschlüsse auf Hunger oder Durst lassen sich von Pflegenden häufig nur durch die genaue Beobachtung des Verhaltens ziehen (Unruhe, ungerichtetes Suchen etc.). Dies setzt jedoch eine intensive Pflegebeziehung voraus, in der die Mitarbeiter die Gewohnheiten und Verhaltensweisen ihrer Pflegeempfänger bestens kennen und Veränderungen richtig deuten können.

Oft werden bei Demenzkranken Vorlieben von Geschmackskombinationen festgestellt, die für Gesunde eher abenteuerlich sind. Dabei werden Demenzkranke sehr wählerisch oder geradezu süchtig nach süßen Lebensmitteln (Piwkina-Worms 2010). Wegen der häufig mangelnden Kommunikationsmittel lassen sich diese Vorlieben mittels empirischer Versuche mit Stimulanzien herausfinden. Skurrile Geschmackskombinationen werden dabei häufig bei Patienten festgestellt, die an semantischer Demenz leiden. Dabei gehen der Verlust und das Erkennen der Bedeutung von Wörtern und Begriffen oft mit einer Vorliebe für unübliche Nahrung und deren Kombinationen einher. Dabei können die Stimulanzien etwa Geleebonbons oder luftige Schäume sein, anhand derer Geschmacksvorlieben und bevorzugte Kombinationen für die Betreuenden erkannt werden.

In der Studie von Piwkina-Worms gelang es den Patienten beispielsweise, eine Unterscheidung zu treffen und die probierten Geschmacksrichtungen entsprechend als angenehm oder unangenehm einzustufen. Den präzisen Geschmack einzelner Bonbons zu bestimmen, bereitete den Pateinten allerdings extreme Schwierigkeiten. Ebenso mussten sie bei der Fragestellung, welche Geschmacksrichtungen gut zusammenpassen – etwa Vanille und Essiggurke – resignieren. Dennoch lässt sich diese Methode auch in Pflegeheimen relativ leicht realisieren, denn mit Geleebonbons oder anderen Darreichungsformen lassen sich bevorzugte Geschmackrichtungen herausfinden, sodass eine gezieltere Ernährung auch bei Demenzpatienten möglich sein kann.

4.4 Anwendungen im Pflegebereich

In vielen Fällen kann eine Veränderung des Geschmacksempfindens bei dementen Personen sogar zur völligen Nahrungsverweigerung führen oder zur Idee, vergiftet zu werden, etwa wenn die angeborene Assoziation »bitter = giftig« dem einst erlernten Geschmack entgegensteht. Andere Betroffene versuchen, durch Beigabe von Geschmacksverstärkern und starkes Nachwürzen den Geschmacksverlust auszugleichen, und leiden dann mitunter sehr darunter, denn diese von außen zugegebenen Mittel verändern den Geschmack der Speisen zu sehr. Vor allem, wenn die Betreffenden früher sehr gut, herzhaft und gerne aßen, fühlen sich diese Menschen um ein erhebliches Stück Lebensfreude betrogen. Dies hat zufolge, dass sie richtiggehend traurig werden, wenn sie ein mit Vorfreude erwartetes Gericht, das früher zu den Leibspeisen zählte, nicht oder nur noch verfremdet schmecken oder riechen können. Auch wenn dies gerade von Außenstehenden, auch den Pflegenden, nicht immer verstanden werden kann, muss man sich im Klaren sein, dass für den Bewohner gerade das Essen und die Nahrungsaufnahme eine der wenigen verbliebenen Möglichkeiten ist, sich selbst wahrzunehmen. Gerade dann ist eine Stimulation des Appetits unabdingbar. Leichte Kostformen, die Geschmackserlebnisse neu definieren, sind dabei hochwillkommene Abwechslungen.

◘ Tab. 4.1 Wirkung appetitanregender Substanzen und ihre Darreichungsformen

Aromasprays	Stimulation über nasales Riechen	Kräuter, Gewürze, flüchtige Aromen
Schäume Airs	Stimulation der Geschmacksrezeptoren	Geschmacksstoffe, süß, sauer, umami,
Espumas	Stimulation über Geschmack und retronasales Riechen	Geschmack und Duftstoffe
Bonbons, Drops	Starke Stimulation über Geschmackstoffe	Herzhafte Drops/Bonbons
Eissticks	Stimulation: Geschmacksstoffe und Temperatur	Süße und/oder herzhafte Eissticks

Eine große Rolle bei der Zubereitung von Nahrungsmitteln für ältere Menschen spielen Gewürze. Es sollte dabei auf eine übermäßige Zufuhr von Kochsalz verzichtet und dafür großzügig Gewürze und Kräuter eingesetzt werden, die gesundheitlich unbedenklich und vielen Senioren noch von früher bekannt sind (z.B. Maggikraut oder Liebstöckel, Bohnenkraut, Majoran oder Kümmel). Bei Schluckstörungen Kräuter und Gewürze immer in gemahlener oder anderweitig adaptierter Form anbieten zur Vermeidung von Aspiration!

Ein weiteres Problem im Alter ist der nachlassende Speichelfluss, häufig noch begünstigt durch die Nebenwirkung von Medikamenten, was das Essen »sandig« schmecken lässt und zu erschwertem Schlucken führt. Flüssigere Speisen sind meist geschmacksintensiver und angenehmer zu schlucken. Bei den stimulativen Kostformen kann dies allerdings umgangen werden, da für Sprays, Schäume oder Espumas kaum Speichel benötigt wird. Die physikalischen Eigenschaften von Espumas können stets so eingestellt werden, dass immer ausreichend Flüssigkeit, bzw. Lösungsmittel vorhanden ist, um die Geschmacks- bzw. Duftstoffe an die Rezeptoren zu transportieren.

Daher zählen appetitanregende Sprays, Schäume und Espumas zu den herausragenden Möglichkeiten, diese Aufgabe zu bewältigen. Dabei lassen sich folgende einfache Schemen und Hierarchien entwickeln (◘ Tab. 4.1).

In diesen Darreichungsformen lassen sich Stimulanzien sowohl in Größe und Menge so portionieren, dass sie im Mund nicht als störend empfunden werden und keinen Brechreiz auslösen. Werden die Geschmacksrichtungen als positiv wahrgenommen und ist der Appetit wiederhergestellt, können anderen Kostformen wieder eingesetzt werden.

Zu diesen rein geschmacklichen Maßnahmen können die bisher nicht berücksichtigten Sinne mit eingesetzt werden. Damit das Essen wieder schmeckt und Freude bereitet, können weiter Seh-, Hör- und Gefühlsreize eingesetzt werden, um den Appetit auszulösen bzw. zu verstärken.

4.5 Hören

Leiden Pflegebedürftige unter Schwerhörigkeit, die nicht kompensiert werden kann, so ist es schwierig, sie bei der Essensauswahl einzubeziehen, auch wenn sie kognitiv durchaus noch in der Lage wären, sich über ihre Präferenzen zu äußern.

Vielfach reagieren insbesondere Demenzkranke mit Ablehnung, wenn Mitarbeiter versuchen, sie verbal zu erreichen und ihnen Fragen zu stellen. Sie fühlen sich schnell überfordert, wenn sie das Gesagte akustisch nicht verstehen, und machen »dicht« oder reagieren gar mit

4

Furcht oder Aggressionen, wenn sie das Gefühl haben, der Sprecher schreie sie an oder sei böse mit ihnen. Der Grund hierfür ist, dass man im Umgang mit Schwerhörigen dazu neigt, höher und lauter als normal zu sprechen, und dazu noch eine übertriebene Mimik aufsetzt, damit der Gegenüber besser vom Gesicht ablesen kann. Demenzkranke können diese Reize häufig nicht richtig einordnen und deuten sie als Bedrohung. Außerdem führt die höhere Tonlage dazu, dass das Gesagte noch schlechter verstanden wird (Rückert 2007).

Abhilfe könnte hierbei die Anwendung einer speziell für Demenzkranke gestalteten Menü-karte mit großen Fotografien der Menüs, auf die man zeigen kann, oder das Zeigen vorgefer-tigter Menüteller bringen, unter denen jeder sich für entscheiden kann, auf was er Appetit hat (Visualisierung). Hierbei sollte aber darauf geachtet werden, die Betroffenen nicht mit allzu vielen Bildern oder Mustertellern zu überfordern, sondern sie auf ca. 3 Auswahlmöglichkeiten zu beschränken.

4.6   Sehen

Tragen sehbeeinträchtigte ältere Menschen mit Demenz keine Brille oder kann die Beeinträch-tigung nicht kompensiert werden, führt dies häufig dazu, dass sie Speisen nicht als solche er-kennen oder die Tischdekoration sowie das Dekor auf dem Teller mit Schmutz o.Ä. verwechselt wird (Rückert 2007). Die Betroffenen weigern sich dann verständlicherweise zu essen, obwohl sie vielleicht sogar Appetit oder Hunger haben. Entgegenwirken kann man diesen Illusionen (Verwechslungen) oder Fehlwahrnehmungen, indem man auf Tisch- oder Tellerdekoration weitestgehend verzichtet und den Sehbehinderten die Speisen selbst sowie deren Anordnung auf dem Teller (Uhrenmodell) und die Anordnung der Teller, Schüsseln, Gläser, Besteck u.Ä. auf dem Tisch genau beschreibt bzw. die Betroffenen während des Essens gut anleitet.

4.7   Veränderter Hormonhaushalt und Sättigungsgrenze

Die Nahrungsaufnahme ist ein empfindliches Zusammenspiel zwischen verschiedenen Fak-toren: Sendet zum Beispiel das Gehirn kein Nahrungsbedürfnis, dann empfindet der Mensch kein Hungergefühl und isst demzufolge nicht. Eine verzögerte bzw. verlangsamte Magenent-leerung sowie eine erhöhte Aktivität der Sättigungsfaktoren (z.B. Cholezystokinin) tragen ihr Übriges zu einem vorzeitigen Sättigungsgefühl bei. Sendet das Gehirn dagegen keine oder zu spät Sättigungsreize, weil das Zusammenspiel zwischen Magen und Gehirn nicht mehr richtig funktioniert, so hört der Mensch nicht rechtzeitig auf zu essen und wird auf Dauer übergewichtig. Wichtige Faktoren für die Entstehung von Hunger sind außerdem das in der Bauchspeicheldrüse produzierte Hormon Insulin und der von ihm beeinflusste Zuckerspiegel im Blut. Insulin sorgt dafür, dass Zucker aus dem Blut in die Zellen gebracht wird, indem es an insulinsensiblen Zellen »andockt« und somit die Zelle für den Zucker aufschließt. Je mehr Zucker in die Zellen gefördert wird, desto niedriger wird sein Spiegel im Blut. Folge davon ist, dass das Gehirn Nahrungsbedürfnis signalisiert und ein Hungergefühl entsteht. Im Alter neh-men die insulinsensiblen Rezeptoren der Zellen ab, d.h., es kann nicht mehr so viel Zucker aus dem Blut in die Zellen gefördert werden und der Blutzuckerspiegel sinkt nicht mehr so schnell. Die Folge ist ein verzögertes Entstehen von Hunger.

4.8 Sättigung durch Bewegungsmangel und Haltungsfehler

Im Alter lassen Intensität und Häufigkeit der körperlichen Bewegung meist nach (Ausnahme: erhöhter Bewegungsdrang bei Demenz). Die Kräfte schwinden, Gelenke schmerzen und infolge dessen bewegt sich der ältere Mensch weniger. Die Folge ist eine Abnahme des gesunden Appetits. Des Weiteren führt die abnehmende Muskelkraft im Alter zu verringerter Rumpfstabilität oder anderen Fehlhaltungen, die sich ungünstig auf die Fähigkeit, Nahrung aufzunehmen oder zu verdauen, auswirken. Ungeeignete oder schlecht angepasste Hilfsmittel, wie z.B. Rollstühle, können diese Wirkung noch verstärken und dazu führen, dass ein Pflegebedürftiger, der u.U. das Essen mit »abgeknicktem« Rumpf oder in fast liegender Haltung (beim Essen im Bett) bewältigen muss, unter Schluckstörungen leidet bzw. unter Völlegefühl oder Übelkeit, da die Nahrung länger im Magen verweilt bzw. der Magen durch die Haltung eingeschnürt wird.

Gezielte Bewegungsangebote von Pflegenden oder Therapeuten (am besten an der frischen Luft) sowie geeignete Hilfsmittel können erheblich dazu beitragen, Beweglichkeit, Kraft, Haltung, Bewegungsniveau und Wohlbefinden der Pflegeempfänger zu verbessern und damit einen positiven Einfluss auf die Nahrungsaufnahme zu erreichen (Ackermann 2007).

Auch das gemeinsame Kochen oder Tischdecken mit Pflegebedürftigen, die dies möchten und unter Anleitung und Beobachtung auch können, erhöht das Aktivitätsniveau, die Kommunikation, fördert die geistigen Ressourcen und steigert letztlich den Appetit (Philippi-Eisenburger 1992).

4.9 Die Auswirkungen einer Demenz auf den Appetit

Die Nahrungsaufnahme wird von vielen verschiedenen Wahrnehmungen beeinflusst, die eng miteinander verbunden sind. Beim Demenzkranken kann dieses sensible Zusammenspiel gestört sein und die Intensität der Wahrnehmungen Hunger, Durst, Sättigung, Sehen, Hören, Riechen und Schmecken, welche für das Auslösen bzw. das Wiedereinstellen sowie Wohlbefinden und den Genuss beim Essen und Trinken verantwortlich sind, rapide nachlassen.

4.10 Nachlassende Muskelkraft und Funktionseinschränkungen des Bewegungsapparates

Eines der charakteristischsten physischen Merkmale des Alterns ist die nachlassende Muskelkraft. Dies ist auf eine Abnahme der stoffwechselaktiven Muskelmasse zurückzuführen, welche außerdem mit einer verminderten Knochendichte einhergeht. Dies alles führt dazu, dass die Gebrechlichkeit zunimmt, die Feinmotorik beeinträchtigt wird und Halten, Greifen sowie das Zum-Mund-Führen von Geschirr und Besteck erschwert werden.

Des Weiteren können im Alter Gelenkbeschwerden und Schmerzen in Knochen und Gelenken auftreten, die sich ebenfalls negativ auf das Vermögen, Nahrung zuzubereiten oder aufzunehmen, auswirken können. Alle aufgezählten Phänomene und Symptome sind normal im Alter und treten individuell und in unterschiedlichen Ausprägungsgraden auf. Hilfsmittel und Hilfestellungen müssen also dementsprechend für jeden Pflegebedürftigen zugeschnitten werden.

4.11   Ursachen von Verdauungsstörungen

Eine ungestörte Nahrungsaufnahme setzt eine intakte Funktion und Struktur des Verdauungsapparates voraus. Von gravierenden Veränderungen und Funktionseinschränkungen ist im Alter jedoch häufig der gesamte Verdauungstrakt beginnend im Mund bis hin zum Enddarm betroffen.

4.11.1   Mund-, Rachen- und Speiseröhrenbereich

Die alterstypischen Veränderungen beginnen bereits im Mund mit Schleimhaut- und Speichelveränderungen (▶ Abschn. 4.4), Einbußen bei Zungenkraft und -kontrolle, Schwächung der Kaukraft, Verlust der Zähne und Verringerung der Geschmacksknospen. Kommen dann noch pathologische (krankhafte) Veränderungen hinzu, wie z.B. sanierungsbedürftige, schmerzhafte Zähne, Zahnfleischentzündung (Gingivitis) oder schlecht sitzende Zahnprothesen, welche Druckstellen und Schleimhautdefekte verursachen, kann dies dazu führen, dass der Betroffene die Nahrungsaufnahme rundweg verweigert oder regelrecht Angst davor bekommt.

> **❯** **Die tägliche Inspektion der Mundhöhle und des Zahnstatus durch Pflegepersonal sowie in regelmäßigen Abständen auch durch den Zahnarzt sowie die Überprüfung der Passform der Zahnprothesen (ändert sich bei Gewichtsveränderungen) sind unabdingbar.**

Betrachtet man den Verdauungstrakt weiter, können Entzündungen im Rachenraum, Schleimhautdefekte der Speiseröhre durch Rückfluss (Reflux) von Mageninhalt in die Speiseröhre, die mit Sodbrennen, Schmerzen und Entzündungen verbunden sind, des Weiteren chronische Gastritiden (Entzündungen der Magenschleimhaut), Ulzera (Geschwüre der Magenschleimhaut und des Zwölffingerdarmes) die Nahrungsaufnahme im Alter behindern und die Funktionsfähigkeit des Verdauungstraktes einschränken. Vitamine, Kalzium und Eisen können nicht mehr so gut aufgenommen werden und müssen ggf. ergänzend zugeführt werden.

4.11.2   Mundtrockenheit

Ein weiterer Grund für das Aufnehmen ungenügender Nahrungsmengen ist die Mundtrockenheit (Xerostomie), die dazu führt, dass die Nahrung nicht mehr ausreichend mit Speichel durchmischt und gleitfähig gemacht werden kann. Sie muss somit länger gekaut werden und wenn das Sättigungsgefühl nach ca. 20 Minuten eintritt, ist aufgrund der verlängerten Kauzeit noch nicht genügend gegessen worden. Einfache Hilfsmittel wie saure Lebensmittel oder Flüssigkeiten, die den Speichelfluss anregen, können hier bereits helfen.

Etwa 40% der älteren Menschen klagen über einen trockenen Mund, welcher zum Teil durch eine Unterfunktion der Speicheldrüse, durch Nebenwirkungen von Medikamenten (Neuroleptika, trizyklische Antidepressiva, Sedativa, Antihistaminika, Antiparkinsonpräparate, Anticholinergika, Zytostatika u.a.) (Bopp 1995, Volkert 2000), als Folge von Bestrahlungen von Tumoren im Gesichtsbereich, aber auch durch einen großen Flüssigkeitsverlust bei Fieber, Durchfall, Erbrechen oder Erkrankungen entstehen kann (Borker 2002).

4.11.3 Innere Verdauungsorgane

Auch die inneren Organe, welche die Verdauungssekrete bilden und in den Darm abgeben, wie Leber, Bauchspeicheldrüse und Galle, bilden im Alter weniger Sekrete. Es stehen somit weniger Enzyme zur Verfügung, welche die Nahrung aufspalten und resorbierbar machen können. Trotz einer vielleicht auf den ersten Blick ausreichenden Nahrungsaufnahme stehen dem Menschen nicht genügend Nährstoffe zur Verfügung, er »verwertet« die Nahrung nicht gut und wird mit der Zeit Gewicht verlieren oder Mangelerscheinungen erleiden, wenn dies unerkannt bleibt.

4.11.4 Obstipation (Darmträgheit, chronische Verstopfung)

Obstipation gehört zu den häufigsten Zivilisationserkrankungen, die das Verdauungssystem betreffen. Von chronischer Verstopfung spricht man, wenn ein Mensch weniger als dreimal wöchentlich Stuhlgang hat, der zusätzlich noch durch harte Konsistenz, Schmerzen sowie vermehrtes Pressen bei der Defäkation (Stuhlentleerung) gekennzeichnet ist. Mit zunehmendem Alter steigt die Rate an Obstipation. Frauen sind häufiger betroffen als Männer. Laut der Deutschen Gesellschaft für Geriatrie sollen 24%–37% der über 65-Jährigen sowie 75% der Pflegeheimbewohner davon betroffen sein.

Symptome wie Völlegefühl, Blähungen, Übelkeit und Bauchschmerzen erschweren bei Obstipation die Nahrungsaufnahme und mindern den Appetit beträchtlich. Ursachen für Obstipation sind vor allem ballaststoffarme Ernährung, bewegungsarme Lebensweise, Bettlägerigkeit, Flüssigkeitsmangel sowie Medikamente, welche die Darmtätigkeit mindern (z.B. Opiate). Im Krankenhaus kommen häufig noch der ungewohnte Ort für die Stuhlentleerung (Topf im Bett, Nachtstuhl) sowie ein verstärktes Schamgefühl gegenüber Mitpatienten oder dem Personal sowie das »Nicht-Belästigen-Wollen« des Pflegepersonals hinzu und tragen zum Stuhlverhalt bei. Maßnahmen, die von der Küche getroffen werden können, sind hierbei, eine ballaststoffreiche Ernährung (quellend und flüssigkeitsbindend) anzubieten sowie stopfende Lebensmittel wie Kakao, Schokolade oder Weißbrot zu vermeiden. Um Unverträglichkeiten entgegenzuwirken, sollte die Umstellung langsam erfolgen. Des Weiteren ist es hilfreich, Lebensmittel mit viel Milchzucker (Laktose) anzubieten sowie Produkte mit einem hohen Anteil an natürlicher Milchsäure, wie Kefir, Naturjoghurt oder Sauerkraut.

Pflegende können für regelmäßige Bewegung und ausreichende Flüssigkeitszufuhr sorgen (wasserlösliche Ballaststoffe machen nur Sinn bei ausreichender Flüssigkeitsaufnahme, ansonsten bewirken sie das Gegenteil). Außerdem ist auf die strikte Wahrung der Intimsphäre der Pflegebedürftigen zu achten, wenn sie für die Defäkation (Stuhlabgabe) nicht selbstständig das WC aufsuchen können. Die Pflegebedürftigen sind, wenn sie kognitiv adäquat und orientiert sind, möglichst allein zu lassen. Es ist weiterhin dafür zu sorgen, dass keine anderen Menschen das Zimmer oder das WC während dieser Zeit betreten. In Mehrbettzimmern, wenn es dem Betroffenen nicht möglich ist, das WC aufzusuchen (z.B. im Krankenhaus), ist ein Sichtschutz ringsherum aufzubauen. Des Weiteren kann der Einsatz von Duftsprays, ein geöffnetes Fenster sowie das Gewährleisten einer guten Intimhygiene zum Wohlbefinden beitragen und das Schamgefühl abbauen. Auch die eigene professionelle Haltung kann dem Betroffenen das Schamgefühl nehmen und Vertrauen aufbauen.

Falls alle diese Maßnahmen nicht helfen, müssen in Absprache mit Medizinern orale Laxanzien (Abführmittel) zugeführt oder bei schwerwiegenden Problemen sogar mechanische Abführhilfen (Einläufe) in Erwägung gezogen werden.

4.11.5 Nahrungsmittelunverträglichkeiten

Die häufigste Unverträglichkeitsreaktion beruht auf Milchzuckerunverträglichkeit (Laktoseintoleranz), unter welcher ca. 15% der Bevölkerung in Mitteleuropa leiden. In der afrikanischen und asiatischen Bevölkerung ist diese sogar noch häufiger verbreitet (bis 90%). Sie äußert sich durch eine verminderte Aktivität der Laktase (milchzuckerspaltendes Enzym) und damit verbundenen Symptomen wie Blähungen, Durchfall, Aufstoßen, Erbrechen, Bauchkrämpfen und Völlegefühl nach dem Genuss von Milchprodukten. Wird bei der Ernährung weitestgehend auf Milchzucker verzichtet, vermindert sich langfristig die Laktaseproduktion im Körper.

Über die Ernährung bei Laktoseintoleranz streiten sich die Ernährungswissenschaftler. Die eine Seite vertritt die Meinung, man solle weitestgehend auf milchzuckerhaltige Produkte verzichten, und verweist auf eine Vielzahl laktosefreier Milchprodukte, welche in den letzten Jahren zunehmend von der Lebensmittelindustrie propagiert wird. Andere halten diese Theorie für grundfalsch und behaupten, man muss individuell herausfinden, welche Mengen an Milch und Milchprodukten vertragen werden, und die Mengen vorsichtig steigern. Nach ihrer Überzeugung kann der Körper mit der Zeit den Umgang mit Milchzucker erlernen, und irgendwann zeigt der Körper weniger bis keine Symptome mehr. Für diese Theorie spricht, dass immer wieder bei Menschen per Zufall eine Laktoseintoleranz diagnostiziert wird, welche nie zuvor etwas davon bemerkt haben oder an den oben genannten Symptomen litten.

Wie auch immer man sich entscheidet, es stehen ausreichend alternative Produkte bereit, die ebenso gut den Bedarf an Kalzium etc. decken können wie die »richtigen« Milchprodukte. Außerdem gibt es Laktasepräparate in Kapsel- oder Tropfenform oder als Kautabletten, welche die Laktose aufspalten, und von den Betroffenen in der Mitte der Mahlzeit eingenommen werden können, um Symptome zu verringern oder zu vermeiden.

Eine weitere Unverträglichkeit auf Nahrungsmittel ist die Fruchtzuckerunverträglichkeit (Fruchtzuckermalabsorption), welche die gleichen Symptome zeigt wie die Laktoseintoleranz. Sie ist unbedingt zu unterscheiden von der angeborenen Fruktoseintoleranz, bei der ein strenger Diätplan eingehalten werden muss.

4.11.6 Lebensmittelallergien

Im Unterschied zu einer Nahrungsmittelintoleranz, bei der ein Mangel an aktiven Enzymen besteht, entstehen Lebensmittelallergien, wenn das körpereigene Immunsystem auf kleinste Mengen von Fremdstoffen, meist in Lebensmitteln enthaltene Eiweiße (sogenannte Allergene), überreagiert. Der Körper bildet bei Kontakt mit dem Allergen Abwehrstoffe, die Antikörper, was als Sensibilisierung bezeichnet wird. Diese Antikörper führen beim wiederholten Kontakt in Verbindung mit der Freisetzung entzündungsfördernder Stoffe zu starken Reaktionen:

- **Haut:** Juckreiz, Rötungen, Schwellungen, Ekzeme
- **Obere Atemwege:** Atemnot, Schnupfen, Niesanfälle, pfeifendes Atemgeräusch
- **Magen- Darm-Trakt:** Durchfall, Verstopfung, Übelkeit, Blähungen, Sodbrennen
- **Herz-Kreislauf-System:** Abgeschlagenheit, Schwindel, Herzrasen
- **Zentrales Nervensystem:** Schlafstörungen, Migräne, Kopfschmerzen

Bei Lebensmittelallergien zeigt sich die Reaktion nicht zwingend an der Stelle, an der das Allergen mit dem Körper in Kontakt kam, sondern möglicherweise an der Haut.

Bereits beim zweiten Kontakt mit einem Allergen kann es zu einem so genannten anaphylaktischen Schock kommen, bei welchem es sich um eine heftige Reaktion des Immunsystems handelt, die zum Kreislaufschock und unbehandelt sogar zum Tode führen kann. Bei diagnostizierten Allergien müssen deshalb immer Notfallmedikamente in der Nähe sein bzw. müssen Betroffene und/oder Betreuer dafür sorgen, dass sie auch nicht mit den kleinsten Mengen des Allergens in Kontakt kommen. Bereits Spuren dieser Stoffe können zu den genannten Reaktionen führen. Häufig treten Lebensmittelallergien bei Nüssen, Eiern, Fisch, Krustentieren, Mehl und Früchten auf.

4.12 Chronische oder akute organische Erkrankungen

4.12.1 Tumorerkrankungen

Bereits bei Diagnosestellung leiden 50% der Betroffenen unter Ernährungsstörungen und tumorassoziiertem Gewichtsverlust. Bei jedem sechsten Erkrankten zeigt sich dieser bereits in dramatischem Ausmaß von > 10% des Körpergewichts. Der Gewichtsverlust gilt bei einer Vielzahl von Krebserkrankungen als eigenständiger Prognosefaktor für das Überleben, was bedeutet, je höher der Gewichtsverlust, desto reduzierter ist die Prognose für den Betroffenen (Adamietz 2010). Kennzeichnend für den Gewichtsverlust bei Tumorerkrankten ist eine ungefähr gleich große Abnahme der vitalen Körperzellen und Abnahme von Fettzellen. Die eklatante Abnahme der Muskelzellen unterscheidet den Gewichtsverlust beim Tumorpatienten von der klassischen ketotischen Hungersituation, bei der vorwiegend Fettzellen abgebaut werden. Ein tumorbedingter Hypermetabolismus ist aus wissenschaftlicher Sicht nicht genereller Verursacher der Gewichtsabnahme bei Tumorpatienten. Vielmehr kommt es bei den Betroffenen neben einem gesteigerten Energieumsatz zu einer Zusammenkunft vieler, das Gewicht negativ beeinflussender Faktoren (Arends 2008).

▶ **Die unzureichende Nahrungsaufnahme aufgrund von Übelkeit (Nausea), Geruchs- und Geschmacksstörungen, medikamentösen Nebenwirkungen, psychologischen Faktoren oder Schmerzen führt dazu, dass ein Großteil der Patienten weniger als 75% bis hin zu weniger als 50% des errechneten Tagesbedarfs zu sich nimmt.**

Auch werden durch den Tumor selbst chemische Stoffe gebildet, welche zu Inappetenz und Katabolismus führen. Des Weiteren sorgen eine gestörte gastroentestinale Absorption und diverse gastrointestinale Veränderungen bei vielen Tumorarten für die inadäquate Nährstoffaufnahme. Für das sogenannte Anorexie-Kachexie-Syndrom bei Tumorpatienten wird darüber hinaus die chronische Aktivierung entzündlicher und systemischer Prozesse angesehen, welche zu typischen tumorassoziierten Stoffwechselveränderungen führen (Deans und Wigmore 2005).

Weitere tumorbedingte Ursachen sind z.B. Wucherungen im oberen Mund-Rachen-Speiseröhrentrakt (Zungengrund-CA, Larynx-Ca, Ösophagus-CA) mit Schmerzen und mechanischen Hindernissen der Boluspassage in Mund, Rachen und Speiseröhre, welche im pogredienten Stadium eine orale Nahrungsaufnahme unmöglich machen. Auch Lähmungen in Folge von Hirnmetastasen, welche das Schlucken beeinträchtigen, sind möglich. Im Rahmen eines ethischen Entscheidungsfindungsprozesses mit allen Beteiligten kann hier die dauerhafte Ernährung via Magensonde oder per PEG durch die Bauchdecke erwogen werden. Die Realität sieht leider häufig so aus, dass diese Patienten mehrmals am Tag über viele Stunden (unphysiologisch) die fertige Sondenkost (schlechter Geschmack beim Aufstoßen) erhalten, ohne eine dazugehörige orale Stimulation zu erfahren.

Es bestünde hier durchaus die Möglichkeit, molekulare Elemente einzusetzen, um das Geschmacksempfinden dieser Patienten zu stimulieren, ohne dass sie etwas herunterschlucken müssen. Dies ist natürlich nur bei erhaltenem Geschmacks- und Riechvermögen möglich, d.h., Patienten mit vorhandener Tracheotomie oder Laryngektomie können davon leider nicht profitieren. Diese Patienten verlieren aufgrund der fehlenden nasalen Belüftung und der entstehenden Veränderungen der Schleimhaut und deren Funktion größtenteils ihr Riech- und damit auch das Schmeckvermögen (Tsikoudas et al. 2011).

4.12.2 Chronische Erkrankungen der Nieren, Niereninsuffizienz

Besonderheiten des Stoffwechsels bei niereninsuffizienten Patienten führen zu einer erhöhten Gefahr für Malnutrition und bedürfen bestimmter diätetischer Vorgaben. Zum einen haben diese Patienten einen 8–16% höheren Energieverbrauch als Menschen mit gesunden Nieren, zum anderen gehen dialysepflichtigen Niereninsuffizienten wichtige Aminosäuren und Proteine über die Hämo- oder Peritonealdialyse verloren. Des Weiteren leiden Niereninsuffiziente bei ungenügender Pufferung unter metabolischer Azidose, endokrinen Störungen (Hyperinsulinismus) und Mikroentzündungen, welche zur Inappetenz und zum Gewichtsverlust führen können (Jehle et al. 2008).

4.12.3 Diabetes mellitus Typ 2

Bei hospitalisierten geriatrischen Patienten mit erworbenem Diabetes mellitus lässt sich in Studien eine höhere Prävalenz von Mangelernährung und Entzündungszeichen mittels valider und reliabler Assessmentinstrumente nachweisen als in geriatrischen Kontrollgruppen ohne Diabetes. Es zeigte sich außerdem ein signifikanter starker Zusammenhang zwischen Diabetes, erniedrigtem Blutalbumin, Vitamin-B12-Mangel und anderen Parametern, die auf eine Mangelernährung hinweisen (Vischer et al. 2010).

4.12.4 Neurologische Erkrankungen: der Schlaganfall

Eine der häufigsten Krankheiten und Todesursachen in industrialisierten Ländern ist im höheren Lebensalter der Schlaganfall.

> ❯❯ **Die Prävalenz für Mangelernährung nach Schlaganfällen liegt bei ca. 25%, und es gibt Hinweise darauf, dass sie zuzunehmen scheint, je länger diese Patienten stationär versorgt werden (Stratton, Green und Elia 2003).**

Die Ernährungsprobleme, unter welchen Schlaganfallpatienten häufig leiden, sind u.a. Kau- und Schluckstörungen in den verschiedenen Phasen der Nahrungsaufnahme (Transfer Teller-Mund, Kauen, Transport der Speise in den hinteren Rachenraum oder Passage durch die Speiseröhre), Beeinträchtigungen in der Motorik (Halbseitenlähmung, Spastiken, Tremor), Wahrnehmungsdefizite (Neglect), kognitive Beeinträchtigungen und Bewusstseinsveränderungen, Kommunikationsbarrieren (Wortfindungsstörungen bis hin zum Unvermögen, sich verbal äußern zu können), psychische Belastung (Rollenverlust, Selbstwahrnehmung) und Appetitstörungen.

Maßnahmen: Da das ernsthafteste Symptom die **Schluckstörung** mit dem lebensbedrohlichem Risiko einer Aspiration darstellt, empfiehlt sich eine strenge Nahrungs- und Flüssigkeitskarenz nach einem Schlaganfall, bis eine Schluckabklärung durch geschultes Fachpersonal stattgefunden hat. Hierzu gibt es eine Reihe standardisierter Tests, welche gemeinsam haben, dass nach einigen Vorabklärungen (z.B. Bewusstseinszustand, Aufmerksamkeit, Atemfunktion, Lippenschluss, Körperhaltung, Hustenstoß, Stimme) milliliterweise Wasser verabreicht wird und die Mengen nach und nach gesteigert werden, sofern sich der Patient dabei nicht verschluckt (Westergreen et al. 1999, Tohara et al. 2003, Perry et al. 2001). Therapeutisch muss sich an eine Schluckabklärung die intensive Behandlung durch Logopädie oder ein Schluckteam anschließen und die Konsistenz der Nahrung entsprechend der zugrunde liegenden Störung und der Fortschritte des Patienten immer wieder evaluiert und angepasst werden.

Ist die Schluckstörung jedoch so ausgeprägt, dass ein gefahrloses Aufnehmen selbst passierter oder flüssiger Kost nicht mehr möglich ist, muss mit dem Betroffenem, dessen sozialem Umfeld, mit Vertretern der Pflege und den behandelnden Ärzten, Ernährungsberatern und Therapeuten über die Möglichkeit einer perkutanen endoskopischen Gastrostomie (PEG) gesprochen werden, über welche dem Betroffenen gefahrlos Sondenkost zur Deckung seines Energiebedarfes durch die Bauchdecke verabreicht werden kann. Eine Entscheidung für oder gegen eine PEG-Anlage ist jedoch keineswegs einfach. Verschiedene Faktoren wie Lebensqualität, Alter, Schwere der Erkrankung, kognitiver Zustand oder mögliche Schmerzen sollten dabei betrachtet werden. Bei der ethischen und medizinischen Entscheidungsfindung innerhalb des gesamten Behandlungsteams sollte immer der offensichtliche, oder der mutmaßliche Wille des Betroffenen Leitgedanke sein. Keinesfalls soll mit einer zu unkritischen Einlage einer PEG-Sonde seelisches und körperliches Leiden verschlimmert oder gar verlängert werden.

Bewegungsstörungen als zweites Leitsymptom erfordern eine intensive Bewegungstherapie der betroffenen gelähmten oder von Tremor befallenen Extremität, um deren Feinmotorik zu verbessern, sowie den Einsatz von Hilfsmitteln, welche die Beeinträchtigung kompensieren. Als sehr geeignet erweisen sich in der Praxis Bestecke mit größeren und dickeren Griffen und spezieller Neigung, Tellerringe, die ein Rutschen der Nahrung vom Teller vermeiden, rutschfeste Unterlagen und Nagelbretter, auf die man etwas »aufspießen« und anschließend besser schneiden und bestreichen kann. Bei einem **reduzierten Bewusstseinszustand** infolge eines Schlaganfalls bedarf es einer guten Abklärung, ob der Patient überhaupt in der Lage ist, der Nahrungsaufnahme genügend Aufmerksamkeit zu schenken, oder ob er zu benommen ist und sich verschlucken würde. Die Einlage einer PEG-Sonde ist bei Sopor, Somnolenz oder Koma wiederum individuell nach ethischen und medizinischen Richtlinien zu erwägen.

Häufig leiden Patienten mit einer hämmorrhagischen (Blutung) oder ischämischen (Minderdurchblutung) Verletzung der rechten Hirnhäfte unter einer Minderwahrnehmung der linken Seite, den **Neglect**. Dabei verlieren sie die Aufmerksamkeit und das Bewusstsein sowohl für ihre eigene linke Körperhälfte, als auch für Teile der Umwelt. Sehr gut lässt sich dies beim Essen beobachten, wenn Patienten z.B. nur eine Hälfte des Brotes mit Butter bestreichen oder eine Seite ihres Essenstabletts völlig unberührt lassen, obwohl eigentlich ihr Lieblingsdessert darauf steht. Im Alltag muss der Patient immer wieder auf seine betroffene Körperhälfte aufmerksam gemacht und dazu angehalten werden, diese mit einzubeziehen. Im Rahmen einer Rehabilitation kann durch spezielle Therapien, z.B. Vibrationstherapie, Alertnesstraining, Gestaltungstherapie, ein Neglect positiv beeinflusst werden.

Nach Schlaganfällen treten oft **Beeinträchtigungen der kognitiven und mentalen Leistungsfähigkeit** ein, die die Alltagskompetenz der Betroffenen schwächen können. Für die Nahrungsaufnahme bedeutet das, dass Patienten Mahlzeiten vergessen oder die Handlungen für die Zubereitung einer solchen nicht planen und ausführen können. Aufmerksamkeitstraining für die Neurokognition, Erinnern und Anbieten von Speisen sowie eine feste Tages- und Mahlzeitenstruktur können hier hilfreich sein.

Ein weiteres Problem, welches immer wieder im Zusammnehang mit Schlaganfällen beschrieben wird, ist die sogenannte »**poststroke depression**«, welche zum einen durch den aufgrund des Schlaganfalls und der Hirnschädigung veränderten Hirnstoffwechsel und ein Ungleichgewicht der Botenstoffe Serotonin, Acetylcholin und Dopamin hervorgerufen wird, zum anderen aber auch mit dem Rollenverlust und der veränderten Selbstwahrnehmung und Hilfsbedürftigkeit der Betroffenen zusammenhängen kann. Für die Ernährung bedeutet das, dass der Appetit und die Freude am Essen verloren gehen und der Sinn der Nahrungsaufnahme in Frage gestellt wird. Frühzeitige medikamentöse Unterstützung mit geeigneten Antidepressiva (Cave: häufig negative Auswirkungen auf Riech- und Geschmacksvermögen sowie Appetit!) sowie psychologische und seelsorgerische Unterstützung können helfen, den Lebensmut wiederzuerlangen und letztlich auch wieder Freude am Essen zu finden.

Weitere exemplarische Krankheitsbilder
- Infekte: Verschlechterung des Allgemeinzustandes, Hypermetabolismus
- Autoimmunerkrankungen: Hypermetabolismus
- Chronische Schmerzen: Lebensqualität sinkt, Appetitlosigkeit
- Chronische Dyspnoe (z.B. bei COPD): vermehrte Anstrengung beim Essen und geblähter Bauch (Völlegefühl), Hypermetabolismus
- Terminale Herzkrankheit: Hypermetabolismus
- Postoperativ: Hypermetabolismus
- Hepatitis (Leberentzündung), Leberzirrhosen: Funktionsstörung, Enzymmangel
- Pankreatitis (Entzündung der Bauchspeicheldrüse): Schmerzen, Enzymmangel
- Chronische Wunden, Druckgeschwüre: Hypermetabolismus
- Stenosen (mechanische Verengungen) der Speiseröhre: Bolustransport gestört, schmerzhaft
- Reflux-Ösophagitis: Brennen hinter dem Brustbein nach Nahrungsaufnahme
- Gestörte Magenentleerung: Völlegefühl
- Magengeschwüre oder Geschwüre des Zwölffingerdarms: Oberbauchschmerzen
- Tumoren des Magen- und Darmtraktes: Passagestörung, Schmerzen
- Gestörte Blutversorgung des Dünndarms: Malabsorption
- Malabsorptionssyndrome nach Magen-Darm-OPs (Entfernung von Teilen des Darms- oder Magens)
- Gestörte bakterielle Dünndarmbesiedelung: Diarrhö, Malabsorption
- Chronische entzündliche Erkrankungen des Darmes (Colitis ulcerosa, Morbus Crohn)
- Neurologische Erkrankungen (MS, ALS)

4.13   Sonstige Risikofaktoren einer gestörten Nahrungsaufnahme

4.13.1 Medikamente und iatrogene Maßnahmen

Neben vielen, künstlich herbeigeführten Nahrungskarenzen im Spital, wie prä-, intra- und postoperative Nüchternzeiten, Nüchternzeiten vor Untersuchungen des Magen- und Darmtraktes, die zu katabolen Stoffwechsellagen führen können, sind häufig die verordneten Medikamente für Mangelernährungszustände verantwortlich. Viele Medikamente, welche bei typischen altersbedingten Gesundheitsproblemen verordnet werden, stellen Risikofaktoren für eine Mangelernährung dar. Für Appetitlosigkeit sind u.a. verantwortlich: Digitalismedikamente (Herzrhythmus/Schlagkraft fördernd)

= Diltiazemprodukte (Reizleitung am Herzen)
= Diuretika (Nierenfunktion und Flüssigkeitsausscheidung aus dem Körper)
= Zytostatika (Tumor- und Autoimmunerkrankungen)
= Trizyklische Antidepressiva und Serotoninwiederaufnahmehemmer (Behandlung von Depressionen)
= Sedativa (Unruhe, Schlaflosigkeit und Verhaltensauffälligkeiten bei Demenz)
= Neuroleptika (psychotische Zustände wie Wahn und Halluzinationen, Sedation bei Verhaltensauffälligkeiten).

Für Übelkeit und gastrointestinale Probleme wie Magenschleimhautentzündungen, Magengeschwüre, Durchfall sind des Weiteren verantwortlich:

= Präparate zur Eisen- und Kaliumsubstitution
= Abführmittel
= Theophylline (Asthma, andere bronchiale Erkrankungen, Steigerung der Herzleistung)
= Antibiotika (bakterielle Infekte)
= Nichtsteroidale Antirheumatika/Salicylate (Rheumatische Erkrankungen, Schmerzen, Entzündungen)
= Bisphosphonate (Osteoporose)
= Zytostatika

Zu herabgesetzten oder verfälschten Geschmacks- und Geruchsempfindungen führen unter anderem:

= Allopurinol (Gicht, Nierensteine)
= Antihistaminika (Antiallergikum)
= ACE-Hemmer (Bluthochdruck)
= Chlorhexidin (Zahnmedizin, Antiseptikum)
= Clindamycin (Antibiotikum)
= Griseofulvin (Pilzinfektionen)
= Penicillamin

Zur Beeinträchtigung der Schluckfähigkeit sowie zu Zungen- und Rachenkrämpfen können Psychopharmaka, z.B. Neuroleptika führen. Zur Verstopfung und Darmträgheit tragen Medikamente wie Opioide (hochpotente Schmerzmittel WHO-Stufe 3) und Eisenpräparate (Substitution von Eisen bei Anämie) bei (Bopp und Six 1995, Volkert 2000).

Wer selbst klinisch in der geriatrischen Praxis tätig ist, dem wird hierbei rasch klar, dass viele dieser Medikamente im Einzelnen sowie Kombinationen davon als Dauermedikation oder als vorübergehende Verordnung bei vielen älteren Patienten zu finden sind. Auch Polymedikationen von über sieben Präparaten pro Tag sind heutzutage aufgrund der zunehmenden Multimorbidität im höheren Lebensalter gang und gäbe. Hilfsmittel wie die Priscus-Liste (Holt, Schmiedl und Thürmann 2010) helfen dabei, die Nebenwirkungen von Präparaten auf geriatrische Patienten besser einschätzen und ggf. auf Alternativen ausweichen zu können. Ziel der medikamentösen Therapie alter Menschen sollte nicht ausschliesslich die Behandlung einzelner Symptome, sondern vor allem auch die Erhaltung der Lebensqualität (und damit auch der Genussfähigkeit) darstellen.

4.13.2 Allgemeine und soziale Ursachen

- **Armut oder finanzielle Engpässe:** Diese haben eine nicht zu vernachlässigende Auswirkung auf die Auswahl und die Menge der gekauften Lebensmittel. In sozioökonomisch schlechter gestellten Familien werden vermehrt günstige Fertigprodukte, fettige, abgepackte Billigwurst und Weißmehlprodukte statt frischem Obst, Gemüse und hochwertigem Fleisch gekauft.
- **Soziale Isolation/Einsamkeit:** In Gesellschaft essen die meisten Menschen regelmäßiger, gesünder und mehr als allein.
- **Selbstversorgungsdefizit:** Es handelt sich hier um die Unfähigkeit eines Menschen, Nahrungsmittel zu beschaffen, zuzubereiten oder zu verzehren. Diese Personen sind auf andere angewiesen und können dementsprechend nicht immer das essen, was sie gerade wollen oder wie sie es zubereitet haben möchten.
- **Alkoholismus:** Die Ernährung bei alkoholkranken Personen erfolgt meist unregelmäßig, ist zu kohlehydratreich und enthält wenig Frisches und selbst Gekochtes. Folgen sind häufig Vitamin-B_1-Mangel sowie Proteinmangel.
- **Fehlendes Wissen über richtige Ernährung:** Die Ernährung gestaltet sich als zu einseitig, dies betrifft häufiger allein stehende Männer oder sozial benachteiligte Menschen.
- **Mangelnde Compliance:** Diese ist gekennzeichnet vom geringen oder fehlenden Willen, den bisherigen Lebensstil zu Gunsten einer gesünderen Lebensführung zu ändern.

4.13.3 Psychosomatische Ursachen

- **Anorexia nervosa, Bulimia nervosa:** Beide Erkrankungen sind ernstzunehmende biopsychosoziale Störungen/Essstörungen. Diese Erkrankungen sind eher in jüngerem Lebensalter zu finden, weshalb hier nicht näher darauf eingegangen werden soll.
- **Stress, Aufregung:** Aktivierung des Sympathikus, der Körper ist auf »Flucht« eingestellt, nicht auf Essen.
- **Depressionen:** Häufiges Krankheitsbild im Alter (ca. 10% der über 65-Jährigen sind betroffen). Sie beeinflussen den Appetit ungünstig: »kein Hunger« als typische Aussage der Betroffenen.
- **Psychiatrische Erkrankungen:** oft einhergehend mit Wahn oder Manien (z.B. Vergiftungswahn), Essen wird vergessen oder infolge absurder Ideen oder Vorstellungen abgelehnt.
- **Angst** vor Schmerzen, Allergien und/oder Unverträglichkeiten.

4.13.4 Kulturabhängige Ursachen

- **Weltanschauliche, religiöse und kulturelle Ernährungsvorschriften:** z.B. extremes Fasten.
- **Prägungen durch gemachte Erfahrungen:** z.B. Kriege und Hungersnöte zu Beginn des vorherigen Jahrhunderts (Symptome: Nahrung sammeln, verstecken und selbst dann noch essen, wenn sie bereits verdorben oder ungenießbar sind).

4.14   Erkrankungen mit demenzieller Entwicklung

Wie bereits erwähnt, sind Menschen mit Demenz besonders prädisponiert für **Appetitlosigkeit** und **Schluckstörungen** und daraus resultierende Risiken wie Dehydration, Mangelernährung, Gewichtsverlust und zu guter Letzt Aspirationspneumonien (Lungenentzündungen, die durch Eindringen von Sekreten oder Nahrung in die Lunge hervorgerufen werden), die bis zum Tode führen können. Außerdem wird angenommen, dass Veränderungen des Stoffwechsels, welche auf die Demenz zurückzuführen sind ebenfalls den Ernährungszustand negativ beeinflussen (Hafner und Meier 2009).

Menschen mit Demenz sind weiterhin häufig gekennzeichnet durch einen **Mangel an Vitalität**, die zu erhöter Abhängigkeit von anderen Personen und gehäuftem Auftreten von **Depressionen** führt. Depressionen wiederum gehen mit Appetitlosigkeit als einem der Leitsymptome einher, welche Dehydration, Mangelernährung und Gewichtsverlust noch mehr verstärkt. Ein Teufelskreis, der schwer zu durchbrechen ist und häufig zum vorzeitigen Versterben führt.

Langmore und Kollegen (2002) haben aufgezeigt, dass der Grad der **funktionalen Selbstständigkeit** beim Essen ein wichtiger Faktor für die Vorhersagbarkeit des Auftretens von Aspirationspneumonien ist. Darüber hinaus scheint es, als haben demente Menschen, die in der Lage sind, selbstständig zu essen, ein geringeres Risiko für Krankheiten und Versterben als jene, denen das Essen eingegeben oder die zum Essen angeleitet werden müssen.

Zusammenfassend lässt sich also sagen, dass die Förderung der Selbstständigkeit neben einer für den Leser nachvollziehbaren Steigerung der Lebensqualität (Selbstwirksamkeit) und des Wohlbefindens auch eine Reduktion der ernährungsbedingten Risiken mit sich bringt. Eine Aufgabe der molekularen Küche kann hier sein, Lösungsvorschläge aufzuzeigen, wie Nahrungsmittel und Techniken so für die betroffenen Menschen angepasst werden können, dass sie so lange wie möglich selbstständig bleiben können (z.B. beim Essen mit den Fingern). Die Situation des Essens sollte so lange wie möglich dem »normalen lebenslang Gewohnten« entsprechen, bei dem der Mensch selbst bestimmt, in welchen Zeitabständen und wie viel er isst und überhaupt, welches von den Nahrungsmitteln, die auf seinem Teller liegen, er sich in den Mund befördert. Er kann z.B. beim Essen mit den Fingern die Speisen im wahrsten Sinne des Wortes »begreifen« (Konzept Basale Stimulation) und selbst auswählen, was er essen möchte, statt dass er verschiedenfarbige, meist unansehnliche Pürees auf seinem Teller hat, die ihm in gut gemeinter Absicht vielleicht noch vermischt eingegeben werden, »damit er auch von allem etwas bekommt«. Ein Nebeneffekt der Verbesserung der Selbstständigkeit wäre eine Entlastung des Pflegepersonals, da es die Nahrungsaufnahme nun nicht mehr so engmaschig begleiten müsste und mehr zeitliche Ressourcen für andere Tätigkeiten hätte. Es lohnt sich also letztendlich, trotz zunehmender Leistungsverdichtung und Personalmangel in den Institutionen ein wenig Zeit zu investieren, mit dementen Menschen gezielt und ressourcenorientiert zu üben sowie die Nahrung und Hilfsmittel entsprechend ihren Fähigkeiten intelligent und kreativ anzupassen.

4.15   Morbus Alzheimer/Alzheimerdemenz

Fast alle von Alzheimerdemenz Betroffenen leiden im Verlauf ihrer Erkrankung unter Gewichtsverlust in Verbindung mit Fehl-, Mangel- und Unterernährung.

> ❯❯ Ein Großteil dieser Personen leidet bereits vor der Diagnosestellung längere Zeit unter ungewolltem Gewichtsverlust, wofür ein durch die Erkrankung veränderter Stoffwechsel und beginnende kognitive Einbußen verantwortlich gemacht werden.

Neben einem beschriebenen Verlust der Riechfähigkeit können sich weitere Faktoren auf den Ernährungszustand eines Menschen mit sogenannter Alzheimerdemenz auswirken. Die Beeinträchtigung der Gedächtnisleistung führt beispielsweise dazu, dass Patienten Mahlzeiten auslassen oder vor dem Essen sitzen und dabei vergessen, zu essen oder wie man das Besteck gebrauchen kann. Mit Voranschreiten der Alzheimerdemenz kommen motorische Unruhe und Rastlosigkeit hinzu, die den Patienten daran hindern, sich zum Essen überhaupt erst an einen Tisch zu setzen oder bis zum Abschluss der Mahlzeit sitzen zu bleiben. Des Weiteren kommt es zu einem ansteigendem Energiebedarf (3000–4000 kcal/d) aufgrund des erhöhten Bewegungsniveaus und oder damit verbundenen Rastlosigkeit.

4.15.1 Maßnahmen

> **Tipp**
>
> Kleine Mahlzeiten, die schmecken und »nebenbei« beim Gehen konsumiert werden können, wenn ein Sitzen nicht möglich ist, welche außerdem wertvolle Nährstoffe und Vitamine enthalten und ein Verschlucken nicht begünstigen, würden hier ergänzend zu den Hauptmahlzeiten von Vorteil sein.

Die gemeinsamen Hauptmahlzeiten sind daneben schon allein aus Gründen der sozialen Interaktion und Kommunikation unbedingt anzustreben und vermitteln dem Demenzkranken ein Gefühl des Aufgehobenseins und Dazugehörens, sofern er sich im angebotenen Ambiente auch wohl fühlt. Außerdem helfen die drei täglichen Hauptmahlzeiten, den Betroffenen eine zeitliche Orientierung (Kaffeeduft am Morgen, deftiger Fleischgeruch am Mittag etc.) und eine sinnvolle Gliederung des Tagesablaufes zu vermitteln.

Alzheimerpatienten mit Schluckstörungen leiden im fortgeschrittenen Stadium u.a. darunter, die Nahrung nicht mehr adäquat manipulieren, also kauen und mit Zunge und Gaumen formen zu können (▶ Kap. 6). Änderungen bei der Konsistenz der Nahrung wären hier nötig, werden jedoch vom Patienten/Bewohner leider häufig nicht akzeptiert. Es muss also individuell ausprobiert werden, welche Kostform man demjenigen anbieten kann. Die Vielfalt der hier im Buch genannten Rezepte und Verarbeitungstechniken lassen einen großen Spielraum und viel Kreativität beim Ausprobieren zu.

Ein weiteres Problem ist die Schwierigkeit für Pflegende, die für eine adäquate Nahrungsaufnahme und den gesunden Zahn- und Mundstatus erforderliche Mund-, Zahn- und Prothesenhygiene zu gewährleisten. Da der Mund ein sehr sensibler Bereich und Eintrittspforte der Außenwelt in den Körper ist, erleben viele Pflegebedürftige diesen als schutzbedürftiger als andere Körperteile (Buchholz und Schürenberg 2009) und wehren sich nicht selten vehement gegen Fremdmanipulationen im Mundbereich.

> **Tipp**
>
> Kreative und individuell angepasste Materialien und Flüssigkeiten für die Mundpflege, z.B. mit bevorzugten Getränken oder selbst hergestellten Mundspays sowie die Anwendung der Mundpflegevorschläge aus dem Konzept der Basalen Stimulation (Buchholz

und Schürenberg 2009), können hier Abhilfe schaffen, Entzündungen im Mundbereich vorbeugen und erlauben es, die ggf. notwendigen Zahnprothesen zu reinigen, einzusetzen und ggf. neu anzupassen, sodass eine schmerzfreie und bedarfsgerechte Nahrungsaufnahme wieder möglich wird oder bleibt.

Horner et al. (1994) zeigten mittels Videofluoroskop, dass neben den Problemen der eingeschränkten Kaufunktion oder erschwerten Mundhygiene Alzheimerdemenz-Patienten am häufigsten unter den Symptomen eines verzögerten pharyngealen Reflexes, einer verlängerten oralen Phase und ineffizienter Leerung und Reinigung des Rachenraumes von Nahrung leiden, d.h. Nahrungsreste können nicht vollständig geschluckt werden und verbleiben in der Mundhöhle (Gefahr der Aspiration und Pneumonie). Diese Symptome korrelierten mit der Schwere der Erkrankung Alzheimer.

❱❱ **Das bedeutet für die Praxis, dass diese Menschen mittels Techniken und Praktiken durch Mitarbeiter der Pflege beim Kauen und Schlucken unterstützt werden müssen, die Nahrung entsprechend angepasst werden muss (Konsistenz) und die anschließende Mundleerung, Reinigung der Atemwege und Mundhygiene unbedingt gewährleistet sein müssen.**

Wenn der Betroffene in der Lage ist, Aufforderungen zu folgen, kann man ihn z.B. dazu anleiten, sich während und nach dem Essen häufig zu räuspern und die Atemwege so von eventuell vorhandenen Essensresten zu reinigen.

4.16 Morbus Parkinson/Parkinson-Syndrom

Unter Morbus Parkinson versteht man die langsame voranschreitende Störung des extrapyramidalen motorischen Systems mit den Hauptsymptomen Bradykinese bis hin zur Akinese (Bewegungsunfähigkeit), Rigor (erhöhter Muskeltonus), Tremor (Zittern) und posturale Instabilität (Störung der aufrechten Körperhaltung).

Was bedeutet nun die Erkrankung für die Nahrungsaufnahme? Wie bei der Alzheimerdemenz lässt sich rückwirkend auch bei Morbus Parkinson bei den Betroffenen eine Beeinträchtigung der Riechfunktion bereits 4–6 Jahre vor der Diagnosestellung feststellen. Wie sich dies auf den Appetit der Betroffenen auswirken kann, wurde bereits hinreichend beschrieben.

❱❱ **Die Einnahme von Anti-Parkinson-Medikamenten (z.B. L-Dopa) verstärken den Effekt der Appetitlosigkeit noch mehr.**

Darüber hinaus kann eine beeinträchtige Funktion des Magen-Darm-Traktes mit erschwerter Magenentleerung und Verstopfung den eigentlichen Symptomen vorausgehen. 50–63% der betroffenen Patienten leiden im Verlauf der Erkrankung unter Störungen des Schluckvorganges in der oralen, der pharyngealen sowie der ösophagealen Phase. Verbreitete Veränderungen in der oralen Phase sind Zungentremor im Ruhezustand und eine Vielzahl ungerichteter Zungenbewegungen während der Manipulation des Nahrungsbrockens. In späteren Stadien des Morbus Parkinson kommt es häufig zu einer verminderten Anhebung des Kehlkopfes sowie zu ungenügender Entspannung (Öffnung) des oberen Speiseröhrenschließmuskels, zu verbleibenden Nahrungsresten im Rachen nach dem Schlucken und zum Verschlucken.

Beim Fortschreiten der Erkrankung führen die erhöhte Anspannung der Muskulatur (Rigor) sowie starke unwillkürliche Muskelbewegungen/Zittern (Tremor) zu einem erhöhten Kalorienbedarf des Betroffenen und die zunehmende Muskelsteifigkeit zu erheblichen Einschränkungen bei der selbstständigen Nahrungsaufnahme. Auch gehen häufig chronische Verstopfungen mit der Erkrankung einher. Die eingeschränkte Möglichkeit, mit Hilfe der Gesichtsmusklatur Gefühle und Bedürfnisse auszudrücken (Amimik), macht es den Betroffenen zudem schwierig, Hilfspersonen gegenüber deutlich zu machen, ob sie satt sind oder weiter essen möchten. Betroffene sind darüber hinaus nur schwer in der Lage, sich mehreren Aktivitäten gleichzeitig zu widmen.

4.16.1 Maßnahmen

> **Tipp**
>
> Die Betroffenen sind nur schwer in der Lage, sich mehreren Aktivitäten gleichzeitig zu widmen. Gespräche mit dem Betroffenen während des Essens sind kontraproduktiv, da sie die Schwierigkeiten beim Essen steigern (Norberg und Athlin 1994).

Man sollte Gespräche deshalb vor oder nach dem Essen mit dem Parkinsonerkrankten führen und sich stattdessen während der Unterstützung beim Essen genau auf den Rhythmus des Gegenübers konzentrieren, um beiderseitige Handlungen möglichst synchron zu gestalten. Darüber hinaus ist es enorm wichtig, sich über die Beeinträchtigung des Patienten gut zu informieren, um ihn angemessen unterstützen zu können. Es empfiehlt sich, Parkinson-Betroffenen mehrere, individuell für ihre Kau- und Schluckstörungen geeignete kleine und abwechslungsreiche Mahlzeiten am Tag statt drei große Hauptmahlzeiten anzubieten. Angereichert mit Ballaststoffen und natürlichen Quellmitteln können diese außerdem der chronischen Obstipation entgegenwirken. Die Einnahme der Antiparkinsonmedikamente sollte entweder eine Stunde vor oder zwei Stunden nach der Nahrungsaufnahme erfolgen, da sich Nahrungseiweiße und Medikamente beeinflussen und die Aufnahme von L-Dopa gestört werden kann.

4.17   Frontotemporale Demenz

Patienten, welche an frontotemporaler Demenz leiden, entwickeln im Gegensatz zu Patienten z.B. mit Alzheimerdemenz erst in einem späteren Stadium Schluckstörungen. Patienten mit einer frontalen Variante der frontotemporalen Demenz (fv-FTD) sowie Patienten mit einer temporalen Variante der frontotemporalen Demenz (semantische Demenz) zeigen einen wachsenden Appetit und einen ausgeprägteren Wechsel der Nahrungspräferenzen hin zu Süßspeisen im Vergleich zu Patienten mit Alzheimerdemenz (Easterling und Robbins 2008, Piwnica-Worms et al. 2010). Patienten, welche unter der frontalen Variante leiden, zeigen außerdem häufig Veränderungen des Essverhaltens in Richtung Aufnahme abnorm großer Bissen und reduzierter Kautätigkeit in relativ großer Geschwindigkeit.

Die Aufnahme und der Versuch, nicht essbare Dinge zu schlucken, ist dagegen eher ein typisches Phänomen bei der semantischen Demenz. Das Verständnis und das Erkennen essbarer Dinge gehen hierbei verloren und es wird versucht, auch nicht-essbare Dinge zu essen, etwa Tischdekorationen. Diese Verhaltensweisen sind gefährlich, weil Patienten sich zum einen verschlucken können bis hin zum vollständigen Verschluss der Luftwege und zum anderen Gefahr laufen, Mundhöhle, Rachen, Speiseröhre und Magen beim Verzehr von spitzen, großen oder scharfen Gegenständen zu verletzen oder aber eine Intoxikation (Vergiftung) zu erleiden.

4.18   Gestörter Flüssigkeitshaushalt im Alter

Der tägliche Bedarf eines alten Menschen an Flüssigkeit liegt bei 30 ml/kg KG bzw. bei 2250 ml täglich, von denen 1,5–2 Liter durch Trinken, der Rest aus der festen Nahrung gedeckt werden (DGE, ÖGE, SGE/SVE 2000). Alte Menschen sind sehr anfällig für einen gestörten Flüssigkeitshaushalt, d.h., es kommt zu einem Ungleichgewicht zwischen der Flüssigkeitsaufnahme einerseits und der -ausscheidung andererseits. Physiologisch bedingt nimmt im Alter aufgrund verminderter Wasserbindefähigkeit des Bindegewebes und der Abnahme der Muskelmasse (größter Wasserspeicher, besteht zu 77% aus Wasser) das Gesamtkörperwasser zugunsten der Fettanteile ab (diese können nur wenig Wasser speichern).

❯❯ Bei rund 25% der Krankenhauseinweisungen geriatrischer Patienten spielt eine Exsikkose als Haupt- oder Nebendiagnose eine entscheidende Rolle. Ab einem Alter von 75 Jahren steigt das Risiko signifikant (Huhn 2012).

4.18.1 Ursachen

Zur Austrocknung oder Dehydration (synonym verwendet für Dehydratation, Exsikkose) kommt es, wenn der körpereigene Flüssigkeitsbestand sich unterhalb einer kritischen Grenze bewegt. Adipöse ältere Menschen sind aufgrund oben genannter Zusammenhänge der verschiedenen Körpergewebe und ihrer Wasserspeicherkapazität noch gefährdeter für eine Dekompensation als Normalgewichtige. Ursache einer Dehydration kann eine verminderte Flüssigkeitsaufnahme oder erhöhte Flüssigkeitsausscheidung sein. Bei alten Menschen liegt oftmals eine Mischform vor, wobei das im Alter reduzierte Durstempfinden eine zentrale Rolle für eine verminderte Flüssigkeitseinfuhr spielt. Bislang konnten die dafür zugrunde liegenden Vorgänge noch nicht erklärt werden. Bei vielen alten Menschen funktioniert der körpereigene Regelmechanismus, der beim gesunden Erwachsenen bereits bei einem Verlust von 0,5% der normal vorhandenen Körperflüssigkeit das Durstgefühl auslöst und die Suche nach Trinkbarem veranlasst, nicht mehr. Folge davon ist, dass der alte Mensch aus eigenem Antrieb nichts oder nur noch wenig trinkt, oder sich zum Trinken gezwungen sieht, obwohl er kein Bedürfnis danach hat (Pirlich et al. 2006).

Verstärkend kommt hinzu, dass die meisten älteren Menschen ihr Leben lang nicht gewöhnt waren, sich zwischendurch reichlich an Getränken zu bedienen. Häufig gab es nur im Zusammenhang mit den Hauptmahlzeiten etwas zu trinken. Viele der Leserinnen und Leser kennen dieses Trinkverhalten vielleicht noch von ihren älteren Verwandten. Auch die im Alter hinzukommende Angst vor nächtlichem Harndrang (Nykturie) und Inkontinenz spielen bei der aufgenommenen täglichen Trinkmenge vor allem bei Frauen eine nicht zu vernachlässigende Rolle. Sind diejenigen bei ihrer Ausscheidung noch abhängig von fremder Hilfe, verstärkt sich dieser Effekt noch, um den Betreuern möglichst wenig zur Last zu fallen. Mobilitätsstörungen, welche das Gelangen an die Getränke behindern, beeinträchtigte Handkraft oder Tremor, welche die Aufnahme eines Getränkes erschweren sowie die bereits hinlänglich erwähnten Geschmacks- und Geruchsstörungen im Alter tun ihr Übriges, um die Bestrebungen,

4

etwas zu trinken, bereits im Ansatz zu vereiteln bzw. den Betroffenen das Trinken gänzlich zu verleiden (Huhn 2012). Eine weitere gravierende Ursache für einen gestörten Flüssigkeitshaushalt sind kognitive Störungen, bei denen das Trinken zusätzlich noch vergessen oder dessen Notwendigkeit nicht mehr realisiert wird.

Neben der verminderten Flüssigkeitsaufnahme ist im Alter die ausgeschiedene Urinmenge aufgrund der reduzierten Konzentrationsfähigkeit der Nieren häufig erhöht, was durch Diuretikagabe, welche bei Herzinsuffizienz verordnet werden, noch verstärkt wird. Auch Medikamente zur Behandlung der chronischen Obstipation (Verstopfung), die sogenannten Laxanzien, führen zu einer Anreicherung des Stuhles mit Wasser und damit zum übermäßigen Flüssigkeitsverlust. Die Einnahme von mehr als vier Medikamentenwirkstoffen täglich (Polypharmazie) birgt ebenfalls ein sehr viel höheres Risiko für eine Dehydration. Starkes Schwitzen im Sommer, Aufenthalt in trockenen, überheizten Räumen, fieberhafte Infekte, Durchfälle und Erbrechen können bei einem alten fragilen Menschen sehr viel schneller als bei gesunden Erwachsenen zur Dehydration führen, da er sehr viel sensibler auf Schwankungen reagiert. Die Folgen einer Dehydration können sich z.B. in akuter Verwirrtheit (Delir), veränderten Medikamentenwirkungen, Kreislaufinstabilität und einer beeinträchtigten Nierenfunktion (da der hierfür notwendige Blutdruck nicht mehr aufrechterhalten werden kann) zeigen. Innerhalb kurzer Zeit kann je nach Umständen bei weiterhin fehlender oder ungenügender Trinkmenge ein lebensbedrohlicher Zustand erreicht werden.

▪ **Wie erkennt man eine Dehydration?**
Die klinischen Zeichen sind im Alter oft nicht ganz eindeutig. Symptome können z.B. sein:
- Schwindel beim Aufstehen (Orthostase)
- Pudertrockene Achselhöhlen
- Fehlender Fußschweiß, besonders in den Zehenzwischenräumen
- Gefurchte, borkige Zungenoberfläche (Cave: kann auch andere Ursachen haben und ist deshalb als alleiniger Indikator eher unsicher)
- Trockene Schleimhäute
- Konzentrierter Urin
- Fehlendes Speichelreservoir unter der Zunge

Weitere Symptome/Folgen einer Dehydration können sein:
- Leistungsabfall
- Schläfrigkeit/Apathie
- Muskelschwäche, -schmerzen und -krämpfe
- Fieber, später Infektionen und Obstipation

Die Osmolarität und Natriumkonzentration im Blutplasma gelten als Goldstandard zur Identifizierung einer Dehydration. Der früher häufig angewendete Hautfaltentest, bei dem die stehende Hautfalte oder der geringe Hautturgor als eindeutiges Zeichen galten, ist z.B. bei adipösen Patienten häufig nicht aussagekräftig und verschleiert eine vorhandene Dehydration. Außerdem kann beim alten Menschen auch ohne zugrunde liegende Dehydration eine Hautfalte stehen bleiben.

Die Maßnahmen der Pflegenden oder betreuenden Personen sollten sich primär auf die Prophylaxe der Dehydration fokussieren, um langfristige Schäden, Komplikationen (z.B. Stürze) oder eine Hospitalisation der Betroffenen zu vermeiden.

Um eine adäquate Flüssigkeitszufuhr (ca. 1,5 Liter) zu gewährleisten, sollte ein Tagestrinkplan erstellt und bereits am Morgen für jeden Bewohner/Patienten die täglich zu trinkende Flüssigkeitsmenge bereitgestellt werden. Die im geeigneten Gefäß (nicht zu schwer, Trinkhilfen entsprechend den Fähigkeiten) eingeschenkten Getränke sollte in Sicht- und Reichweite der Betroffenen stehen (Cave bei Hemiplegikern mit Neglect und Hemianopsie).

Bei der Auswahl der Getränke sollte auf die Präferenzen der Betroffenen geachtet werden. Einige Menschen mögen auch beim Trinken Abwechslung in Konsistenz, Farbe, Geschmack und Temperatur. Als Zwischenmahlzeit können ebenfalls Getränke, Joghurt, wasserreiches Obst oder Gemüse oder auch mal eine leicht salzige Suppe/Brühe oder ein Bier angeboten werden. Zu den Hauptmalzeiten sollten die Betroffenen ebenfalls immer etwas trinken.

Menschen, die nicht selber trinken können oder es vergessen, sollten regelmäßige und systematische Trinkangebote gemacht werden, bzw. die für das Trinken notwendigen Hilfestellungen gewährleistet werden. Als Richtwert kann man sagen, dass bei jedem Kontakt mit dem Patienten ein Trinkangebot gemacht werden sollte bzw. man sollte dafür sorgen, dass der Betroffene tagsüber stündlich mindestens ein Glas Flüssigkeit zu sich nimmt, wenn er nicht gerade schläft. Cave: Dialysepatienten oder Herzinsuffizienzpatienten haben ärztlich verordnete Trinkbeschränkungen, die sie keinesfalls überschreiten dürfen. Der Flüssigkeitsverlust durch Schwitzen sollte im Sommer unbedingt beachtet und die angebotene Trinkmenge dementsprechend gesteigert werden.

Im Akutkrankenhaus hat man die Patienten nicht immer im Sichtbereich der Pflege und bekommt nicht immer mit, wann die Patienten etwas trinken. Zur Erleichterung der Kontrolle sollten bei Grenzfällen Trinkprotokolle geführt sowie die Menge der Ausscheidung notiert werden (Bilanzierung). Auch regelmäßige Gewichtskontrollen helfen bei der Überwachung.

Konnte eine Dehydration dennoch nicht verhindert werden und zeigen sich schwere Symptome wie Delir und Kreislaufinstabilität mit Schwindel, Hypotonie und Tachykardie ist diese als Notfall zu betrachten und es muss zwingend ein Arzt hinzugezogen werden. Meist können diese Symptome durch forcierte Flüssigkeitszugabe mittels Infusionstherapie rasch gemildert werden. In weniger schweren Fällen genügt auch eine subkutane Gabe von Flüssigkeit, die rasch vom Körper resorbiert wird. Die benötigte Flüssigkeitsmenge richtet sich nach dem Rückgang der Symptome, allerdings muss die Substitution vorsichtig und nicht zu schnell erfolgen, um eine Herz-Kreislauf-Dekompensation zu vermeiden (z.B. bei vorbestehender Herzinsuffizienz).

■ **Physiologische Veränderungen**
Der Wasserhaushalt des Körpers ist altersabhängig und nimmt mit steigendem Lebensalter physiologisch ab. Eine verringerte Wasserbindefähigkeit des Bindegewebes sowie seine Abnahme zugunsten der Fettanteile im Alter sind die Gründe hierfür. Kommt nun eine verringerte Aufnahme von Flüssigkeit oder eine erhöhte Ausscheidung hinzu, bewegt sich der betreffende ältere Mensch rasch im Grenzbereich, da er weniger Reserven hat als ein Kind oder ein junger Erwachsener. Alte Menschen sind sehr anfällig für einen gestörten Flüssigkeitshaushalt, d.h., es kommt zu einem Ungleichgewicht zwischen Flüssigkeitsaufnahme einerseits und der -ausscheidung andererseits.

> ❯ Physiologisch bedingt nimmt im Alter das Gesamtkörperwasser aufgrund der verminderten Wasserbindefähigkeit des Bindegewebes und Abnahme der Muskelmasse (größter Wasserspeicher, besteht zu 77% aus Wasser) zugunsten der Fettanteile ab (diese können nur wenig Wasser speichern).

- **Mangelndes Durstempfinden**

Normalerweise sorgen die körpereigenen Regelmechanismen dafür, dass bei einem Verlust von bereits 0,5% des Körperwassers Durst empfunden wird und der Mensch sich auf die Suche nach etwas Trinkbarem begibt. Führt der Mensch in diesem Moment keine Flüssigkeit oder flüssige Speise zu, steigert sich das Durstempfinden weiter. Beim alten Menschen ist das Durstempfinden teilweise sogar vollständig abhanden gekommen, was eine Regelung des Wasserhaushaltes über diesen Mechanismus unmöglich macht.

> ❯ Im Alter ist der Regelmechanismus, der beim gesunden Erwachsenen das Durstgefühl auslöst und die Suche nach Trinkbarem veranlasst, beeinträchtigt. Die Folge ist, dass der alte Mensch aus eigenem Antrieb nur noch wenig trinkt oder sich zum Trinken gezwungen sieht, obwohl er kein Bedürfnis danach hat.

- **Weitere Ursachen eines gestörten Flüssigkeitshaushalts**
- **Verringerte Konzentrationsfähigkeit der Nieren:** Aufgrund der im Alter häufig auftretenden Niereninsuffizienz kommt es zu einer gesteigerten Wasserausscheidung über die Nieren, da die Konzentrationsfähigkeit verringert ist.
- **Medikamente:** Beim Vorliegen einer Herzinsuffizienz werden häufig Diuretika eingesetzt, die die Wasserausscheidung über die Nieren erhöhen. Außerdem führt die im Alter häufige Einnahme von Laxanzien zu Diarrhöen, die eine Austrocknung begünstigen. Auch die Einnahme von vier oder mehr Medikamenten, die sogenannte Polypharmazie, erhöht das Risiko für eine Dehydration.
- **Infekte:** Infektionen mit Fieber oder akute Magen-Darmprobleme führen zu einer erhöhten Flüssigkeitsausscheidung (Fieber, Schwitzen, Erbrechen und Durchfall), außerdem verhindern sie die Aufnahme von ausreichend Flüssigkeit.
- **Umwelteinflüsse:** Hohe Raum- oder Außentemperaturen mit Schwitzen sowie trockene Luft steigern den Flüssigkeitsbedarf eines Menschen.
- **Gewohnheiten/Einstellung:** Vor allem bei Frauen findet man in der Praxis häufig Aussagen, dass sie nicht so viel trinken wollen, aus Angst vor Inkontinenz, nächtlichen Toilettengängen (Nykturie) oder Scheu, das Personal für die Urinausscheidung um Hilfe bitten zu müssen. Des Weiteren sind ältere Menschen es oft auch nicht gewohnt, zwischen den Mahlzeiten etwas zu trinken. Häufig gab es nur im Zusammenhang mit den Hauptmahlzeiten etwas zu trinken.
- **Mobilitätsstörungen:** Behindern den Zugang zu Getränken, eine beeinträchtigte Handkraft oder Tremor erschweren die Aufnahme eines Getränks.
- **Geschmacks- und Geruchsstörungen:** Bei solchen Störungen werden Bestrebungen, etwas zu trinken, bereits im Ansatz vereiteln bzw. den Betroffenen das Trinken gänzlich verleidet (Huhn 2012).
- **Kognitive Störungen:** Das Trinken wird oder dessen Notwendigkeit nicht mehr realisiert.

> ❯ Starkes Schwitzen im Sommer, Aufenthalt in trockenen, überheizten Räumen, fieberhafte Infekte, Durchfälle und Erbrechen können bei einem alten fragilen Menschen sehr viel schneller als bei gesunden Erwachsenen zur Dehydration führen, da er sehr viel sensibler auf Schwankungen reagiert.

4.18.2 Folgen

Die Folgen einer Dehydration sind:
- Veränderte Medikamentenwirkung
- Obstipation
- Kreislaufprobleme (Schwindel, Hypotonie, Tachykardie)
- Elektrolytstörungen
- Delirien
- Muskelschwäche und Muskelkrämpfe
- Gestörte Temperaturregulation
- Infektionen sowie gestörte Nierenfunktion
- Verminderte Urinausscheidung mit erhöhtem Risiko für Harnweginfekte

Allgemein können diese Störungen eine Verminderung der Leistungsfähigkeit bis hin zur Apathie, eine erhöhte Selbstgefährdungsgefahr bei akuter Verwirrtheit (Delir) sowie eine erhöhte Gefahr für Stürze (Muskelschwäche, Kreislauf) nach sich ziehen. Innerhalb kurzer Zeit kann je nach Umständen bei weiterhin fehlender oder ungenügender Trinkmenge ein lebensbedrohlicher Zustand erreicht werden.

- **Wie erkennt man eine Dehydration?**
- **Mundtrockenheit (Xerostomie):** Kann ein Hinweis sein, muss aber nicht. Es gibt im Alter auch andere Ursachen dafür. Ein relativ sichererer Hinweis ist dagegen ein fehlendes Speichelreservoir unter der Zunge.
- **Orthostase:** Schwindel beim schnellen Aufstehen.
- **Verminderte Schweißbildung:** Absolut trockene Achseln und fehlender Fußschweiß, vor allem in den Zehenzwischenräumen sind sichere Hinweise auf eine Dehydration (Huhn 2012).
- **Hautspannung (Hautturgor):** Die stehenbleibende Hautfalte kann ein Hinweis auf Dehydration sein. Beim Screening (Suchen nach Anzeichen für Risiko) darf sie jedoch **nicht** als alleiniger Test herangezogen werden. Bei adipösen Patienten ist dieses Symptom häufig nicht zu sehen, bei anderen Patienten hat die Hautspannkraft im Alter so nachgelassen, dass auch ohne Dehydration eine Hautfalte stehen bleibt.
- **Konzentrierter Urin**

Die klinischen Zeichen sind im Alter oft nicht ganz eindeutig. Im Blutlabor sind Natrium und Hämatokrit erhöht.

4.18.3 Maßnahmen

Die Maßnahmen der Pflegenden oder betreuenden Personen sollten sich primär auf die Prophylaxe der Dehydration fokussieren, um langfristige Schäden, Komplikationen (z.B. Stürze) oder eine Hospitalisation der Betroffenen zu vermeiden.

> Alltagstaugliche und auf den Betroffenen individuell abgestimmte Trinkstrategien und sanfte Änderungen in den Ernährungsgewohnheiten, welche durch Pflegende und Angehörige angewendet werden, können dabei helfen, eine Austrocknung zu verhindern.

4.19   Folgen einer Mangelernährung oder inadäquater Flüssigkeitsaufnahme

Folgen und Gefahren einer nicht-bedarfsdeckenden Ernährung sowie Flüssigkeitszufuhr:
- Kalorien/Energiemangel:
  - Voranschreitender Gewichtsverlust, Abbau von Körpergeweben
  - Fett- und Muskelschwund (Sarkopenie), Auszehrung (Kachexie)
- Eiweissmangel:
  - Generalisierte Ödeme, Aszites (Wasserbauch)
  - Eiweißmangelkrankheit, Kwashiorkor, Eiweißmangel im Blut (Albuminmangel, Hypalbuminämie), Marasmus (großer Eiweiß- und Energiemangel)
- Vitaminmangel:
  - Mangel an B_1, B_2, B_6, C,A,D,E,K, Folsäure
  - Vit B_{12} –Mangel: Kognitive Einbußen, Demenz
- Mangel an Spurelementen:
  - Kalzium-, Eisen-, Magnesiummangel: Anämie, Osteomalazie, neurologische Störungen
  - Zinkmangel: Hautveränderungen, Haarausfall, Wundheilungsstörungen, Geruchs- und Geschmacksstörungen
- Elektrolytstörungen:
  - Hypokaliämie, Hyponatriämie: Auswirkungen auf Herzrhythmus und Schlagvolumen, Kognition
- Allgemeine Symptome:
  - Körperliche Schwäche, Müdigkeit, Antriebslosigkeit
- Funktioneller Status:
  - Verringerte Muskelkraft (langsamer Gang), Fragilität
- Komplikationen:
  - Stürze (v.a. Abbau der Typ 2 Muskelfasern (wichtig für schnelle Reaktionen beim Stolpern)
  - Druckgeschwüre (Dekubitus)
- Erhöhtes Risiko für:
  - Frakturen durch geringere Knochendichte (osteoporotische Knochenbrüche), z.B. Femurkopffrakturen bei Stürzen
  - Wundheilungsstörungen (Proteinmangel)
  - Verlängerter Genesungsprozess nach Erkrankungen oder OPs
  - Längere Verweildauer im Krankenhaus (ist bei älteren Patienten ebenfalls ein großer Risikofaktor für weitere Komplikationen)
  - Erhöhte Morbidität (Erkrankungen) und Mortalität (Sterblichkeit)
  - Verminderte Infektresistenz (Immunsystem)
  - Einweisung in eine Pflegeinstitution
- Dehydration:
  - Hypotonie (erniedrigter Blutdruck): Schwindel, Stürze
  - Tachykardie (beschleunigter Herzschlag)
  - Thrombosen
  - Delirien
  - Neurologische Krampfanfälle
  - Somnolenz

Literatur

Ackermann, A. (2007): Erhalt und Förderung der kognitiven und funktionellen Leistungsfähigkeit bei älteren Menschen. Ergotherapie & Rehabilitation. 46(4): 6–11

Adamietz, I. A. (2010): Ernährung bei Tumorpatienten Nutrition in tumor patients / CME-Fragebogen. Der Onkologe 16 (1): 81–95

Arends, J. (2008): Mangelernährung bei Tumorpatienten. Der Onkologe 14: 9–14

Borker, S. (2002): Nahrungsverweigerung in der Pflege. Eine deskriptiv-analytische Studie. Bern: Huber Verlag

Bopp, I.; Six, P. (1995): Geriatrie Praxis

Buchholz, T.; Schürenberg, A. (2009): Basale Stimulation in der Pflege alter Menschen. Anregungen zur Lebensbegleitung. 3., vollst. überarb. Auflage, Bern: Huber Verlag

Deans C, Wigmore SJ (2005): Systemic inflammation, cachexia and prognosis in patients with cancer. Curr Opin Clin Nutr Metab Care. 8(3):265–9.

DGE Deutsche Gesellschaft für Ernährung, ÖGE Österreichische Gesellschaft für Ernährung, SGE Schweizerische Gesellschaft für Ernährungsforschung, Schweizerische Vereinigung für Ernährung (2000) Hrsg.: Referenzwerte für die Nährstoffzufuhr. S.148, Umschau/Braus, Frankfurt a.M.

Easterling, C. S.; Robbins, E. (2008): Dementia and Dysphagia. Geriatric Nursing, 29(4), p: 265–85.

Hafner, M. und Meier, A. (2009): Geriatrische Krankheitslehre. Teil II. Allgemeine Krankheitslehre und somatogene Syndrome. (3. vollständig überarbeitete und erweiterte Auflage). Bern: Verlag Hans Huber

Holt, S.; Schmiedl, S.; Thürmann, P.A. (2010): Potentially inappropriate medication in the elderly – PRISCUS list. Dtsch Arztebl Int 107: 543–551

Horner, J.; Albert, M.J.; Dawson, D.V.; et al. (1994): Swallowing in Alzheimer's disease. Alzheimers Disorders Association Disorder, 8:177–95.

Huhn, S. (2012): Vorsicht Austrocknung, Dehydration. Die Schwester Der Pfleger. 51(6): 544–546

Jehle, P.M.; Rehm, K.; Jentzsch, M. (2008): Ernährung bei Niereninsuffizienz. Spagat zwischen Nephroprotektion und Vermeidung einer Malnutrition. Nephrologe (3): 108–117. Springer Medizin Verlag

Langmore, S.E.; Skarupski, K.A.; Park, P.S.; et al. (2002): Predictors of aspiration pneumonia in nursing home residents. Dysphagia, 17, p: 298–307.

Maijd, A. und Burenhult, N. (2014) Odors are expressible in language, as long as you speak the right language, Cognition 130 266–270

Menebröcker, C. (2008): Ernährung in der Altenpflege. Menebröcker (Hrsg). München: Urban und Fischer (Elsevier GmbH)

Norberg, A.; Athlin, E. (1994): The interaction between the parkinsonian patient and his caregiver during feeding: a theoretical model. Pflege, 7(3), S: 211–18.

Ohloff, G., Pickenhagen, W., und Kraft, P., (2011) Scent and Chemistry: The Molecular World of Odors, Wiley-VCH, Weinheim, Basel

Perry, L. (2001a): Screening swallowing function of patients with acute stroke. Part one: Identification, implementation and initial evaluation of a screening tool for use by nurses. Journal of Clinical Nursing, 10, 463–73.

Philippi-Eisenburger,M. (1992): Bewegungsförderung ist Persönlichkeitsförderung. Anleitung für Pflegepersonal zur Bewegungsförderung. Altenpflege 17(12) S:783–787.

Piwnica-Worms, K. E.; Omar, R.; Hailstone, J. C.; Warren, J. D. (2010): Flavour processing in semantic dementia. Cortex, 46(6), p: 761–768

Pirlich, M.; Schutz, T.; Norman, K.; Gastell, S.; Lubke, H.J.; Bischoff, S.C.; Bolder, U.; Frieling, T.; Guldenzoph, H.; Hahn, K.; Jauch, K.W.; Schindler, K.; Stein, J.; Volkert, D.; Weinmann, A.; Werner, H.; Wolf, C.; Zurcher, G.; Bauer, P.; Lochs, H. (2006): The German hospital malnutrition study. Clinical nutrition. 25(4), p: 563–572

Rückert, W.; Arnold, R.; Bauer-Söllner, B.; Brinner, C.; Ding-Greiner, C.; Kolb, C.; Lärm, M.; Mybes, U.; Schreier, M.; Vanorek, R. (2007): Ernährung bei Demenz. Robert Bosch Stiftung (Hrsg), Bern: Verlag Hans Huber, ISBN: 978-3-456-84397-1

Stratton, R.J.; Green, C.J.; Elia, M. (2003): Disease-related malnutrition. An evidence-based approach to treatment. Wallingford: Cabi

Tohara, H.; Saitoh, E.; Mays, K.A.; Kuhlemeier, K. (2003): Three tests for predicting aspiration without videofluorography. Dysphagia 18: 126–134

Tsikoudas, A.; Barnes, M.L.; White, P. (2011): The impact of tracheostomie on the nose. Eur Arch Otorhinolaryngol 168, 1005–1008

Vischer, U.M.; Perrenoud, L.; Genet, C.; Ardigo, S.; Registe-Rameau, Y.; Herrman, F.R. (2010): The high prevalence of malnutrition in elderly diabetic patients: implications for anti-diabetic drug treatments. Diabetic Medicine 27, 918–924

Volkert, D. (2000): Medikamente als Risikofaktoren für Malnutrition. In Niklaus, Th. (Hrsg.): Klinische Geriatrie, ► Kap. 7

Westergren, A.; Hallberg, I. R.; Ohlson, O. (1999): Nursing assessment of dysphagia among patients with stroke. Scandinavian journal of caring sciences 13 (4): 274–282

4

Ethische Fragen

Ilka Lendner

T.A. Vilgis et al., *Ernährung bei Pflegebedürftigkeit und Demenz*,
DOI 10.1007/978-3-7091-1603-6_5, © Springer-Verlag Wien 2015

5.1 Ethische Aspekte der Nahrungsunterstützung bzw. -verabreichung

Gehen Appetit und Freude am Essen mit dem Alter oder im Zuge von Erkrankungen gänzlich verloren, wird die Nahrungsaufnahme nur noch als leidige Notwendigkeit wahrgenommen, den Körper am Leben zu erhalten. Fehlt Bewohnern und/oder Patienten dazu noch Vernunft und Einsicht dafür, dass man essen muss, um zu leben, und fehlt ihnen durch den abhanden gekommenen Geschmackssinn jeglicher Anreiz, Nahrung zu sich zu nehmen, bauen diese Menschen sehr schnell ab. Ethisch vertretbare Entscheidungen (z.B. Legen einer transnasalen Ernährungssonde oder PEG) müssen dann von den Angehörigen und dem multiprofessionellen Team, wenn möglich unter Einbezug des Betroffenen selbst, gemeinsam erörtert werden, um das Beste für den Menschen oder das, was er vermutlich für sich selbst entscheiden würde, wenn er noch könnte, zu bestimmen.

Aus eigener Erfahrung mit geriatrischen Patienten im Spital und mit Bewohnern im Langzeitbereich kann ich berichten, dass es immer wieder sehr berührend ist, Situationen mitzuerleben, in denen Menschen das Essen einstellen. Für Pflegende sowie für Angehörige ist es meist schwer, eine akzeptierende Haltung einzunehmen, wenn ein alter Mensch sich aus Leidensdruck, Mangel an Lebensenergie, -willen oder -freude mehr oder weniger unbewusst dazu entschließt, nicht mehr zu essen. Das Bewahren oder Erreichen eines guten Ernährungszustandes beim Patienten ist eine der Aufgaben von Pflegenden, die unter Umständen mit Gefühlen wie »Verantwortlichsein« oder »Bedauern« einhergeht, wenn der Patient trotz aller Bemühungen nichts oder nicht genügend isst. Auch ich habe sowohl im Setting Akutspital als auch im Altenpflegeheim bei vielen Patienten und Bewohnern um jeden Bissen verhandelt und mit allen verfügbaren Tricks und Ressourcen gearbeitet (»Bitte, nur noch einen Löffel!«, »Ihre Tochter wird sich aber freuen, wenn ich ihr später erzähle, dass Sie noch etwas vom Dessert gegessen haben.«). Auch ich habe mich gefreut und war stolz, wenn es doch noch irgendwie gelungen ist, ihnen etwas einzuflößen oder sie dazu zu bringen, wenigstens ein wenig aus eigener Kraft zu essen. Nicht selten, höchstwahrscheinlich sogar in den meisten Fällen, haben diese Menschen wohl eher mir zuliebe oder weil sie die »Plagerei« nicht mehr ertragen konnten, schließlich den Mund aufgemachten und »brav« geschluckt oder sich trotz vorhandener Abneigung letztlich doch noch ein paar Bissen in den Mund gesteckt und unter Ekel hinuntergewürgt.

Ich denke, mit Lebensqualität und Freude am Essen haben solche Situationen, die jede bzw. jeder Pflegende zur Genüge kennt, nur wenig zu tun, auch wenn von unserer Seite her nur beste Absichten dahinter stecken. Der Grad zwischen Erfüllung unseres pflegerischen Auftrags und Missachtung der Autonomie und des Willens der Patienten/Bewohner ist dabei sehr schmal. Hinzu kommen noch die eigenen Emotionen sowie die reine Überzeugung, es ausschließlich gut zu meinen.

Dies soll nur ein kleiner Denkanstoß und eine Möglichkeit zur Reflexion sein für alle, die sich selbst schon häufig die leisen Fragen nach der Sinnhaftigkeit und dem Nutzen so mancher routinierter Handlungen im Pflegealltag gestellt haben. Ein Richtig oder Falsch zu formulieren, ist meines Erachtens nicht möglich, wir können die Menschen nur genau beobachten, ihnen zuhören und auf die leisen Zeichen achten, die sie uns geben, während wir ihnen unsere professionellen und emotionalen Angebote unterbreiten und versuchen, immer besser darin zu werden. Annehmen müssen die Empfänger sie letztendlich trotzdem selber wollen und können.

5.2   Genussvolles Essen und Trinken am Lebensende

Als erstes einmal muss sich das behandelnde Team bei stark abgemagerten Patienten mit weit fortgeschrittenen Erkrankungen oder im sehr hohen Alter immer die Kardinalsfrage stellen, ob ein stark reduzierter Allgemeinzustand daher kommt, dass der Patient bereits seit einiger Zeit nicht mehr ausreichend getrunken und gegessen hat, oder isst und trinkt er deshalb nicht mehr, weil er sich bereits in Todesnähe befindet? Wie man es aus der Natur oder von unseren Haustieren her kennt, nehmen Flüssigkeits- und Nahrungsaufnahme physiologisch ab, weil sie sich im Prozess des Versterbens befinden. Dieser Vergleich erscheint vielleicht im ersten Moment befremdlich, ist aber nicht generell von der Hand zu weisen. Bei alten oder todkranken Haustieren ist deutlich zu beobachten, dass sie sich als erstes aus der Gemeinschaft zurückziehen und zeitgleich die Nahrungs- und Flüssigkeitsaufnahme einstellen. Alles angebotene Lieblingsfutter und Wasser nützen nichts, das Tier nimmt bereits längere Zeit vor dem Tod überhaupt nichts mehr zu sich, wendet sich ab oder wehrt sich, wenn man es zwingen will. So stellt auch beim Menschen in der terminalen Phase der Organismus nach und nach alle lebenswichtigen Funktionen ein, worunter frühzeitig auch die Verdauungs- und Nierenfunktion fallen. Flüssigkeiten und Nahrung können in diesem Stadium nicht mehr verarbeitet werden und belasten den Organismus deshalb nur zusätzlich.

Primär geht es aber bei einem schwerkranken Patienten in stark reduziertem Allgemeinzustand erst einmal darum, alle möglichen Ursachen, die ihn am Essen oder Trinken hindern könnten, abzuklären und gegebenenfalls zu behandeln, falls man sie behandeln kann und der Patient dies wünscht. Dazu gehören die bereits in anderen Kapiteln genannten Ursachen wie:

- Soor im Mund- und Rachenbereich
- Mundtrockenheit
- Reflux mit Refluxösophagitis
- Lähmungen (z.B. bei Hirnmetastasen)
- Stenosen
- Ungeeignete Lebensmittel oder Lebensmittelkonsistenzen

Solange man im therapeutischen Team und in Übereinstimmung mit dem Patientenwillen und dem der Bezugspersonen ein kurativer Ansatz verfolgt wird, ist es zwingend notwendig, alle verfügbaren Ressourcen, Medikamente, Hilfsmittel und Möglichkeiten zu nutzen, um eine adäquate Deckung des Energie- und Nährstoffbedarfs zu erreichen. Dazu gehören neben dem frühzeitigen Einbezug von Ernährungstherapie auch die Verabreichung parenteraler Ernährung sowie enteraler Ernährung über eine Magensonde oder PEG und – unabdinglich – das regelmäßige Monitoring von Körpergewicht/BMI sowie der relevanten Laborwerte. Pflegerisch lässt sich ebenfalls vieles tun, um den Appetit positiv zu beeinflussen. In erster Linie ist eine gute Mundpflege wichtig, um Geschmacksstörungen entgegenzuwirken, welche zum Teil Nebenwirkungen von Medikamenten und Chemotherapeutika, zum Teil aber auch durch hartnäckige Zungenbeläge hervorgerufen werden. Außerdem sollte man den Druck auf den Betroffenen, »essen-zu-müssen«, gering halten und das Milieu entsprechend appetitanregend gestalten. Auch aus dem Bereich der alternativen Küchentechniken lässt sich hier ebenfalls noch viel Wertvolles dazu beitragen. Ziel ist es allerdings immer, das selbstständige Essen den Menschen lange zu ermöglichen. Nur so erkennt man auch am Lebensende das Elementare. Gefüttert werden ist eine Demütigung, nicht nur für die betagten Menschen. Auch für das Pflegeteam ist es nicht immer erfreulich.

Ist der Prozess der Erkrankung und des körperlichen Abbaus aber bereits sehr weit fortgeschritten und die Prognose seitens der Ärzte auf eine geringe Zeitdauer begrenzt, sollte es im Rundtischgespräch mit dem Patienten, seinen Bezugspersonen und dem therapeutischen Team eine gemeinsame Entscheidung und Definition der Behandlungsziele geben. Ist die Ausrichtung der Behandlung hauptsächlich palliativ, d.h., die Heilung wird nicht mehr als möglich angesehen und stellt nicht mehr das angestrebte Ziel dar, sondern die optimale Lebensqualität bis zum Tod, so macht eine stringente Zufuhr von Kalorien und Vitaminen sowie die ständige Kontrolle der relevanten Parameter keinen Sinn mehr. In diesem letzten Lebensabschnitt von Tagen bis wenigen Wochen sollten Lebensqualität, eine positive Stimulation der Sinnesempfindungen, Genuss und die Autonomie des Betroffenen im Vordergrund stehen. »Gesundes« Essen oder gar das Einhalten von Diäten spielt in diesem Stadium keine Rolle mehr. Der Sterbende sollte essen und trinken, auf was er Appetit hat, oder auch nichts zu sich nehmen dürfen, wenn ihm Essen und Trinken nur noch Qual und Verdruss bereiten. Dazu gehört auch, ihm zu ermöglichen, Tabakwaren und Alkohol zu konsumieren, wenn das zu seinen Lebensgewohnheiten gehört und er dies möchte und verträgt.

Im klinischen Alltag ist das Nichtessen oft für die Bezugspersonen am schwersten auszuhalten. Häufig sind die ersten Fragen, vor allem wenn weibliche Bezugspersonen auf Station kommen und sich nach dem Gesundheitszustand des Patienten erkundigen, solche Fragen, ob, was und wie viel der Patient heute gegessen hat. Hier ist eine gute Information und Kommunikation seitens der Ärzte und Pflegenden nötig. Man muss ihnen helfen, zu verstehen, dass die von ihnen so dringend gewünschte und ersehnte Nahrungsaufnahme den Krankheitsverlauf nicht verzögern oder stoppen kann, sondern auf allen Seiten nur zu Frustration führt, wenn man Druck auf den Betroffenen ausübt. Wenige Bissen mit liebevoller Zuwendung sind in diesem Stadium wichtiger als Kalorien und Nährstoffe. Ist jemand zum Beispiel an Krebs erkrankt, werden chemische Stoffe durch den Tumor gebildet, die zu Anorexie (Appetitverlust) und einer katabolen Stoffwechsellage führen. Die Folge davon sind schnell voranschreitender Muskel- und Fettabbau (Kachexie) sowie Anämie (Blutarmut). Die Laborwerte zeigen sich bei einer fortgeschrittenen Tumorerkrankung ähnlich wie bei einer chronischen Entzündung, d.h., es kommt zu niedrigen Serumalbuminwerten durch Stressmetabolismus. Die Stoffwechselvorgänge des Tumors verbrauchen sämtliches zugeführtes Albumin, d.h., auch die intravenöse Gabe würde daran nichts ändern, genauso wenig wie die orale Aufnahme von Proteinen in Form von Eiweißdrinks, da diese sofort wieder verbraucht würden. Wenn man dies den Angehörigen in verständlichen Worten erklärt, könnte es ihnen helfen, das Unvermeidliche anzunehmen und die verbleibende Zeit harmonischer und sinnvoller zu nutzen, statt sie mit Kämpfen um jeden Bissen zu vergeuden. Leiden die Angehörigen gar zu sehr darunter, könnte man eventuell versuchen, gemeinsam mit dem Arzt einen Kompromiss zu finden und dem Patienten eine Glukoseinfusion über 48 Stunden geben. Dies sorgt oft für ein wenig Entspannung bei den Bezugspersonen, da sie das Gefühl haben, es würde etwas getan und der Patient bekommt etwas.

Die zweite kritische Frage im Zusammenhang mit sterbenden Patienten ist im klinischen Alltag sowieso immer auch diejenige nach der Flüssigkeitssubstitution. Selbstverständlich ist, dass der Betroffene so lange Flüssigkeit oral erhält, solange er diese annimmt und schlucken kann. Auch das Verabreichen des Lieblingsgetränkes mit einem vollgesogenen Tupfer, welchen der Patient aussaugen kann, oder etwa als kleine Eiswürfel zubereitet ist möglich, wenn er zwar schlucken, jedoch nicht mehr aus Gefäßen oder mit Trinkhalm trinken kann. Hier ist viel Kreativität gefragt. Die Physik und die Kenntnisse um die Prozesse im Mund und beim Schlucken helfen dabei, Lebensmittel so zu gestalten, dass Menschen wieder selber essen können und dürfen.

Bezüglich des Verabreichens von Flüssigkeit intravenös (über die Vene) oder subkutan (unter die Haut) am Lebensende gibt es kein Richtig oder Falsch. Äußert der Patient Durst und lässt sich dieser durch eine Infusion lindern, so sollte er diese in jedem Fall auch erhalten. Mundtrockenheit allein ist jedoch kein Indiz dafür, dass der Patient tatsächlich auch Durst empfindet. Die Mundtrockenheit lässt sich beispielsweise sehr gut durch häufige Mundpflege mit den richtigen Pflegemitteln und als Ergänzung dazu durch die Installation eines Verneblers lindern. Wichtig ist, dass man möglichst gemeinsam mit den Bezugspersonen das Ziel einer möglichen Flüssigkeitssubstitution definiert.

- **Was möchte man beim Betroffenen erreichen oder gegebenenfalls verbessern?**

Hat der Patient bereits Ödeme und ist überwässert, ist eine zusätzliche Verabreichung von Flüssigkeit sicher eher eine Belastung für den Organismus und sorgt unter Umständen noch für quälende Atemnot, da die Flüssigkeit nicht verarbeitet und über die Nieren ausgeschieden werden kann und sich so noch zusätzlich im Körpergewebe sowie in der Lunge ansammelt. Ist der Patient jedoch ausgetrocknet und leidet in Folge dessen unter Muskelkrämpfen, Medikamentenintoxikation (Gefahr vor allem durch Metaboliten von Morphin), Fieber oder einem Delir mit Halluzinationen und Angstzuständen, so können diese Symptome durch Flüssigkeitsersatz durchaus gelindert werden. Bei exsikkosebedingter Müdigkeit und Somnolenz (Schläfrigkeit) dagegen sollte man sich die Frage stellen, ob dieser Zustand nicht eher eine Gnade für den Sterbenden ist und man es dabei belassen sollte. So ist die Frage nach dem Für und Wider in diesem Kontext alles andere als einfach und sollte immer strukturiert im Sinne von Palliative Care im therapeutischen Team und in Anwesenheit der Bezugspersonen abgewogen werden. So können die Bezugspersonen am Entscheidungsfindungsprozess teilhaben, alle Fragen stellen und müssen sich im Nachhinein nicht mit Vorwürfen und der Frage quälen, ob ihr lieber Angehöriger am Ende gar verhungert oder verdurstet ist.

Zusammenfassend lässt sich also sagen, dass am Lebensende der Wille des Betroffenen, das Lindern seiner Leiden und der seiner Angehörigen, die zwingend mitbetreut werden müssen, im Mittelpunkt stehen. Die wissenschaftliche Evidenz unserer therapeutischen und medizinischen Maßnahmen ist kritisch dahingehend zu prüfen ob sie für die individuelle Situation den genannten Zielen dienen (Kunz 2012).

Literatur

Kunz, R. (2012): Speis und Trank am Lebensende. Workshop Jahrestagung Palliative Care. Von der nationalen Strategie zur regionalen Integration. URL: ▶ www.palliative-so.ch, 20.01.2013

Ernährung und Pflege

Schluckstörungen

Thomas A. Vilgis, Ilka Lendner

T.A. Vilgis et al., *Ernährung bei Pflegebedürftigkeit und Demenz*,
DOI 10.1007/978-3-7091-1603-6_6, © Springer-Verlag Wien 2015

6.1 Physiologische und pathologische Veränderungen des Schluckvorganges im Alter

Um Nahrung aufzunehmen, kauen und schlucken zu können, benötigen wir differenzierte Sinneswahrnehmungen wie Sehen, Riechen, Schmecken und Fühlen, welche über den Hirnstamm zum Großhirn weitergeleitet werden. Dort werden, je nach Beschaffenheit der Nahrung, auf welche im folgenden Kapitel näher eingegangen wird, willkürliche und unwillkürliche motorische Reaktionen (Reflexe) ausgelöst (Dodds 1989). Die Sinnesaufnahme, -differenzierung und -weiterleitung sowie die Anbahnung des reflektorisch ablaufenden Regelkreises beim Schlucken erfolgt über eine Reihe von Hirn- und Zervikalnerven, deren komplexe Funktionsweisen der geneigte Leser in anderen Lehrbüchern nachlesen kann (Bartholomé 2010). Außerdem sind bis zu 26 Muskelpaare am Schluckvorgang beteiligt. Der Begriff Schluckstörung (Dysphagie) bezeichnet Veränderungen oder Schwierigkeiten des »normalen« Schluckvorganges, also der Beförderung der Nahrung vom Mund in den Magen, unabhängig von ihren Ursachen.

Sie beinhaltet ebenso verhaltensbezogene, sensorische und motorische Aspekte, wie auch kognitive Aufmerksamkeit, das visuelle Erkennen der Nahrung und alle physiologischen Antworten auf die Präsentation und den Geruch des Essens (Hiller 2008). Sensorische Schäden zum Beispiel können dazu führen, dass die Anordnung, Kaufunktion und der Antrieb in der oralen Vorbereitungsphase und der oralen Phase gestört sind. Motorische Schäden, z.B. am Kehldeckel, können das Eindringen von Nahrung in die Luftröhre herbeiführen oder den Transport des Speisebreis in der Speiseröhre behindern, z.B. bei Tumoren. Kognitive Beeinträchtigungen hingegen führen zu Verwirrung bis hin zum Nichterkennen der Nahrung als solche. Auch verschiedene Medikamente können ab einer gewissen Dosierung Schluckstörungen herbeiführen, wie z.B. die bei Verhaltensauffälligkeiten in der Geriatrie sehr wirksamen und deshalb häufig verordneten typischen Neuroleptika.

Dysphagie ist ein häufiges Problem nach Schlaganfällen oder neurodegenerativen Erkrankungen, welche Demenzen verursachen können (Morris 2006). Horner et al. (1994) vermuten, dass 45% der institutionalisierten Patienten mit Demenz unter verschiedenen Formen von Schluckstörungen leiden (▶ Abschn. 4.15 Alzheimerdemenz und ▶ Abschn. 4.16 Morbus Parkinson). Die Inzidenz von Schluckstörungen bei älteren Erwachsenen ist höher als bei Jüngeren, da ihr Risiko ansteigt, Schlaganfälle oder neurologische Störungen zu erleiden.

Nichtsdestotrotz kann man das Vorhandensein von Schluckstörungen im Alter nicht allein akuten und chronischen Krankheiten zuschreiben (Weber 2013). Eine Reihe von altersbezogenen Faktoren führen zu Veränderungen, die ebenfalls die Schluckfähigkeit beeinflussen:

- Verminderte Empfindlichkeit des Gaumens und der Zungenoberseite
- Rückgang des Zahnfleisches, der zum Verlust der Zähne und damit zur Einschränkung bei der Manipulation des Bolus (Nahrungsbrocken) führt
- Verminderte Funktion der Speicheldrüsen (Xerostomie) und damit herabgesetzte Gleitfähigkeit des Bolus
- Verminderte Zungenkraft
- Langsamere orale und pharyngeale Bolus-Transport-Bewegung
- Verlangsamtes Auslösen des pharyngealen Reflex
- Reduzierte Öffnung des oberen Speiseröhrenöffners (UES)
- Bedarf an größerem Bolusvolumen, um den pharyngealen Schluckreflex überhaupt erst auszulösen (Stanschus 2002, Robbins 1996)

Allein letzteres kann zu einer Reihe von Effekten führen, die sich störend auf den Schluckvorgang auswirken, wie zum Beispiel eine verlängerte Mund-Rachen-Transportzeit, vorzeitiger

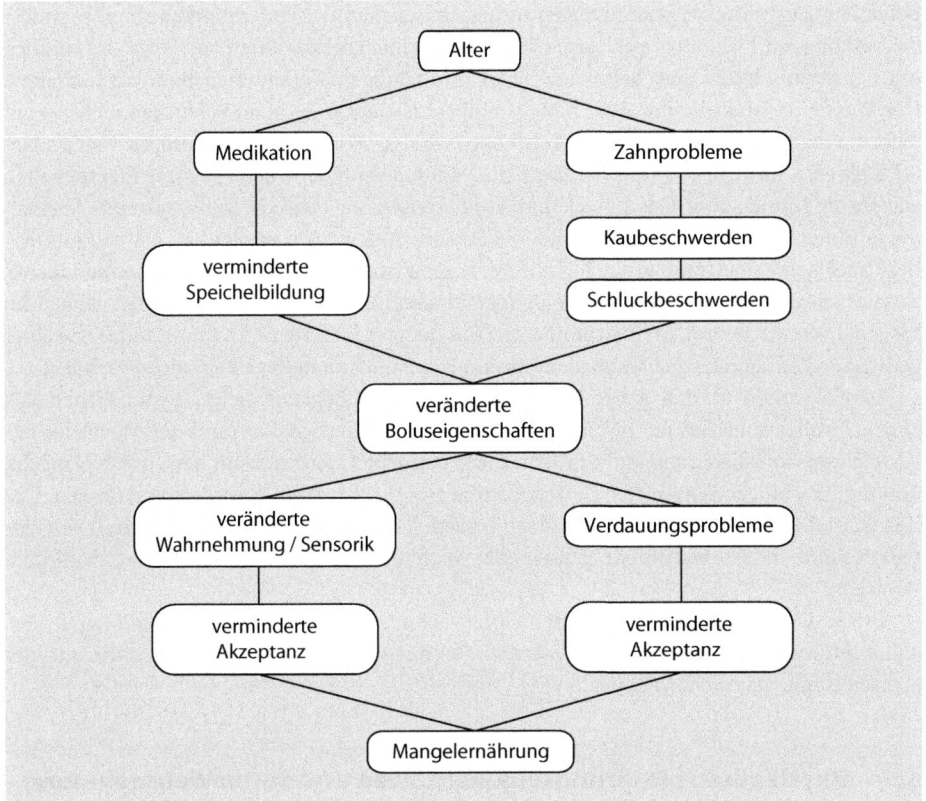

Abb. 6.1 Probleme im Oralbereich und mögliche Zusammenhänge. Über verschiedene Achsen sind Alter, veränderte Boluseigenschaften und Mangelernährung miteinander verbunden.

Beginn der Bewegung des vorderen Zungengrundes, längere Dauer der Hebung des weichen Gaumens, Verzögerung der pharyngealen Antwortzeit, verlängerte Dauer der Kehlkopfpassage, wachsender Umfang und wachsende Dauer der UES-Öffnung, verlängerte Phase der schluckbedingten Atempause, wachsender oropharyngealer Druck sowie steigende Dauer der Schildknorpelkontraktion.

Die Risiken bzw. Folgen einer Schluckstörung können katastrophal für den Betroffenen sein: Aspiration mit nachfolgender Aspirationspneumonie (Lungenentzündung durch Eindringen von kleinen Nahrungsmittelteilchen in Bronchien und Lunge) oder sogar eine lebensbedrohliche Verlegung der Atemwege, der Bolustod oder umgangssprachlich auch »Bockwurstbudentod«. Die Frage, inwieweit physikalische Maßnahmen in der Küche helfen können, die andeutungsweise beschriebenen Probleme besser in den Griff zu bekommen, gilt es im Folgenden Schritt für Schritt in den Griff zu bekommen. Dazu ist allerdings eine detaillierte Betrachtung der Schluckprozesse (unter Altern) notwendig.

Schluckbeschwerden gehören zu den zentralen Problemen für viele Essstörungen im Alter, denn sie ziehen eine ganze Reihe von Folgeerscheinungen bis hin zur Mangelernährung nach sich, wie es im folgenden Flussdiagramm zu erkennen ist (■ Abb. 6.1, Robbins 1996). Bei vielen Bewohnern und Patienten stehen eine Medikation und Zahnprobleme im Vordergrund. Deren Folgen sind z.B. eine verminderte Speichelbildung (die auch durch die medikamentöse

Behandlung psychischer Erkrankungen verursacht sein kann). Zahnerkrankungen oder andere Erkrankungen in Mundbereich haben Kau- und Schluckbeschwerden zur Folge. Zusammen mit der verminderten Speichelbildung führt dies häufig zu veränderten Boluseigenschaften. Der Speisebrei ist schlechter schluckbar, weniger elastisch oder beim Schlucken nicht so gut deformierbar. Der Bolus wird dadurch trocken, wirkt groß und kann zu Brechreiz führen. Der Schluckreflex hingegen wird nicht ausgelöst. Dadurch verändern sich bekannte Eigenschaften wie Textur, Mundgefühl, Geschmack und Aromafreisetzung deutlich. Selbst bekannte Speisen, die fest in der Essbiografie der Bewohner verankert sind, werden weniger bis gar nicht akzeptiert. Speichelmangel führt zu einem schlechteren Enzymstatus im Mund (Amylase und Lipase). Zusammen mit den mangelhaften Boluseigenschaften führt dies zu Verdauungsstörungen im Magen. Diese wiederum, im Zusammenspiel mit der verminderten Akzeptanz, führen zu einer geringeren Aufnahme von Nährstoffen, was im Extremfall Mangelerscheinungen verstärkt.

Im Folgenden werden daher Kauen, Schlucken und Speichelmangel ausführlicher dargestellt, wobei zunächst die physikalisch chemischen Eigenschaften und die Mechanik des Kauens, der Bolusbereitung und des Schluckens betrachtet werden. Dann lassen sich Nahrung und deren Schluckeigenschaften besser verstehen und Schluckbeschwerden eindämmen. Das Ziel ist es, Lebensmittel in eine individuell bessere Essbarkeit zu transformieren und eine daraus resultierende Lebensfreude, jenseits der Standardpürees oder Anreicherungsdrinks, zu erreichen.

Bevor dies geschehen kann, müssen einige Grundideen der Lebensmittel und deren Verhalten im Mund genauer betrachtet werden. Bei der Vielfältigkeit der Lebensmittel und der Speisen ist dies gar nicht so einfach.

6.2   Physikalische Nahrungseigenschaften und deren Wahrnehmung

Für das »Verarbeiten« der Speisen im Mund sind vor allem die physikalischen Eigenschaften von Bedeutung. Zwar fördert ein ausgezeichneter und guter Geschmack (▶ Abschn. 8.8 Umgang mit Appetitlosigkeit) den Speichelfluss und damit das Kauen, Zerkleinern und Schlucken. Primär aber müssen wir die Eigenschaften der Speisen Kau- und Schluckbarkeit definieren. Zunächst ist die Form der Nahrung entscheidend. Wie sieht die Nahrung aus, wie fühlt sie sich beim ersten Kontakt mit Zunge und Gaumen überhaupt an. Dies wird durch die geometrischen Formen und die Oberflächeneigenschaften beschrieben. Schon die Größe der Lebensmittel ist für das Kauen wichtig, aber auch die Beschaffenheit. Zu den primären Kenngrößen zählen z.B. Härte, Elastizität, die Festigkeit bzw. der Zusammenhalt, die Plastizität oder Fließeigenschaften. Diese Faktoren wirken sich auf Bisskräfte, Kauvorgänge und Zungenbewegungen vollkommen unterschiedlich aus, und die Nahrung wird dabei jeweils unterschiedlich im Mund verarbeitet und vor allem wahrgenommen. Des Weiteren wird der Bolus auf andere Art und Weise ausgebildet. Der Übersicht halber sind in ◻ Tab. 6.1 die wichtigsten Eigenschaften der Nahrung und deren texturelle Wahrnehmung zusammengefasst (Koc 2012).

Weitere wichtige Eigenschaften sind auch der Wasser- und Fettgehalt von Lebensmitteln. Feuchte Lebensmittel sind leichter in einen schluckbaren Bolus zu kauen als trockene. Fettige Lebensmittel sind angenehmer bezüglich ihres Kauverhaltens, da der Speisebrei dadurch gleitfähig wird. Fett und Öl wirken dabei als Schmiermittel. Daher kaut und schluckt sich fett- und wasserarmer Zwieback viel schwerer als z.B. butterhaltiges Mürbegebäck, dessen Wassergehalt mit Zwieback und Knäckebrot vergleichbar ist. Gerade bei Menschen mit Speichelmangel lässt sich einer Veränderung des Fett- und Wassergehalts der angebotenen Speisen zur selbstständigen Essbarkeit beitragen. Darauf wird im Folgenden noch genauer eingegangen.

☐ **Tab. 6.1** Zusammenfassung grundlegender Textureigenschaften, ihre Definition und die dabei verknüpfen sensorischen und haptischen Begriffe

Primäre physikalische Parameter	Eigenschaften und Definition	Sensorische Beschreibung
Härte	Hohe Bisskraft zur Deformation	Hart, weich, stabil
Festigkeit, Zusammenhalt	Deformierbarkeit bis zum Bruch	Weichheit, Zähigkeit
Viskosität	Fließeigenschaften	Dünnflüssig, wässerig, honigartig
Elastizität	Verformbarkeit und Fähigkeit in Ausgangsform zurückzugehen	Gummiartig, plastisch
Haftvermögen, Klebrigkeit	Kräfte und Bewegung zum Ablösen von Zähnen und Gaumen	Klebrig, zäh, pappig
Sekundäre physikalische Parameter	**Eigenschaften und Definition**	**Sensorische Beschreibung**
Brüchigkeit, Sprödigkeit	Kraft bis zum Bruch, hohe Härte, aber niedrige Deformierbarkeit	Knusprig, knackig, brüchig
Kaubarkeit	Energie zum Kauen, bis ein schluckbarer Speisebrei gebildet ist	Zart, zäh, schlecht kaubar
Gummiartigkeit	Energie zum Zerkleinern in elastische, schluckbare Bruchstücke	Gummiartig, mürbe, mehlig, breiig

6.3 Die Schluckphasen im Detail

Die oben beschriebenen Schluckphasen lassen sich in vier grundsätzliche Phasen einteilen (Bartholomé 2010, Prosiegel 2013):

— Die **präorale Phase** dient zur Vorbereitung der oralen Verarbeitung der Lebensmittel. In dieser Phase, welche von Hunger oder Lust auf Essen geprägt ist, werden vor allem Aussehen, Geruch und Textur geprüft. Es kommt zu vermehrter Speichelproduktion und Schluckstimulation. Der Regelkreis des Schluckens wird in Gang gesetzt (☐ Abb. 6.2a).

— In der zweiten, der **oralen Vorbereitungsphase**, wird das Lebensmittel in den Mund befördert, indem Lippen und Kiefer erst geöffnet und, nachdem das Nahrungsmittel den Mund passiert hat, wieder geschlossen werden. Dabei kommt es zur Nasenatmung. Anschließend wird das Nahrungsmittel gekaut, eingespeichelt und mit der Zunge im Mund zwischen die Zähne befördert und aus den Wangentaschen wieder auf die Zunge zurückgeholt. Die Zunge bildet dabei eine Schüssel und wird unterstützt durch die Gesichts- und Halsmuskulatur. Die Nahrung wird dabei durch der Konsistenz angepasste Kaubewegungen zerkleinert, Konsistenz und Geschmack werden deutlich wahrgenommen. Während dieser Phase bildet sich der Speisebrei (Bolus). Daraufhin folgt die **orale Transportphase.** Dabei kommt es zum Lippen- und Kieferschluss, der schluckbereit präparierte Bolus liegt kontrolliert in der Zungenschüssel. Die Zunge hebt sich von vorn nach hinten gegen den Gaumen und zieht sich zusammen. Der weiche Gaumen sowie das Zäpfchen heben sich gegen den Nasenrachen und die Wangenmuskulatur erhöht die Spannung (☐ Abb. 6.2b).

— Die **erste pharyngeale Phase** wird durch die Schluckreflextriggerung an Zunge, Gaumen und Rachen ausgelöst. Weicher Gaumen und Velum heben sich gegen den Nasenrachen,

6

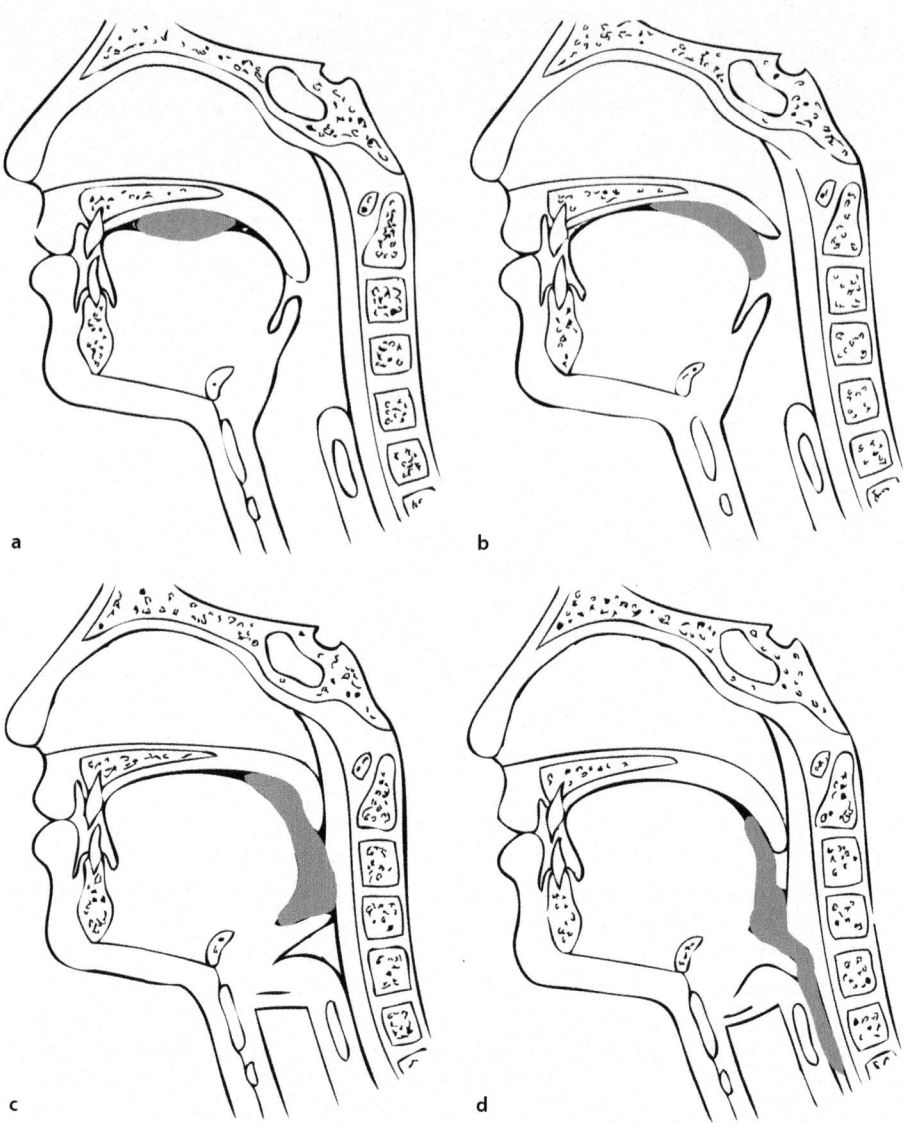

a   b

c   d

◘ **Abb. 6.2**   Die vier grundlegenden Phasen beim Schlucken. a) die präorale Phase, b) die orale Vorberei-
tungs- und Transportphase, c) die erste pharyngeale Phase, d) die zweite pharyngeale Phase

die Zunge bewegt sich kräftig rückwärts. Der Kehlkopf hebt sich Richtung oben, Zunge
und Rachenrückwand bilden einen Abschluss zur Kehldeckelsenkung. Der Kehldeckel
schließt sich beim Schluckprozess, damit keine Speiseteile in die Luftröhre gelangen
können. Aryepiglottische Falten, Taschenfalten sowie Stimmbänder schließen sich ebenfalls. Die Rachenmuskulatur kontrahiert und durch einen »Saugpumpenstoß« gelangt der
Speisebrei zum oberen Speiseröhrenöffner (◘ Abb. 6.2c).

— In der letzten Phase des Schluckens, der **zweiten pharyngealen Phase** oder auch **ösophagealen Phase** wird Speisebrei durch die Schluckbewegung in die Speiseröhre und dann,

mittels wellenartiger Bewegung der Speiseröhrenmuskulatur, Richtung Magen gedrückt. Der untere Speiseröhrenöffner zum Magen hin öffnet sich und der Bolus ist im Magen angelangt (◘ Abb. 6.2d).

Die Kenntnis der physikalischen Veränderung des Speisebreis in jeder Phase des Schluckens ist von großer Bedeutung, da bei Menschen mit Schluckbeschwerden unterschiedlichster Art die Speisen verändert werden müssen, um sich in den einzelnen Schluckphasen möglichst beschwerdegerecht verhalten zu können. Die Kopplung zwischen Pflegeanforderungen und physikalischen Eigenschaften der Speisen wird an dieser Stelle besonders deutlich.

Die verschiedenen Schluckphasen und die dazugehörigen physiologischen Vorgänge sind zwar aus medizinischer und physiologischer Hinsicht allgemein bekannt. Weniger bekannt sind dabei die ablaufenden physikalischen Vorgänge um den Speisebrei, die bei Schluckbeschwerden besonders berücksichtigt werden müssen.

6.3.1 Präorale und orale Phase

In der präoralen Phase spielen alle makroskopischen Eigenschaften des Lebensmittels die entscheidende Rolle. Als nächstes ist die orale Vorbereitungsphase zu nennen. Die Nahrung wird in den Mund genommen, auf der Zunge platziert, langsam gegen den Gaumen gedrückt und je nach Beschaffenheit bewegt, grob zerkleinert und mit Speichel benetzt. Bereits in dieser Phase hängt der Umgang mit dem Lebensmittel im Mund bereits von dessen Eigenschaften ab. Dabei muss grundsätzlich zwischen den physikalisch wohldefinierten Aggregatzuständen »fest« und »flüssig« unterschieden werden. Bei festen Lebensmitteln sind in der oralen Phase vor allem Oberflächeneigenschaften relevant. Die Oberflächenbeschaffenheit ist einer der wichtigsten Parameter der Lebensmittel in dieser Phase. Dabei spielt nicht nur die Rauigkeit oder Glattheit, oder Weichheit bzw. Härte eine große Rolle, sondern auch die Feuchtigkeit des Lebensmittels. Sofort wird bei Gesunden entschieden, wie das Lebensmittel zu behandeln ist (kauen oder zerdrücken), wie hart oder wie brüchig es ist. Bei Flüssigkeiten ist diese Phase nicht einfacher. Wie flüssig, sprich wie viskos, wie cremig ist sie? Wie schnell fließt sie? Diese »mechanischen« Eigenschaften sowie die Fließeigenschaften lassen sich damit mit physikalischen Größen wie Viskosität, Elastizität, Härte usw. beschreiben. Im Mund reagiert die Zungenmuskulatur auf diese Eigenschaften und zeigt, auf welche Bandbreite von physikalischen Eigenschaften diese reagieren muss.

Über diese oralen Prozesse denkt ein gesunder Mensch kaum selten bewusst nach, sondern erledigt diese elementaren Aufgaben quasi »im Vorbeigehen«. Selbst bei einfachen Bissverletzungen der Zunge oder bei schmerzhaften Aphten reagiert die Zunge nur wenig eingeschränkt. Und schon wird die orale Phase zu einem kleinen Problem. Wie schwer bei weit problematischeren Einschränkungen der Zungenmechanik diese Phase wird, lässt sich daran bereits erahnen.

Die orale Phase dient praktisch vollkommen der Bereitung des Speisebreis (Hiiemae 1999). Dabei gibt es grundlegende Unterschiede zwischen fester und flüssiger Nahrung. Feste Lebensmittel werden zerkleinert, dabei entstehen Bruchstücke, die gleichzeitig mit Speichel befeuchtet werden. In dieser Phase ist der Wassergehalt äußerst wichtig. Trockene, aber dafür knusprige Lebensmittel, z.B. Knäckebrot, bricht zwar beim Mahlen mit den Zähnen sehr leicht in viele kleine Teile aus Stärke und Proteinen, die Bruchstücke benötigen allerdings viel Speichel, um einen formbaren, weichen Speisebrei zu bilden. Sehr feuchte, stark wasserhaltige, aber

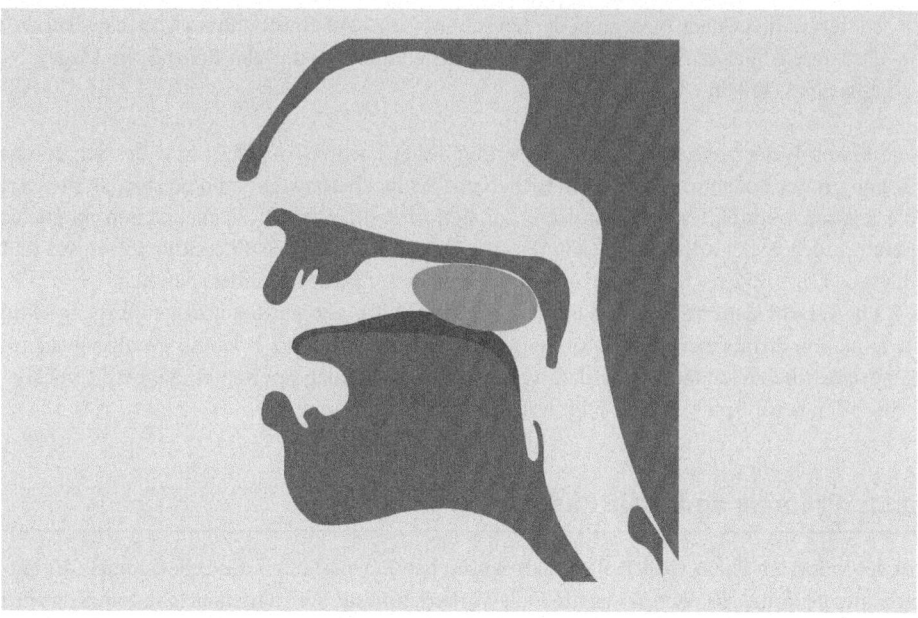

◘ Abb. 6.3 Durch Wellenbewegungen, angedeutet durch die Schattierung, der Zunge gelangt der Bolus in den Gaumenbogen. Der Schluckreflex wird ausgelöst.

dennoch feste Lebensmittel, etwa Pudding haben ein vollkommen anderes Bruchverhalten und benötigen weniger Speichel, die Bruchstücke sind bereits stark befeuchtet, die Bildung des Speisebreis ist daher einfacher. Feuchte aber knackige Lebensmittel, z.B. ein Apfel, müssen wiederum aufgrund ihrer harten Zellstruktur aus Pektinen ganz andere orale Prozesse in Gang setzen, damit ein schluckbarer Speisebrei gebildet werden kann. Bereits diese kurz angesprochenen Beispiele zeigen, wie vielfältig die Bolusbereitung im Mund ist. Der Schlüssel hierzu liegt – wie so oft – in dem Zusammenwirken der molekularen Eigenschaften der verschiedenen Lebensmittel. Darauf wird später noch genauer einzugehen sein.

Sind die Lebensmittel bereits flüssig, püriert oder pastös, entfällt eine Vielzahl der oben beschriebenen Vorgänge. Dort bestimmt vor allem die Viskosität das Schluckverhalten.

6.3.2   Erste pharyngeale Phase

Wieder bestimmen die physikalischen Eigenschaften des Bolus, zu welchem Zeitpunkt der Schluckreflex ausgelöst wird. Hat der Bolus die richtige Viskosität, wird er durch eine wellenartige Bewegung der Zunge nach hinten geschoben. Erreicht er das Gaumensegel, bzw. den Gaumenbogen, löst sich der Schluckreflex aus (◘ Abb. 6.3).

Dabei hebt sich das Gaumensegel, die oberen Atemwege werden verschlossen. Gleichzeitig schließt sich der Kehlkopfdeckel, die unteren Atemwege verschließen sich (Glottisschluss). Der Druck im Pharynx wird erhöht und der Bolus dabei in die Speiseröhr gedrückt. Der Bolus ist jetzt hohen Kräften ausgesetzt. Die Fließgeschwindigkeit erhöht sich stark. Daher muss der Zusammenhalt des Bolus als Ganzes gewährleistet sein. Würde er in dieser Phase reißen, hätte dies starke Einschränkungen eines störungsfreien Schluckens zur Folge. In dieser Phase des Schluckens stehen daher die physikalischen Eigenschaften des Bolus im Vordergrund.

6.3.3 Zweite pharyngeale Phase

Der Bolus passiert jetzt den Kehlkopf, die Fließgeschwindigkeit erhöht sich deutlich, sie beträgt je nach Zusammensetzung 3–5 cm/s, damit also hohe Geschwindigkeiten, denen der viskose und elastische Bolus ausgesetzt ist. Schließlich fließt der Bolus über die Speiseröhre in den Magen.

Schlucken ist daher ein komplizierter biomechanischer und sensomotorischer Prozess (Chen und Lolivret 2011). Daran sind 26 Muskelpaare und 5 Kopfnerven beteiligt.

> ❯❯ Jede der Schluckphasen erfordert seine eigene Betrachtung. Tatsächlich sind die Vorgänge physikalischer Natur. Daher ist es leichter als man denkt, in jede dieser Phasen mit kochtechnischen Methoden und einer Vorauswahl der Lebensmittel einzugreifen.

6.4   Die Physik des Kauens

Wie komplex Kauen und Schlucken ist und wie viel dies mit den molekularen Eigenschaften der Lebensmittel zu tun hat, lässt sich an einfachen Beispielen erkennen. Kaugummi, zu Beginn trocken und hart, wird beim Kauen durch den Speichel weich, wird aber nie zu einem einfach schluckbaren Bolus. Zähflüssiger Honig muss einige Zeit zwischen Zunge und Gaumen bewegt, gelutscht werden, bevor er geschluckt werden kann. Aus dem bereits beschriebenen Knäckebrot wird erst nach längerem Kauen und Einspeicheln ein schluckbarer Speisebrei. Wasser lässt sich sehr leicht und rasch schlucken, allerdings kann man sich daran auch leicht verschlucken. Aus diesen einfachen Beispielen lassen sich rasch einige Grundprinzipen des Zusammenspiels von Schluckbarkeit und (molekularen) Lebensmitteleigenschaften erkennen.

Obschon Kauen und Schlucken sehr komplizierte Vorgänge sind, vollziehen die meisten Menschen dies unbewusst. Dabei laufen eine ganze Reihe von Vorgängen ab, die viel über die Wechselbeziehung und physikalische Eigenschaften von Lebensmitteln und ihre Schluckbarkeit aussagen (Lillfort 2013). Die verschiedenen Phasen des Schluckens verändern daher die ursprüngliche Form der Nahrung. Je nachdem wie die Lebensmittel beschaffen sind, dauert die Bildung des Bolus unterschiedlich lang. Auch sind unterschiedliche Kräfte dafür notwendig. In ◻ Abb. 6.4 ist dies ersichtlich.

Elastische und zähe Lebensmittel (oben links) müssen daher länger gekaut werden. Dabei nehmen die Beißkräfte nicht ab, bevor das Lebensmittel nicht zerkaut ist. Ein Speisebrei kann sich nur erschwert bilden. Das unrealistische Paradebeispiel wäre der Kaugummi, der einer Biss-Zeitkurve wie oben folgt, aber auch zähes Fleisch oder altbackene Brötchen mit einem hohen Anteil an Klebereiweiß. Plastische Lebensmittel verformen sich ab einer bestimmten Bisskraft (oben rechts), solange bis sie brechen, wenn noch stärker zugebissen wird. Daher steigt die Bisskraft kurz vor dem Brechen noch einmal an. Allgemein bekannte Beispiele wären etwa Hefekuchen, Rührkuchen, aber auch manche Arten Gelatine freier Süßwaren, wie Gummibärchen auf Zucker und Stärkebasis. Spröde Lebensmittel, wie Kräcker, Spekulatius, Mürbeteigprodukte oder Kartoffelchips, brechen in relativ kurzer Zeit bei mitunter hohen Bisskräften. Im Gegensatz zu elastischen und plastischen Nahrungsmitteln ist bei spröden, knusprigen Nahrungsmitteln die Bruchzeit deutlich kürzer. Diese Lebensmittel sind allerdings stets trockener und benötigen daher eine längere Einspeichelzeit, bevor sie geschluckt werden können.

Die in ◻ Abb. 6.4 gezeigten Beispiele sind lediglich extreme Fälle, verdeutlichen aber die Komplexität des Kauens und Beißens. Die meisten Lebensmittel sind Mischformen und ent-

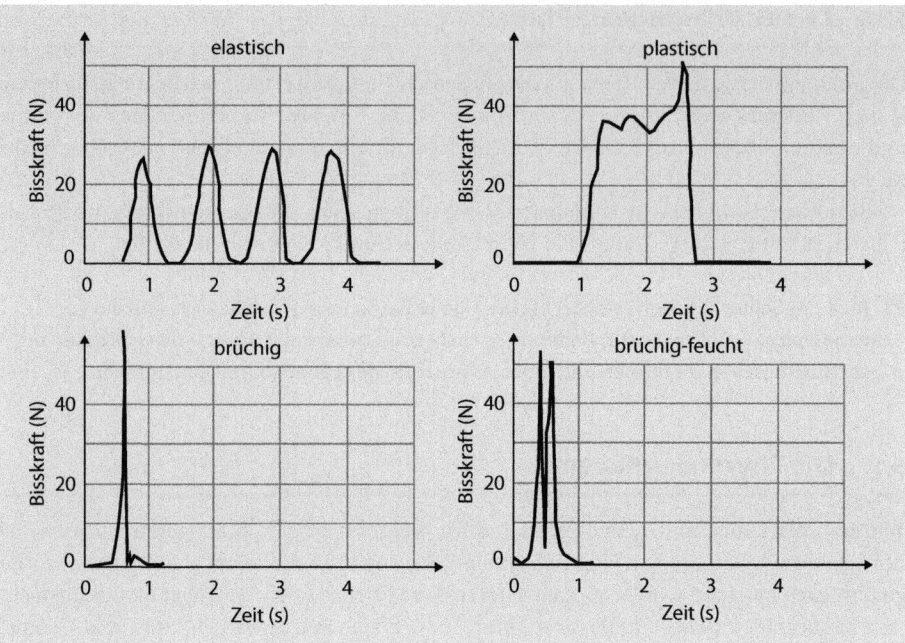

◘ Abb. 6.4   Biss-Zeitkurven unterschiedlicher Lebensmittel. Unterschiedliche Lebensmitteltexturen lassen sich mit unterschiedlichen Kräften und vollkommen verschiedenen Zeiten zwischen den Zähnen zerkleinern. Derartige Zusammenhänge sind auch bei Schluckbeschwerden von besonderer Bedeutung (modifiziert nach Mioche 1995).

sprechende Bisskraftdiagramme sähen viel komplizierter aus. Dennoch ist es beim Kochen für Menschen mit Schluckbeschwerden nützlich, diese Grundbissformen im Blick zu haben, denn dies hilft beim Zubereiten und Aufbereiten der Nahrung. Ein einfaches Beispiel aus dem Alltag hilft dies besser zu verstehen. Orangen oder Mandarinen werden gern von allen Altersgruppen gegessen. Sie werden geschält und meist in Schnitze zerlegt, die dann gegessen werden. Beim Zerkauen der Schnitze kann man sehr leicht die unterschiedlichsten Vorgänge beobachten. Zunächst wird der darin enthaltene Saft frei, der als erster geschluckt werden muss. Danach separieren sich die einzelnen Segmente der Schnitze ab, die leicht gekaut werden können. Die Haut, die jeden einzelnen Schnitz umgibt verbleibt am längsten unzerkaut in Mund, diese erfordert, oft nach dem Schlucken der zerkauten Segmente, eine »Nachbehandlung« mit den Zähnen (Mioche 2004). Erst dann kann sie geschluckt werden. Ist die Nachbehandlung wenig erfolgreich, etwa bei Zahn- und Bissproblemen, wird die Haut ausgespuckt. Dann wären die Lösungen des Problems, die Haut von den Schnitzen zu entfernen oder die Orange auszupressen und lediglich den Saft anzubieten. Die erste Variante ist sehr zeitaufwändig, gibt aber den Bewohnern ein besseres Sättigungsgefühl und deutlich mehr Erlebnis beim Essen. Die zweite Variante ist die übliche, sofern Flüssigkeiten problemlos getrunken werden können. Ist das auch nicht der Fall, muss der Orangensaft mit Verdickungsmitteln trinkbar gemacht werden, sodass er problemlos geschluckt werden kann. Dies ist ausführlich Gegenstand von ► Kap. 10 (Verdicken). Die Bildung des Speisebreis (des Bolus) hängt stark von den physikalischen Eigenschaften der Nahrung ab.

> Dazu gehört deren Aggregatzustand (flüssig, fest) deren Beschaffenheit (Textur), deren Wassergehalt (trocken, feucht) und deren äußere Form (Größe, Oberfläche). Bereits in der Darreichungsform lässt sich die Bildung des Bolus beeinflussen und eine bessere Schluckbarkeit erreichen.

6.5   Die Bolusbildung

Während des Kauens bildet sich unter Einwirkung des Speichels der Bolus. Die zerkauten Bruchstücke der Lebensmittel werden im Normalfall rasch eingespeichelt und bilden eine hinreichend deformierbare und dehnbare Masse, die den Schluckprozess möglichst störungsfrei gestaltet. Der Bolus darf daher nicht zu trocken sein, er würde sonst in einzelne Bruchstücke zerfallen und ein Verschlucken herausfordern. Daher ist ein idealer Bolus ein zusammenhängendes, deformierbares Gebilde aus hinreichend kleinen Bruchstücken nach dem Zerkauen. Jeder schluckbare Bolus benötigt daher ausreichende Fließeigenschaften und muss gleichzeitig dehnbar und elastisch sein, ohne dass er schnell reißt. Sind diese drei Basiskriterien nicht erfüllt, wird ein Verschlucken wahrscheinlicher. Besonders dann, wenn Zungenmechanik, Kau- und Schluckmuskulatur oder Schluckreflex gestört sind, sei es altersbedingt, durch Verletzungen oder durch postoperative Eingriffe.

Die Mechanik und der Zusammenhalt des Bolus lassen sich leicht verstehen, wenn man sich wieder die Extremfälle genauer betrachtet. Zwieback oder Knäckebrot sind gern gesehene Beigaben gerade im Pflegebereich. Diese Lebensmittel sind sehr trocken und damit brüchig. Sie lassen sich in einem kurzen Zeitbereich rasch kauen und bei funktionierenden Speicheldrüsen leicht zu einem schluckbaren Brei formieren. Was dabei genauer passiert, ist aber für das Verständnis der oralen Speisebreibereitung von fundamentalem Interesse (Chen 2012).

- **1. Schritt:** Das spröde Material zerbricht in kleine, unregelmäßig geformte Bruchstücke, die bei jedem Kauen kleiner werden. Dabei wird bereits mit dem Einspeicheln begonnen. Zu Beginn ist der Bolus unvollständig geformt, die Bruchstücke des Knäckebrots sind noch unterschiedlich groß. Sie sind aber noch nicht vollständig eingespeichelt. Beim gleichzeitigen Atmen besteht jetzt die Gefahr des Verschluckens, sollte ein nicht verbundenes Nahrungskorn in die oberen Atemwege gelangen (◘ Abb. 6.5).
- **2. Schritt:** Im nächsten Schritt, bei weiterem Kauen und Einspeicheln, werden alle Bruchpartikel des Zwiebacks nun durch Speichelbrücken verklebt. Der Bolus bleibt jetzt zusammenhängend, ist deformierbar. Er kann jetzt geschluckt werden. Die einzelnen Partikel werden beim Schlucken nicht mehr abreißen (◘ Abb. 6.6).
- **3. Schritt:** Wird beim Essen getrunken, desintegriert der Bolus, er wird gespült. Die einzelnen Bruchteile sind zwar gut befeuchtet, werden aber auseinander gerissen. Im Normalfall bei Menschen mit normalem Schluckvermögen gelangt auch so die Nahrung störungsfrei in die Speiseröhre. Bei Schluckstörungen ist auch hier die Gefahr des Verschluckens durch einzelne Bruchstücke der Nahrung gegeben (◘ Abb. 6.7).

Diese Vorgänge lassen sich anhand eines Alltagsbeispiel anschaulich verstehen. Rieselfähiger, trockener Sand lässt sich leicht mit Wasser zu einem Brei »verkleben«, sodass daraus, wie beim Spielen im Sandkasten oder am Strand, stabile, aber leicht deformierbare »Sandkuchen gebacken« werden können. Dies funktioniert nur bei einer bestimmten Wassermenge, wenn jedes Sandkorn mit einer ausreichenden Zahl Nachbarsandkörner leicht verklebt ist. Ist die Wassermenge zu wenig, bilden sich Klumpen, ist die Wassermenge zu viel, haften die Sandkörner nicht mehr aneinander. Ein ähnlicher Vorgang findet auch bei der Bolusbildung statt.

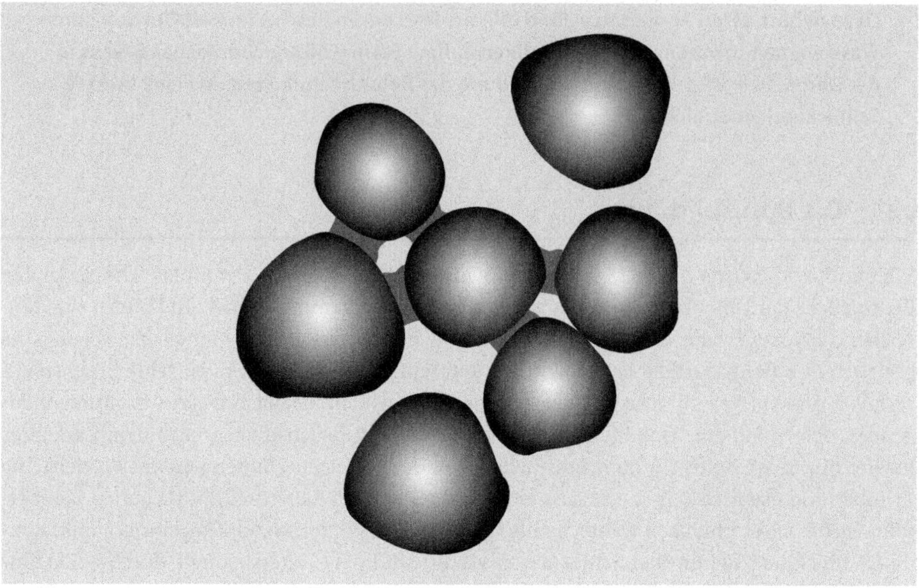

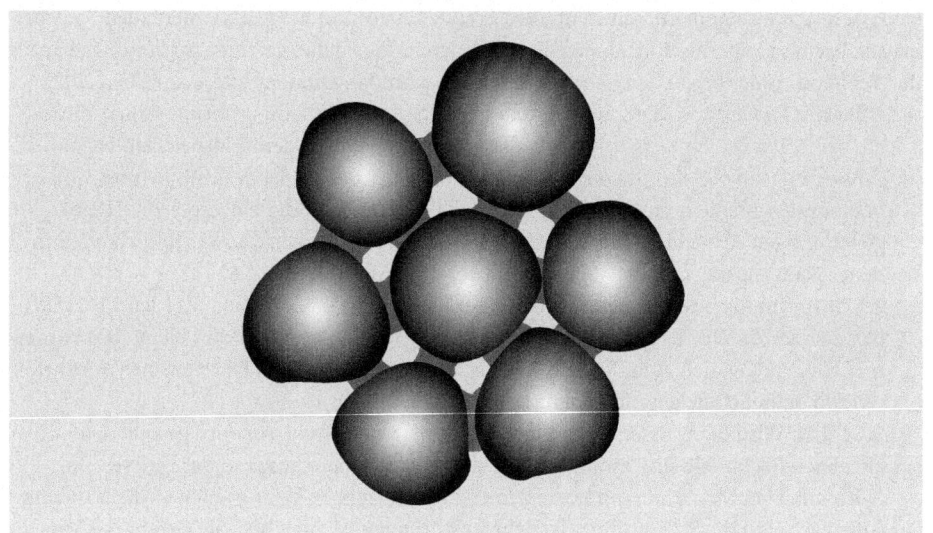

Abb. 6.5 Ein unterkritischer, noch nicht vollständig ausgebildeter Bolus. Einzelne Nahrungspartikel sind noch nicht durch Speichel verbunden.

Abb. 6.6 Ein idealer, gleitfähiger vollständig benetzter Bolus. Alle Partikel sind durch Speichel verbunden.

Die meisten Lebensmittel sind komplizierte Mischformen von allen möglichen Formen, sodass die einfache Betrachtung eines Zwiebacks keine Allgemeingültigkeit hat, dennoch lassen sich für einfache Grundformen ähnliche Betrachtungen anstellen, die nicht im Detail besprochen werden, aber in ◘ Tab. 6.2 zusammengefasst sind.

Die Bolusbildung ist, wie aus dem obigen einfachen Beispiel ersichtlich, ein komplizierter physikalisch dynamischer Vorgang mit mindestens drei Achsen: Veränderung der Nahrungs-

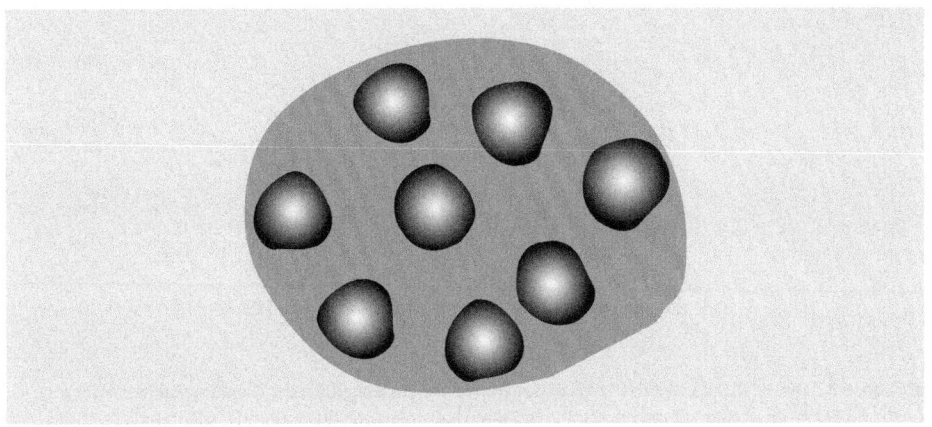

◘ Abb. 6.7　Ein stark durch Flüssigkeit desintegrierter Bolus, etwa beim Trinken während des Kauens.

◘ Tab. 6.2　Einige Grundstrukturen der Nahrung und typische Grundvorgänge bei der oralen Verarbeitung

Struktur der Nahrung	Physikalisch, mechanisch	Verarbeitung im Mund	Sensorische Beschreibung
Wässerige Flüssigkeit	Fließeigenschaften, niedrige Viskosität	Transport mit der Zunge, der pharyngealen und ösophagealen Muskulatur	Flüssig, dicklich, Ketchup-artig, cremig, sämig, Mund benetzend
Verdickte, angedickte Flüssigkeiten	Thixotropie, Reibung zwischen Zunge/Gaumen		
Halbfest	Viskoelastizität, Reibung, Hafteigenschaften	Wellenartige Zungenbewegungen	Härte, Klebrigkeit, Elastizität, Zusammenhalt und Haftvermögen
Weiche feste Nahrung	Elastizität, Brucheigenschaften, Bruchmechanik	Rhythmisches Kauen zwischen Schneide- und Mahlzähnen	
Harte feste Nahrung	Härte der Bruchstücke, Brucheigenschaften		Bruchgeräusche

struktur durch Kauen, d.h. abnehmende Größe der Nahrungsbruchstücke, Befeuchtung durch Speichel und die Verweildauer im Mund.

In ◘ Abb. 6.8 ist die Zeitabhängigkeit der Bolusbildung bis zur Schluckbarkeit vereinfacht dargestellt. Die drei Achsen sind dabei die Zeit selbst. Damit ist die Verweilzeit des Bolus im Mund und dessen »Verarbeitung« durch Kauen, Zungenbewegung und weitere Einspeichelung gemeint. Die Gleitfähigkeit des Bolus hängt zunächst vom Fett- und Wassergehalt der Nahrung selbst ab. Die Gleitfähigkeit wird mit zunehmender Prozesszeit größer, da der Bolus beim Kauen immer mehr Speichel aufnimmt. Die Partikelgröße ist durch das Kauen bestimmt. Sie nimmt mit zunehmender Zeit ab, und erst ab einer Mindestgröße kann der Bolus geschluckt werden.

❯ Der Speichel hilft bei der Bolusbildung mit. Ohne Speichel geht es nicht. Bei Speichelmangel kann der Bolus nur beschwerlich ausgebildet werden. Dann muss die Nahrung eine größere Anfangsfeuchte mitbringen, damit sie geschluckt werden kann.

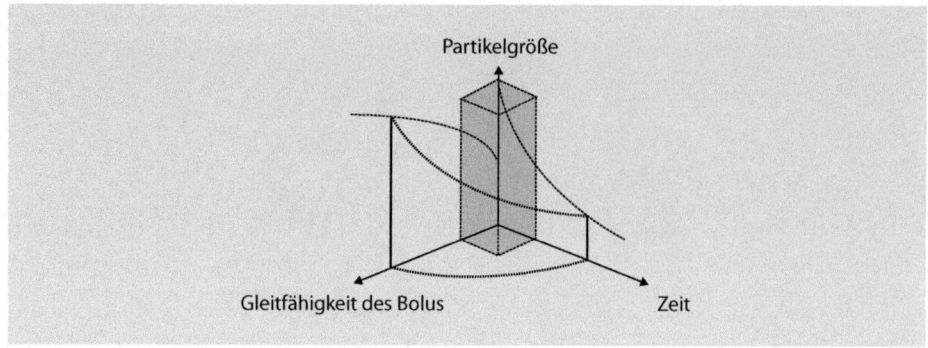

□ Abb. 6.8   Die Schluckbarkeit des Bolus hängt von der Bruchstückgröße, der Gleitfähigkeit des Nahrungsbreis und der Prozesszeit im Mund ab. Nur bei größeren Kauzeiten und ausreichender Gleitfähigkeit ist der Bolus schluckbar (im Vordergrund der Abbildung).

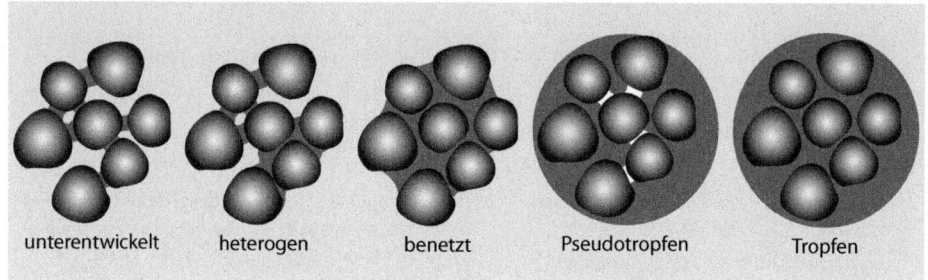

□ Abb. 6.9   Schematische Darstellung verschiedener Formen des Bolus. Zwischen den einzelnen Nahrungsmittelbruchstücken wirken beim Schlucken Kapillarkräfte, Oberflächenspannungen und viskose Kräfte zusammen.

6.6   Stabilität des Bolus während des Schluckens

Der Zusammenhalt während des Schluckens ist eine der Grundvoraussetzungen für ein störungsfreies Schlucken. Daher muss die Beschaffenheit des Bolus kontrolliert werden, um ein Verschlucken zu vermeiden. Beim Schlucken wird der Bolus stark deformiert und beschleunigt. Die Zunge und die Schluckmuskulatur wirken mit hohen Kräften auf den Speisebrei, und bei unzureichendem Zusammenhalt reißt der Bolus in mehrere Stücke, oder einzelnen Partikel werden abgetrennt, die ein Verschlucken auslösen können. Der Zusammenhalt des Bolus wird durch eine Vielzahl von physikalischen Parametern bestimmt (Iveson 2002), wie sie in □ Abb. 6.9 schematisch angedeutet sind.

Je nach Speichelverfügbarkeit, je nach Oberflächenbeschaffenheit, je nach Wasser- oder Fettgehalt der Nahrung hat der Speisebrei unterschiedliche Eigenschaften. Ein unterentwickelter Bolus (ganz links) kann zwar geringen Schluckkräften standhalten. Dennoch ist die Gefahr des Abrisses und damit des Verschluckens sehr groß, ebenso bei einem sehr stark heterogen ausgebildeten Bolus. Ist der Bolus vollständig benetzt, ist der Bolus gut schluckbar. Viskose Kräfte können den gegenläufigen Oberflächenspannungen standhalten, der Bolus hat einen guten Zusammenhalt, eine gute »Kohäsivität«. In Pseudotropfen ist der Zusammenhalt wiederum reduziert. Die Kapillarkräfte reichen nicht aus, der Bolus weist »Sollbruchstellen« auf. Die

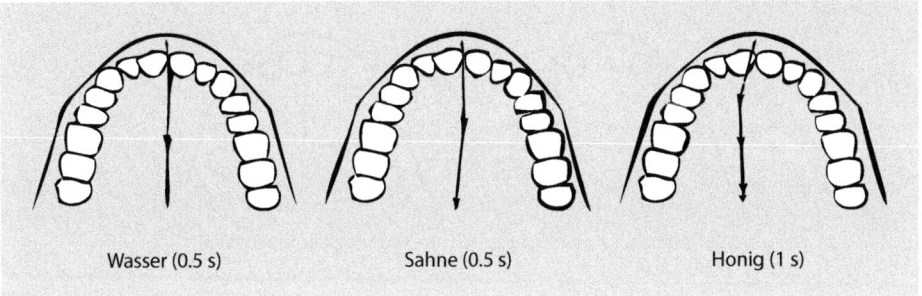

Abb. 6.10 Das Fließverhalten von unterschiedlichen Flüssigkeiten (Wasser, Sahne, Honig) im vorderen Mundbereich (modifiziert nach Lee und Camps, J. Texture Studies, 22, 1991, mit freundlicher Genehmigung des J. Wiley Verlags)

Kohäsivität ist stark reduziert. Tropfen können wiederum leicht geschluckt werden. Es steht genügend Speichel zur Verfügung. Selbst bei einem eventuellen Abriss bleiben Bolusteile oder Boluspartikel mit genügend Speichel benetzt, die Gleitfähigkeit ist gewährleistet.

6.7 Kauen und Textur

Wie verschiedene Lebensmittel im Mund vor dem Schlucken von Zähnen und Zunge behandelt werden, hängt ganz entscheidend von deren Beschaffenheit, sprich Textur, ab. Aus der Alltagsbeobachtung ist die Bewegung von Nahrung im Mund leicht zu kontrollieren. Dazu lassen sich aber systematische Experimente durchführen, die über das Verhalten der Nahrung im Mund als Funktion der Beschaffenheit und Textur Aufschluss geben (Lee und Camps 1991) und auch für die Seniorenernährung wichtig werden. Einfache Flüssigkeiten werden im Allgemeinen nur durch ihre unterschiedliche Viskosität gekennzeichnet, zumindest bei kleinen Fließgeschwindigkeiten, wie sie im vorderen Mundbereich, vor dem Schlucken und vor der pharyngealen Phase vorliegen. Sie fließen im Mund zunächst in unterschiedlichen Zeiten über die Zunge.

In diesem Beispiel sind drei unterschiedliche Flüssigkeiten verglichen: Wasser, Honig und Sahne (Abb. 6.10). Die Auswahl ist insofern wichtig, da Wasser als einfache, monomolekulare Flüssigkeit, ein Standardbeispiel für alle Getränke wie Mineralwässer, Bier oder Limonaden dient. Sahne ist eine Emulsion aus Molke und Fetteilchen im Mikrometerbereich. Honig ist wiederum ein Zuckerwassergemisch, im Wesentlichen aus Fruktose, Glukose und Wasser bestehend. Trotz dieser unterschiedlichen Zusammensetzung ist das Fließverhalten über die Zunge im Mundraum sehr ähnlich. Lediglich die Fließzeit unterscheidet sich deutlich. Dies ist insofern für die Seniorenernährung wichtig, da eine ausreichende Flüssigkeitszufuhr gewährleistet sein muss. Das Beispiel der Sahne zeigt aber, dass sich auch Emulsionen, darunter z.B. auch Saucen, glatte Suppen oder mit Fett und Protein angereicherte Drinks, nach ähnlichen physikalischen Gesetzen verhalten. Flüssige Honige oder Zuckerlösungen ebenso, wenn sie nicht kristallin sind. Dabei zeigt sich deutlich, wie die Viskosität das Fließverhalten und die Fließzeit im Mund bestimmt.

Trinkhilfen, wie Schnabeltassen oder Schnabelbecher steuern das Einfließen der Flüssigkeiten bestens. Diese lassen sich daher auch für unterschiedlich geartete Flüssigkeiten sehr gut verwenden. Deren Nutzung ist daher nicht nur für Tees, Wasser oder andere Getränke

Kartoffelchip, knusprig (1 s)   Kartoffelchip, feucht (1 s)

◻ **Abb. 6.11**   Deutlich unterschiedliche Kauwege eines frischen, knusprigen und weniger knusprigen, älteren Kartoffelchip im Zeitintervall einer Sekunde pro Pfeil (modifiziert nach Lee und Camps, Texture Studies, 22, 1991, mit freundlicher Genehmigung des J. Wiley Verlags).

geeignet, sondern auch für feststofffreie, sprich passierte Suppen oder protein- und fettreiche Emulsionen. In diesem Falle sind in der Sprechweise der Physik lediglich die makroskopischen Parameter entscheidend. In diesem Fall die Viskosität. Liegt diese im Bereich von Wasser, Sahne oder z.B. Akazienhonig, erfüllen diese Trinkhilfen ihren Zweck für alle Flüssigkeiten. Insbesondere bei Mangelzuständen können dabei Emulsionen hergestellt werden, die nicht auf Sahne basieren und somit bei Laktoseintoleranz oder Abneigungen auf Sahne verabreicht werden können. Somit lassen sich die Essbiografie oder Geschmacksvorlieben deutlich besser berücksichtigen als unter dem Beimengen von Sahne.

Auch bei fester Nahrung ist das Verhalten im Mund stark von der Konsistenz abhängig. Ein leicht nachvollziehbares Beispiel ist der Unterschied zwischen einem frischen, knusprigen Kartoffelchip und einem altbackenen, der bereits etwas Feuchtigkeit aus der Umgebungsluft gezogen hat und dabei einen Teil seiner Knusprigkeit verlor. Der kleine Unterschied ist beim Verfolgen der Kauwege rasch erkennbar, wie in ◻ Abb. 6.11 dargestellt ist.

Der knusprige Chip bricht rasch (vergleiche auch ◻ Abb. 6.4), wird befeuchtet und wandert als Präbolus zur Zungenmitte. Er kann rasch geschluckt werden. Der feuchtere Kartoffelchip bleibt im gleichen Zeitintervall wegen der Klebeeigenschaften der Stärke an den Zähnen kleben. Die Schluckbarkeit wird damit erschwert. Zunge und Kaumuskulatur sind mit dem Ablösen des feuchten Chips von den Zähnen beschäftigt. Natürlich sind diese Trackingwege nicht universell. Sie sind bei jedem Kauvorgang leicht verändert. Auch bei unterschiedlichen gesunden Individuen ohne veränderte Speichelsekretion sind diese nicht identisch. Dennoch sind diese Kauwege hinreichend repräsentativ, wie von Lee und Camps (1991) in verschiedenen Tests gezeigt wurde.

Der Vergleich mit Backwaren ist ebenfalls für die Seniorenernährung von Bedeutung. Zwieback und Knäckebrot wurden bereits angesprochen. Daher ist der Vergleich von sehr weichen Teigwaren, wie Biskuit oder Brotkrume mit Zwieback oder Knäckebrot von Interesse. Dabei zeigen sich deutliche Unterschiede. Der feuchte Biskuit oder die Brotkrume benötigt eine höhere Anzahl von Bewegungen, sieben Vektoren, Knäckebrot oder Zwieback hingegen nur fünf. Auch wird das feuchte Gebäck von einer Mundseite in die andere transportiert, bevor es schluckbar zur Zungenmitte geschoben wird (◻ Abb. 6.12).

Ein letztes Beispiel ist der Vergleich von Fruchtgummis mit Zuckerbonbons (◻ Abb. 6.13). Beide haben zwar keinen großen Stellenwert in der Nährstoffzufuhr. Dennoch sind beide Hilfen, um den Speichelfluss anzuregen. Sie dienen ebenso als kleine Genusssteigerung für »zwischendurch«. Darüber hinaus sind Fruchtgummis im Zusammenhang mit Lebensmittelveränderung durch Gelieren (▸ Kap. 11 Gelieren) von großer Bedeutung.

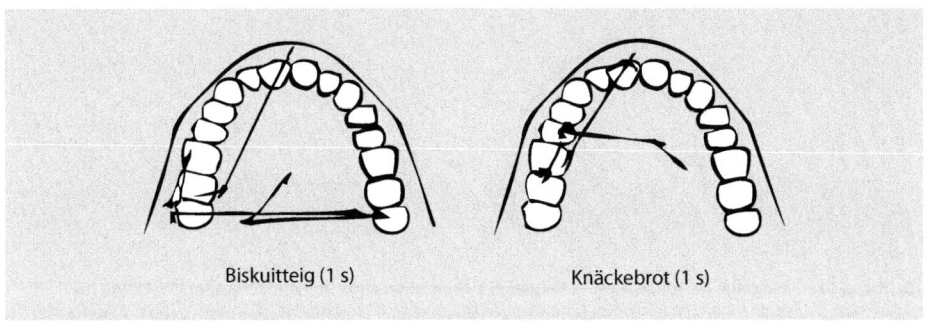

Biskuitteig (1 s)   Knäckebrot (1 s)

◨ **Abb. 6.12** Die Kauwege von feuchten und trockenen Backwaren im Vergleich. Bei feuchten Backwaren sind gegen manche Intuition die Kauwege in aller Regel komplizierter (modifiziert nach Lee und Camps, J. Texture Studies, 22, 1991, mit freundlicher Genehmigung des J. Wiley Verlags).

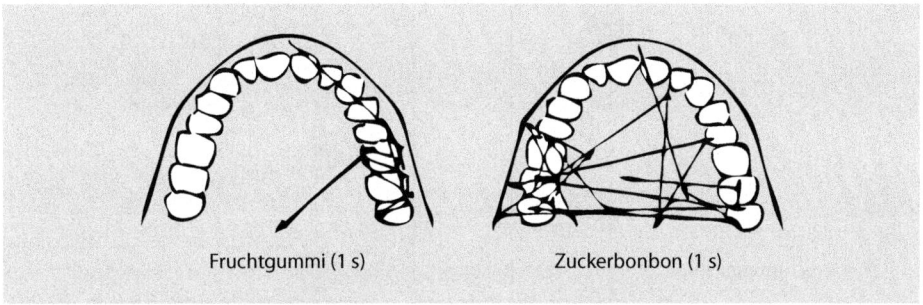

Fruchtgummi (1 s)   Zuckerbonbon (1 s)

◨ **Abb. 6.13** Kauwege von Fruchtgummis und Zuckerbonbons im Vergleich. Jeder Pfeil entspricht wieder einer Sekunde. Bei Fruchtgummis ist das Kleben an den Zähnen deutlich zu erkennen (modifiziert nach Lee und Camps, J. Texture Studies, 22, 1991, mit freundlicher Genehmigung des J. Wiley Verlags).

Fruchtgummis zeichnen sich nach dem ersten Kauen durch eine starke Klebrigkeit aus. Die Gummimasse bleibt an den Zähnen kleben. Erst bei weiterem Zerkleinern durch Kauen an diesen Stellen bildet sich ein Bolus und wird zur Zungenmitte geführt. Harte Zuckerbonbons (z.B. Kräuterbonbons aus Isomalt oder Zucker) müssen und können zu Beginn nicht zerbissen werden. Erst nach und nach lösen sie sich im Speichel auf. Dazu werden sie allerdings auf vielen Wegen im Mund hin und her bewegt. Diese Formen der Bonbons oder sich langsam auflösender Fruchtgummis sind zwar nicht primär Gegenstand der Seniorenernährung, können aber durchaus für Mundhygiene, Speichelflussanregung und Bewegung der Kaumuskulatur eingesetzt werden.

Diese physikalischen Erkenntnisse in Verbindung mit der Motorik der Zahn- und Zungenbewegung können auch bei fester Nahrung bei Schluckbeschwerden und Speichelmangel praktisch umgesetzt werden. So kann zum Beispiel der Wassergehalt eines Nahrungsmittels so eingestellt werden, dass sich leicht ein Bolus bilden lässt. Gummis und Gele müssen so geliert werden, dass sie leicht brechen und rasch geschluckt werden können. Bonbons müssen so glatt sein, dass sie im Mund leicht hin und her bewegt werden können, um einen raschen Speichelfluss zu ermöglichen. Teigwaren dürfen nicht zu klebrig werden, damit keine Kauprobleme aufkommen und durch das Anhäufen der Bruchstücke in einer bestimmten Zahngegend und Gaumen das Gefühl eines »zu vollen Munds« ergeben.

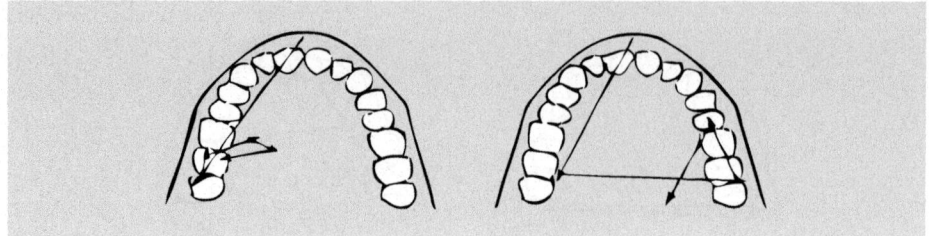

❏ Abb. 6.14 Knusprige Kartoffelchips im Vergleich zweier unterschiedlichen Probanden. Während im linken Teil der Abbildung nach 4 s der sich bildende Bolus noch nicht in die Zungenmitte verschoben ist, ist dies beim Beispiel im rechten Teil bereits geschehen (modifiziert nach Lee und Camps, J. Texture Studies, 22, 1991, mit freundlicher Genehmigung des J. Wiley Verlags).

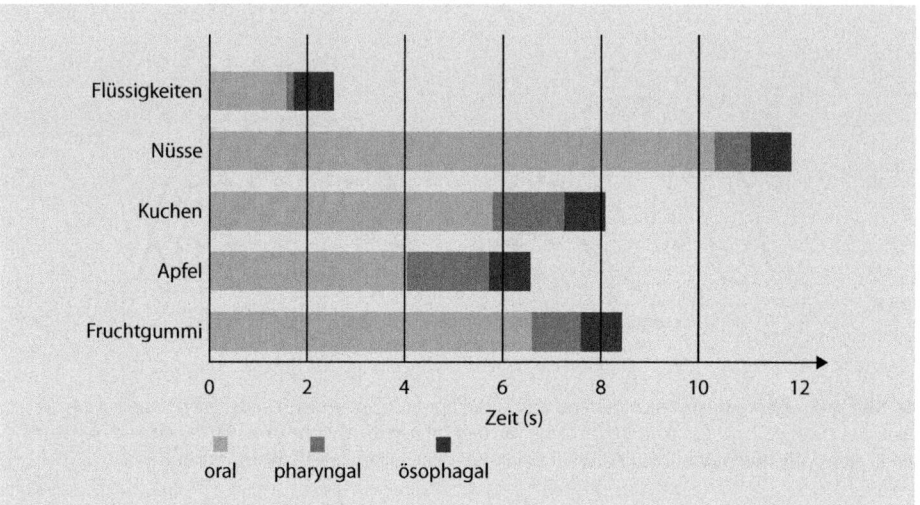

❏ Abb. 6.15 Verschiedene typische Lebensmittel und ihre unterschiedlichen mittleren Zeiten während des Kauens und Schluckens (modifiziert aus Palmer et al. 1992, Dysphagia, mit freundlicher Genehmigung des Springer-Verlags).

Mit derartigen Betrachtungen lassen sich Unterschiede im Kauverhalten qualitativ erkennen, die in der geriatrischen Ernährung wichtig werden, wenn die Lebensmittel eine kau- und schluckbare Konsistenz erhalten, die gut im Mund prozessierbar sind.

Dieses Beispiel zeigt (❏ Abb. 6.14), wie die Verarbeitbarkeit selbst einfacher Lebensmittel von Mundeigenschaften des jeweiligen Individuums, z.B. Kaubewegung oder Speichelproduktion, abhängt und das Schlucken koordinieren (Palmer et al. 1992). Diese ständigen Wechselbeziehungen legen auch die mittleren Zeiten der einzelnen Phasen des Kauens, der pharyngealen Phase und die Schluckdauer fest. Auch dabei verhält sich jedes Lebensmittel auf seine, durch dessen Textur vorgegebene Weise, wie es in ❏ Abb. 6.15 angedeutet ist.

Dabei zeigt sich die Abhängigkeit der verschiedenen Phasen bei der Bolusbildung von verschiedenen Lebensmitteltypen. Flüssigkeiten werden bereits nach einer Sekunde geschluckt. Nüsse, sie enthalten wenig Wasser, müssen sehr lang gekaut und zerkleinert werden, bevor sie in die pharyngeale Phase gelangen. Bei feuchten Kuchen dauert es weniger lang, bei knackigen Äpfeln noch kürzer. Bei Äpfeln entfällt die Klebrigkeit der Proteine. Äpfel sind knackig, die

Bruchstücke lassen sich leicht zerkleinern, es wird viel Wasser freigesetzt. Bei Kuchen hingegen ist das Wasser stark an Proteine und Stärke gebunden. Das sorgt für eine höhere Klebrigkeit, schon ist die Verweilzeit im Mund höher. Bei Fruchtgummis ist Bruch, Kauen und Klebrigkeit eher ausgewogener, dennoch wird das Kauen während der oralen Phase durch die Klebrigkeit bestimmt. Auch dort ist das Wasser stark an Gelatine, Stärke und andere Geliermittel gebunden. Die pharyngeale Phase (mittlerer Teil des Balkens in ◘ Abb. 6.15) ist eher durch die Größe der Bruchstücke im Bolus bestimmt. Die kürzeste pharyngeale Phase ist durch das Vorhandensein von Flüssigkeiten gekennzeichnet. Der Schluckreflex wird sofort ausgelöst, die strukturlosen Flüssigkeiten müssen rasch geschluckt werden. In Nüssen ist die Bruchstückverteilung stark heterogen, aber im Mittel sind die Partikel klein, die pharyngeale Phase dadurch länger. Aber wiederum deutlich kürzer, als bei Lebensmitteln mit hoher Klebrigkeit. Bei Äpfeln bleiben die Bruchstücke aufgrund der Knackigkeit relativ groß, daher ist die pharyngeale Phase im Vergleich zu Nüssen etwas verlängert. Fruchtgummis werden in weiche Stücke zerbissen, die sehr gut mit Wasser und Speichel benetzt sind. Daher ist die pharyngeale Phase kürzer. Die ösophageale Phase und die eigentliche Schluckdauer sind allerdings in allen Fällen vergleichbar.

6.8 Einige physikalische Eigenschaften der Nahrung

Die bisherigen Betrachtungen im Zusammenhang mit der Ernährung und Schluckstörungen sind eher ungewohnt und dennoch wird deutlich, welche weitergehenden Eigenschaften in diesem Zusammenhang notwendig sind, um dem Problem auf eine andere Art und Weise zu begegnen als fast ausschließlich durch pürierte Nahrung. In der Tat sind Kauen, Zerkleinern und Schlucken wesentliche Wahrnehmungsprofile für den Genuss. Dieser steht damit in einer engen Wechselbeziehung zu den strukturellen und texturellen Eigenschaften der Nahrung, der Lebensmittel. Jeder kaut aber individuell verschieden. Erst recht bei Schluckbeschwerden im Alter, wenn sich zu den individuellen Unterschieden noch verschiedene Symptome einstellen. Dennoch bleiben aber genau diese Prozesse, wie Zerkleinern, Kauen, Fühlen neben der Geschmacks- und Duftintensität elementare Prozesse des Genusses und des Lebensgefühls. Daher müssen diese Erfahrungen möglichst lange erhalten werden, damit eine positive Esserfahrung auch im Alter oder bei anderen Beschwerden erhalten bleibt. Daher ist eine bessere Kenntnis über die physikalischen Eigenschaften der Nahrung vonnöten, um im letzten Lebensabschnitt eine bessere Wahrnehmung des Essens zu ermöglichen.

Zunge und Gaumen sind nicht nur Geschmacksdetektoren, sondern mit ihren vielen taktilen Rezeptoren auch extrem feinfühlig und sprechen auf feinste Unterschiede der Nahrung an. In allen Fällen geschieht dies mit der Nahrung im Mund. Da nahezu jedes Lebensmittel zur »weichen Materie« zählt, reagiert die Nahrung auf die Kräfte zwischen Zunge und Gaumen gemäß der jeweiligen Beschaffenheit. Flüssigkeiten werden nach ihrer Zähigkeit analysiert, feste Nahrung nach ihrer Widerstandskraft, ihrer Elastizität, ihrer Brüchigkeit. Halbfeste Lebensmittel werden nach Cremigkeit, Schleimigkeit oder Fließbarkeit untersucht. All diese mechanischen »Materialprüfungen« laufen in kürzester Zeit ab und werden im Abgleich mit dem Gehirn als »gut«, »schlecht«, »ekelhaft« oder »bestens« eingestuft. Erst dann geht es ans Kauen und Schlucken. Aber auch diese »Vorgeschichte« der mechanischen und rheologischen (die Fließeigenschaften betreffenden) Prüfmechanismen bestimmen den weiteren Verlauf, wie gekaut und wie der Bolus mit entsprechenden Kau- und Zungenbewegungen gefertigt wird.

Diese emotionalen Begriffe lassen sich, wenn auch in vielen Fällen nur grob, auf physikalisch chemische Messgrößen zurückführen, die dann entsprechend quantifiziert werden können (◘ Abb. 6.16).

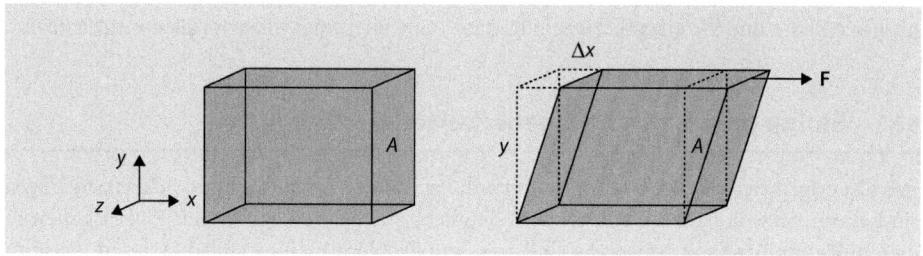

▣ Abb. 6.16 Die Nahrung wird zwischen Zunge und Gaumen mit verschiedenen Kräften beansprucht. Die elementarsten Mechanismen aus der Materialforschung sind dabei die Druckbeanspruchung und die Scherung.

▣ Abb. 6.17 Ein fester Körper wird durch eine Kraft geschert. Dadurch lenkt er sich um eine kleine Verschiebung Δx aus.

Diese Elementarbewegungsmechanismen lassen sich für viele Lebensmittel sehr gut verstehen. Natürlich ist die Beanspruchung der Nahrung zwischen Zunge und Gaumen viel schwieriger als die angedeuteten Beanspruchungen durch Druck und Scherung. Vor allem sind viele der Materialeigenschaften davon abhängig, wie rasch die Zungenbewegung ausgeführt wird. Auch wenn dies nur grobe Ansätze sind, so dienen sie dem Ziel, Lebensmittelkonsistenzen alters- und beschwerdegerecht zu verändern.

An mehreren Stellen wurde bereits gezeigt, dass sich Flüssigkeiten und feste Lebensmittel im Mund unterschiedlich verhalten. Zwischen festen und flüssigen Lebensmitteln gibt es einen fundamentalen Unterschied der Kraftübertragung. Feste Lebensmittel können unter Kräften deformiert werden, Flüssigkeiten nur unter (konstanter) Geschwindigkeit.

Feste Lebensmittel leisten stets einen gewissen elastischen Widerstand (Vilgis 2010). Es wird eine Kraft benötigt, Festkörper zu deformieren. Bei sehr kleinen Deformationen ist die Kraft proportional zur Deformation (▣ Abb. 6.17).

Wird der Körper mit einer Kraft F oben beansprucht, so lenkt er sich je nach Beschaffenheit um eine Distanz Δx aus. Meist wird die Kraft auf die Fläche bezogen (normiert), dann erhält man die sogenannte Scherspannung σ. Ebenso wird die Auslenkung auf die Abmessung y bezogen, dies definiert die Dehnung $\gamma = \Delta x/y$. Für kleine Kräfte gibt es einen linearen Zusammenhang zwischen Kraft und Auslenkung und Dehnung der Form $\sigma = G\gamma$.

Die Größe G ist dabei der »Schermodul«, der als Materialkenngröße dient und sich dazu eignet, manche Eigenschaften der Lebensmittel zu definieren. Weichere Lebensmittel haben einen niedrigen Wert G, härtere einen höheren. Derartige einfache Materialgesetze sind allerdings nur für ideal elastische Materialen gültig, etwa Gele aus Agar-Agar oder Gelatine, solange

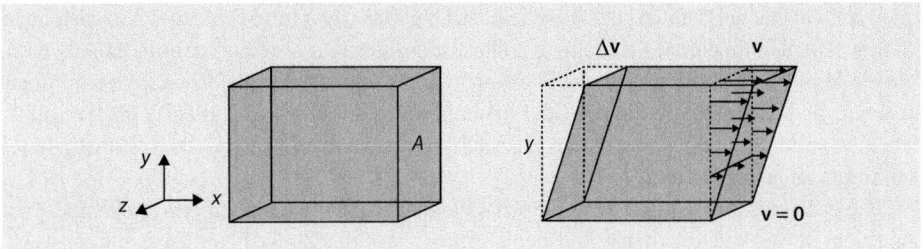

◘ Abb. 6.18 Flüssigkeiten (z.B. zwischen zwei Platten) lassen sich mit einem Geschwindigkeitsgradienten scheren. Oben ist die Geschwindigkeit v unten ist sie Null. Die Widerstandsspannung wird über die Viskosität vermittelt.

sie nur zaghaft im Mund gedrückt werden. Dies zeigt bereits: Lebensmittel verhalten sich nicht so einfach, wie viele Modellsysteme der Physik. Dies wäre grob vergleichbar mit der Deformation einer elastischen Feder. Wird die Feder allerdings überdehnt, so gilt eine einfache Formel wie oben dargestellt nicht mehr. Aber genau solche Überdehnungen passieren beim Essen und Schlucken. Daher ist eine »lineare« Beziehung zwischen Scherspannung und Dehnung nicht für das Verhalten der Nahrung beim Schlucken relevant, wohl aber dient der Schermodul G für gute Einschätzung von festen Lebensmitteln. Für viele Formen der Nahrung sind derartige lineare mathematische Zusammenhänge viel zu einfach. Zwar ist dieser Zusammenhang grundlegend für das Verständnis, aber er muss rasch modifiziert werden. Dies wird im nächsten Kapitel zur Veränderung der Konsistenz an mehreren praktischen Beispielen durchgeführt.

Bei Flüssigkeiten sind andere Kenngrößen relevant. Dort ist es die Viskosität, die im Wesentlichen eine Rolle spielt. Flüssigkeiten können nicht elastisch deformiert werden, denn anders als in Festkörpern hängen die Moleküle nicht zusammen. Im Wasser ist jedes einzelne Molekül frei verschiebbar, bei Festkörpern funktioniert das nicht. Dieser banale, aber physikalisch eindeutige Sachverhalt zeigt, dass Flüssigkeiten und Festkörper unterschiedlich betrachtet werden müssen, nicht nur im Labor, sondern auch in der Ernährung, erst recht bei Schluckbeschwerden. Flüssigkeiten lassen sich nur mit Geschwindigkeitsdifferenzen scheren. Da Moleküle gegeneinander verschoben werden müssen, spielt die innere Reibung der Moleküle gegeneinander eine große Rolle. Dies definiert die Viskosität als Materialgröße. Auch hier (◘ Abb. 6.18) lässt sich eine Scherspannung definieren: $\sigma = \eta\gamma$.

Dabei ist η die Viskosität und die Scherrate. Sie ist über die Geschwindigkeitsgradienten definiert, $\gamma = v/y$ oder allgemeiner: $\gamma = dv/dy$. Die Viskosität selbst ist der Materialparameter, der Schluckreflex und Fließgeschwindigkeit (◘ Abb. 6.10) bestimmt.

Sämige, dicke Saucen können, solange sie nicht pappig sind, mitunter also wahre Geschmackswunder wirken und sind ein beliebtes Element in der Seniorenernährung. Der Geschmack bleibt länger auf der Zunge, die Sämigkeit verleiht ein befriedigendes Mundgefühl. Das tiefe und oft langanhaltende sensorische Mundgefühl wird maßgeblich durch die Fließeigenschaften der Saucen mitbestimmt. Die entscheidende Frage bei Saucen oder Cremes ist natürlich, wie sich das Fließverhalten auf Mundgefühl und Geschmack auswirkt. Die Erfahrungen beim Essen offenbaren dabei eine ganze Reihe physikalischer Zusammenhänge, die sich genauer beschreiben lassen. Eine Sauce schmeckt etwa umso dichter, anhaltender oder intensiver, wenn sie mit etwas Gelatine oder Stärke leicht gebunden und dabei zähflüssiger wird. Die Zusammenhänge liegen auf der Zunge.

Aus Scherspannung und Viskosität ergibt sich eine charakteristische Zeit, die für das Fließverhalten der Flüssigkeit bei einer bestimmten Zungenkraft, bzw. Zungenspannung σ (normiert auf die Fläche) definiert ist. Diese Zeit darf bei Menschen mit Schluckbeschwerden nicht kleiner sein als ihre eigene Schluckzeit, sollte also größer sein als eine Sekunde ($\blacksquare$ Abb. 6.10), um ein Verschlucken durch zu hohe Fließgeschwindigkeiten zu vermeiden. Damit wird deutlich, wie die Viskosität von Suppen oder Trinknahrung mit entsprechenden Verdickungsmitteln oder anderen Kochtechnik vorab eingestellt werden kann, um ein möglichst störungsfreies Schlucken zu ermöglichen.

Diese Zeitskala τ definiert grob die Verweildauer der Flüssigkeit auf der Zunge und wird daher durch unsere Geschmacksknospen abgefragt. Auf der Zunge befinden sich viele, komplex aufgebaute Sensoren, die Geschmacksrichtungen, wie süß, sauer, salzig, bitter, umami (fleischig) und fett (vermutlich auch wässrig) erkennen. Die Sensoren reagieren auf die in der Flüssigkeit vorhandenen Aromen und leiten damit dem Gehirn ein Geschmacksbild zu. Dazu müssen die Detektoren auf der Zunge »geflutet« werden, damit die sensorische Reize ausgelöst werden. Die räumliche Verteilung der Sensoren, deren Abstände und deren physiologische Aktivität definieren aber ebenfalls charakteristische Zeiten (τ^*) für die Geschmackswahrnehmung.

Ist die Sauce dünnflüssig, fließt sie schnell, also ist $\tau < \tau^*$. Die Verweildauer auf der Zunge ist daher sehr kurz, sodass gar nicht alle Aromen erfasst werden können und das sich gerade entwickelnden Geschmacksbild nicht vollständig sein kann. Ist die Sauce dicker, ist deren Viskosität höher, ebenso die Verweilzeit τ, und damit von einer vergleichbaren Größenordnung wie τ^*. Offenbar empfinden wir dann ein Geschmacksoptimum. Eine zu hohe Viskosität ist allerdings kontraproduktiv. Erstens wird das Mundgefühl unangenehm pappig, zum anderen reagieren die Sensoren auf Konzentrationsänderungen. Liegt die Sauce zulange auf der Zunge, nimmt die Reizaktivität wieder ab, es schmeckt fade. Somit ist es, zumindest aus dieser, der rheologischen Sicht, wünschenswert, die Viskosität von Saucen, Trinknahrung oder/und Cremes so einzustellen, dass ein befriedigender Geschmackseffekt und eine gute Schluckbarkeit gewährleistet sind.

Rheologie

Die Physik des Fließverhaltens von Flüssigkeiten wird »Rheologie« genannt. Beim Schlucken sind die Fließeigenschaften und damit die rheologischen Eigenschaften von großer Bedeutung. Sie bestimmen in erster Linie wie gut der Nahrungsbrei durch die Speiseröhre fließt.

Diese physikalischen Größen eignen sich auch dazu, flüssige, halbfeste und feste Nahrung zu klassifizieren (Vilgis 2010) ($\blacksquare$ Abb. 6.19).

In diese »Landkarte« der Konsistenz können die Beschwerden und die Art der Schluckbeschwerden prinzipiell eingetragen werden. Es darf aber nicht vergessen werden: Zu diesen physikalischen Fällen kommt beim Essen noch der Faktor des Speichels und der Strukturänderung während des Kauens hinzu. Der Modul und die Viskosität verändern sich bei jeder Kaubewegung im Mund, bei jedem weiterem Einspeicheln. Daher sind die Materialgrößen lediglich die »Anfangswerte« zu Beginn des Kauens.

Viskoelastische Lebensmittel sind fest und flüssig zugleich, allerdings auf unterschiedlichen Längen- und Zeitskalen. Gekneteter Teig ist ein typisches Beispiel. Zieht man am Teig sehr schnell, reißt er rasch ab und man spürt eine starke Kraft kurz vor dem Reißen. Wird der Teig sehr langsam gezogen, so ist die dazu erforderliche Kraft sehr, sehr gering und der Teig kann langsam wie eine »elastische Flüssigkeit« auseinandergezogen werden. Was theoretisch und wenig praxisbezogen klingt, spielt aber in der Seniorenernährung eine große Rolle: Viele Gele und verdickte Flüssigkeit nutzen genau diese Viskoelastizität, um die Flüssigkeiten so zu

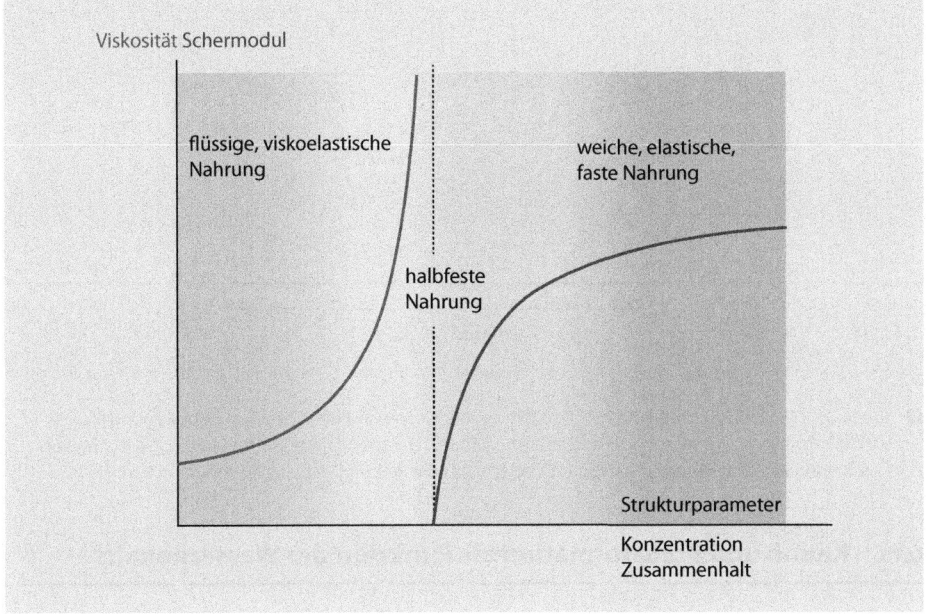

Abb. 6.19 Mittels den Begriffen Viskosität und Schermodul lässt sich die Nahrung grob klassifizieren.

verdicken, dass sie beim Schlucken nicht unkontrolliert reißen, oder in halbfester Nahrung, um die Bolusbildung zu erleichtern. Diese Fälle werden im Detail anhand praktischer Beispiele zu verschiedenen Verdickungs- und Geliermitteln besprochen.

6.9 Reibung und Gleiten des Bolus im Mund

Die Reibung der Nahrung beim Bewegen im Mund ist eine weitere wichtige sensorische Größe. Sie bestimmt das unmittelbare Mundgefühl und ist durch Wasser- und Fettgehalt relativ leicht zu beeinflussen. Das einfachste Beispiel dazu ist ein Kartoffelpüree, das einmal mit Milch, ein andermal mit Butter auf eine ähnliche Viskosität getrimmt wurde. Der erste Zungenkontakt und das Zerreiben zwischen Zunge und Gaumen zeigt, wie unterschiedlich sich die Pürees verhalten, ohne dass bereits ein schluckfähiger, finaler Bolus gebildet wurde (□ Abb. 6.20).

Die Reibung hängt des Weiteren auch von der Nahrungszusammensetzung ab. Vor allen Fett- und Wassergehalt sind dabei die wichtigsten »Schmiermittel«. Ebenso kommt die zusätzliche Befeuchtung der Nahrung durch die Speicheleinwirkung hinzu. Auch dadurch werden die Reibungskoeffizienten herabgesetzt. Halbfeste Lebensmittel und damit jedes Püree muss daher genügend Fett, Wasser oder andere »Schmiermittel« aufweisen, damit eine gute Schluckbarkeit gewährleistet ist. Dabei können auch Verdickungsmittel helfen, die sich durch eine starke Wasserbindung auszeichnen, etwa Guarkernmehl oder Xanthan.

> **Neben der Beschaffenheit des Bolus ist die Reibung entscheidend. Der Bolus darf nicht an den Wänden der Speiseröhre kleben bleiben (Haftreibung). Auch die Gleitfähigkeit (Gleitreibung) wird durch die Boluspartikel, deren Feuchte und den Speichelgehalt bestimmt.**

⬛ Abb. 6.20   Die Reibung im Mund hängt selbst von der Geschwindigkeit der Zungenbewegung ab. Die Sensorik erkennt grob vier verschiedene Bereiche: 1: Grenzflächendominierte Haftreibung, 2: Übergang von Haft zur niedrigen Gleitreibung, 3. Elastisch-hydrodynamische Reibung, 4: hydrodynamischer Bereich.

6.10   Kauen und Bolusformation als Funktion des Wassergehalts

Die Beschaffenheit der Lebensmittel definieren die Bolusform und die Größenverteilung der sich darin enthaltenen Bruchstücke (Mioche 2004). In einer exemplarischen Studie von Peyron et al. (Peyron et al. 2004) wird das vollkommen unterschiedliche Verhalten von Nüssen (Mandeln, Erdnüssen und Pistazien) und Gemüse (Blumenkohl, Radieschen und Karotten) gezeigt. Innerhalb dieser jeweiligen Gruppen gibt es keine nennenswerten Unterschiede. Allerdings ist die Größenverteilung der Bruchstücke deutlich verschieden. Im Gemüse sind nach dem vollständigen und schluckfähigen Kauen deutlich größere Bruchstücke zu finden als in den Nüssen. Daraus lässt sich auf einen starken Einfluss des Wassergehalts auf die Bolusbeschaffenheit und den Schluckakt schließen. Experimente mit sytematischen Wasserzugabe zu halbfesten Speisen zeigen ähnliche Resultate Shiozawa and Kohyama, 2011.

Wasser setzt daher nicht nur die Reibung der Lebensmittel herab, sondern benetzt auch die Bruchstücke der Lebensmittel, die während des Kauens entstehen. Diese wiederum können, sofern sie nicht fettreich sind, das Wasser binden und wiederum den Bolus über Köhäsionskräfte und viskose Kräfte zusammenhalten (vergl. ⬛ Abb. 6.6).

6.11   Kauen und Bolus und Fettgehalt

Die andere wesentliche Komponente bei der Bolusformation und dessen Gleitfähigkeit zur Reibungsverminderung ist Fett. Dabei kommt es im Wesentlichen auf die Form an, wie das Fett in der Nahrung vorliegt. Ist es fest, muss es so beschaffen sein, dass es bei den im Mund vorherrschenden Temperaturen schmelzen kann. Paradebeispiele dazu sind Schokolade, Kakaobutter und Butter (Kuh oder Ziege). Liegt es in flüssiger Form (als Öl) vor, muss es gut in der Nahrung emulgierfähig sein, sonst würden sich Öle trennen. In natürlichen fetthaltigen Produkten, wie Vollfettsahne, Joghurt oder Schmelzkäse, ist deren Fettgehalt ein wunderbares Schmiermittel für die Bolusbildung. Daher sind diese Produkte beste Zutaten zur Erhöhung der Cremigkeit und anderer Eigenschaften. Dabei haben bereits kleine Fettkonzentrationen einen großen Effekt, wie an dem Beispiel von entrahmter Milch wahrgenommen werden kann.

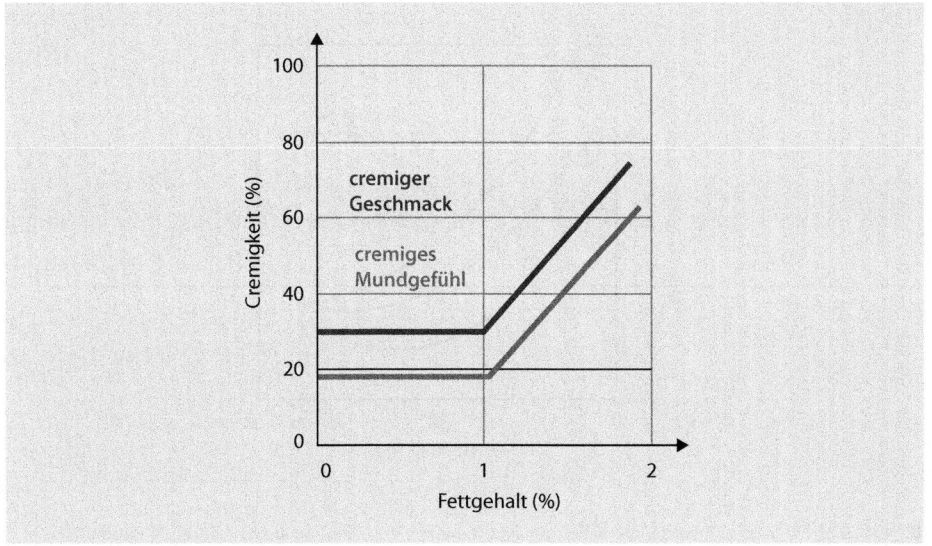

◲ Abb. 6.21   Die Cremigkeit von Milch steigt ab 1% Fettgehalt stark an, ebenso der »cremige« Geschmack. Fettarme Milch und fettarme Milchprodukte sind daher von der Perzeption stets wenig attraktiv.

Das Gefühl der Cremigkeit und der Fülle, auch des Geschmacks steigt selbst bei geringen Fettgehalten rasch an (◲ Abb. 6.21, Chojnika-Paszun et al. 2012).

Abgesehen vom Geschmack und dem Mundgefühl spielt das Fett ab einer Mindestkonzentration für die Wahrnehmung eine große Rolle. Fettarme Produkte, die oft bei verschiedenen Erkrankungen verabreicht werden müssen, werden bald abgelehnt. Zum einen ist das Mundgefühl nicht besonders attraktiv, der Bolus lässt sich weit schlechter ausbilden, da dessen »Schmierung« fehlt. Die Reibung im Mund ist zu hoch. Kommt noch Speichelmangel oder eine veränderte Speichelkonsistenz hinzu, bleibt die Schmierung des Bolus praktisch aus. Die Schluckfähigkeit kommt kaum zustande. Zum andern haben fettarme Produkte immer ein anderes, weit schlechteres Bissverhalten verglichen mit bekannten Produkten. Fettarme Käse oder fettarme Wurst sind für viele Senioren, die ihr Leben lang normale Fleischerzeugnisse oder Milchprodukte gegessen hatten, nicht akzeptabel. Des Weiteren ist Fett das Lösungsmittel für die meisten Aromen. Fett ist daher »Geschmacksträger«. Fehlen also Bisskraft, leichte Bolusbildung und Geschmack/Aroma in solchen »Diätprodukten«, ist die Freude am Essen rasch vergällt. Zwar lassen sich Mundgefühl hin und wieder mit Hydrokolloiden, Maltodextrin oder Inulin nachbauen, aber die Eigenschaften von Fett können nur schwer »simuliert« werden. Der Grund dafür liegt in der Molekularstruktur von Fett und den Fettsäuren. Des Weiteren sind Fette vollkommen hydrophob und damit wasserabweisend. Schon wird klar, dass die Reibung und das Mundgefühl von Fett mit ganz anderen physikalischen Wechselwirkungen auf der Zunge ablaufen als wässrige und Fett nachahmende Produkte. Wie Fett die Reibung verändert, wurde von de Wijk et al. (2006) gezeigt. In diesem Experiment wurde eine Bayrische Creme aus Eigelb, Milch, Sahne und Zucker hergestellt, die mit unterschiedlichem Fettgehalten versehen wurde. Wie vermutet nimmt die Reibung mit zunehmendem Fettgehalt stark ab. Fett wirkt als Schmiermittel. Gleichzeitig nimmt das sensorische Gefühl der Cremigkeit stark zu. Eine 10%ige Wasserbeigabe lässt die Reibung weiter sinken. Wird noch 10% Speichel dazugegeben sinkt die Reibung weiter.

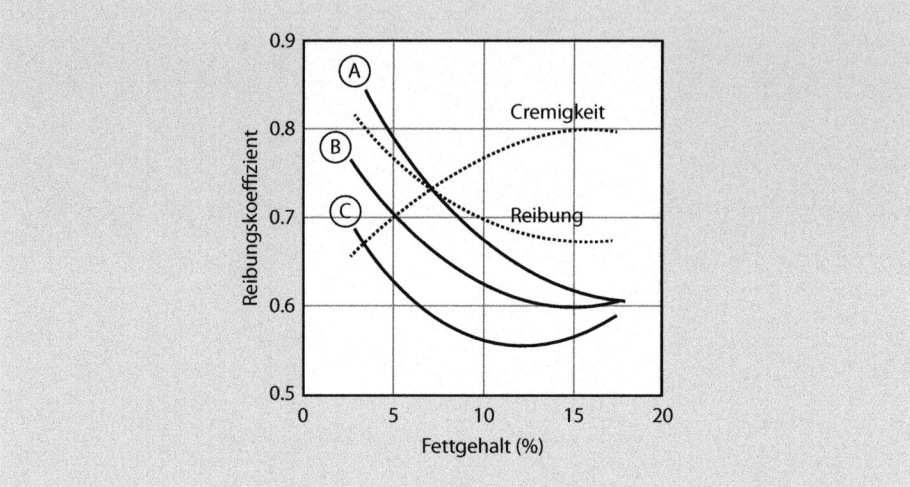

⊡ Abb. 6.22   Der Zusammenhang von Fettgehalt, Cremigkeit und Reibung am Beispiel einer Pudding-creme aus Eigelb, Sahne, Milch und Zucker. Mit zunehmendem Fettgehalt steigt die Cremigkeit und die Reibung. Die Kurve A ist dabei die Reibung der reinen Creme, bei B wurde Wasser zugefügt, bei C Speichel-flüssigkeit (modifiziert nach de Wijk et al. 2006, mit freundlicher Genehmigung von Elsevier).

In ⊡ Abb. 6.22 wird gezeigt, wie die Reibung einer Creme, etwa eine Bayrische Creme mit zunehmenden Fettgehalt abnimmt (Kurve A). Gleichzeitig nimmt die Cremigkeit zu. Die Reibung lässt sich weiter verringern, wenn zu der Zubereitung in A gleichzeitig noch Wasser dazugeben wird (Kurve B). Wird Speichelflüssigkeit zugegeben, nimmt die Reibung weiter stark ab. Speichel dient somit als weiteres Schmiermittel. Die im Speichel enthaltenen Proteine geben dem Speichel eine ganz besondere Viskosität, gleichzeitig können diese Proteine sowohl Wasser als auch Fett binden. Insofern potenziert sich das Wasser im Speichel mit Speichelproteinen als bestes Schmiermittel. Dies lässt sich leicht nachvollziehen: Beim Trinken von tanninreichem Rotwein werden die Speichelproteine aus der Form gebracht. Der Speichel verliert dabei einen Teil seiner mukösen Eigenschaften und die Zunge fühlt sich rau an. Dies zeigt, Speichel dient daher als wichtige Komponente bei der Bolusformation, sowohl als Wasserbeigeber und Schmiermittel aufgrund seiner physiologisch ausgezeichneten Zusammensetzung.

Physikalisch besonders interessant ist der kleine Anstieg (aber unter dem Niveau der Originalzubereitung) zwischen 10 und 15% Fett bei der Speichelzugabe. Dies deutet auf eine stärkere Wechselwirkung der Speichelproteine mit dem Fett und den Eiproteinen hin. Bilden sich bei diesen Fettgehalten beim Kauen größere Aggregate von Fettteilchen, können diese für eine Erhöhung der Reibung sorgen. Nichtsdestotrotz verbleibt die Reibung bei Speichelzugabe unter der bei Wasserzugabe oder der Originalzubereitung.

Allerdings darf der Fettgehalt auch nicht zu hoch sein. Es stellt sich rasch ein »fettiges« Gefühl ein, das sich für manche Menschen kontraproduktiv erweist. Abneigungen gegen stark fettige Lebensmittel, etwa bei einer erforderlichen hochkalorischen Ernährung, sind die Folge. Ein guter Kompromiss zwischen dem Parametern Cremigkeit, Fettigkeit und Abnahme der Reibung und der damit verbundenen verbesserten Bolusschmierung ist in ⊡ Abb. 6.23 dargestellt.

Dabei durchläuft die Cremigkeit ein schwaches Maximum. Ab ca. 30% Fettgehalt bringt eine Erhöhung des Fettgehalts keine nennenswerte Steigerung der Cremigkeit. Die Reibung

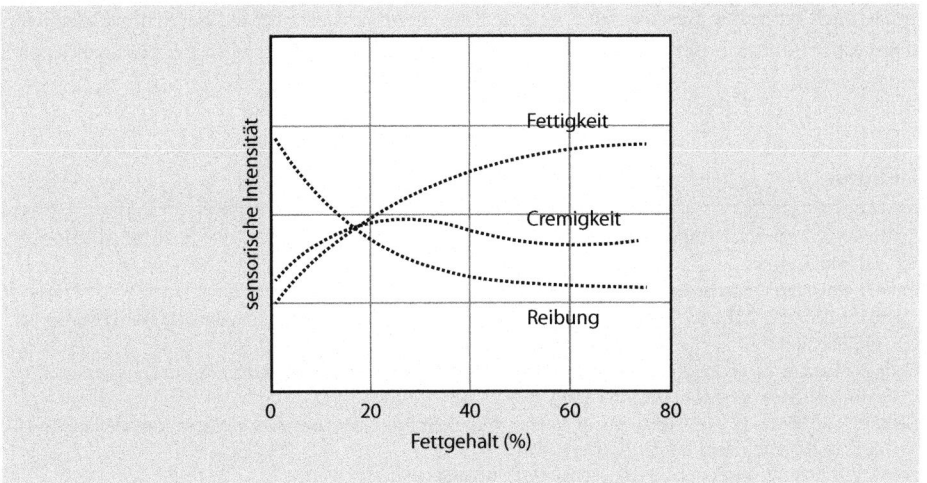

Abb. 6.23 Prinzipieller Zusammenhang zwischen der abnehmenden Reibung, der Cremigkeit und der »Fettigkeit« von halbfesten Lebensmitteln mit dem Fettgehalt (modifiziert nach de Wijk, 2006, mit freundlicher Genehmigung von Elsevier).

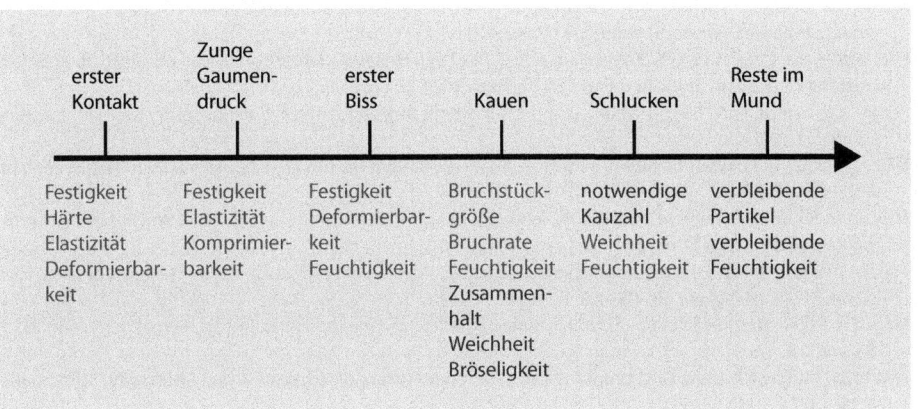

Abb. 6.24 Die verschiedenen Stufen im Mund, chronologisch dargestellt (Koç 2013). Dabei werden die Prozesse sowohl Strukturparametern der Nahrung (hellgrau) als auch oralen Parametern im Mund (dunkelgrau) zugeordnet (modifiziert nachgezeichnet mit freundlicher Genehmigung von Annual Reviews).

nimmt nur noch schwach ab, während die Fettigkeit weiter zunimmt. Sensorische Optima liegen damit im Bereich zwischen 20 und 40% Fettgehalt.

6.12   Kauen und Schlucken

Kauen und Schlucken sind also hochkomplizierte Vorgänge. Jede Einschränkung ist letztlich ein großes Hindernis für ein störungsfreies und genussvolles Essen. Der zeitliche Verlauf der einzelnen Mechanismen und sensorischen Qualitäten ist noch einmal in ◘ Abb. 6.24 zusammenfassend dargestellt.

Je nach typischen Beschwerden ist eine oder mehrere dieser Stufen bei Schluckbeschwerden gestört und erfordert besondere Maßnahmen. Auf einige Fälle wird im nächsten Kapitel eingegangen.

Literatur

Bartholomé, G. Schröter-Morasch, H. (2010) Schluckstörungen: Diagnostik und Rehabilitation, Urban & Fischer,. München, Jena

Chen, J. (2012) (ed.) Food oral processing, J. Wiley, N.Y. London

Chen, J.; Lolivret, L. (2011). The determining role of bolus rheology in triggering a swallowing. Food Hydrocolloids, 25, 325–332.

Chojnika-Paszun, A., de Jongh, H.H.J., de Kruif, C.G. (2012), Sensory perception and lubrication properties of milk: Influence of fat content, Inter. Dairy J. 26 15–22.

De Wijk, R.A., Prinz, J.F., (2007) Fatty versus creamy sensations for custard desserts, white sauces, and mayonnaises, Food Quality and Preference 18, 641–650

Dodds W.J. (1989) The physiology of swallowing. Dysphagia 3, 171–78

Hiiemae, K., Palmer, J.B., (1999) Food Transport and Bolus Formation during Complete Feeding Sequences on Foods of Different Initial Consistency, Dysphagia 14, 31–42

Hiller, M., Dysphagie (2008), Schulz-Kirchner; Edition Steiner

Horner, J.; Albert, M.J.; Dawson, D.V.; et al. (1994): Swallowing in Alzheimer's disease. Alzheimers Disorders Association Disorder, 8:177–95.

Iveson S.M., Beathe, J.A., Page, N.W., The dynamic strength of partially saturated powder compacts: the effect of liquid properties. Powder Technology 127 149–161

Koç, H., Vinyard, C.J., Essick, G.K., Foegeding, E.A. (2013), Food Oral Processing: Conversion of Food Structure to Textural Perception, Annu. Rev. Food Sci. Technol. 4:12.1–12.30

Lee III, W.E., Camps, M.A., (1991) Tracking food stuff within the mouth in real time: a sensory method, J. Texture Studies, 22, 227–287

Lillfort, P, (2013) The physics of eating, in Norton, J.E., Fryer, P.J. and Norton I.T. (eds), Formulation Engineering of Foods, J. Wiley, N.Y.

Mioche, L., Bourdiol, P., Peyron, M.-A. (2004), Influence of age on mastication: effects on eating behavior, Nutrition Research Reviews 17, 43–54

Mioche L Peyron MA (1995) Bite force displayed during assessment of hardness in various texture contexts. Archives of Oral Biology 40, 415–423.

Morris, H. (2006): Dysphagia in the elderly–a management challenge for nurses. British Journal of Nursing, 15, 558–562.

Palmer J.D., Rudin, N.J., Lara, G., Crompton, A.W., 1992, Coordination of Mastication and Swallowing, Dysphagia, 7, 187–200

Peyron, M.-A., Mishellany, A., Woda, A. (2004), Particle Size Distribution of Food Boluses after Mastication of Six Natural Foods, J. Dent Res 83, 578–582

Prosiegel, M., Weber, S. (2013) Dysphagie: Diagnostik und Therapie: Ein Wegweiser für kompetentes Handeln (Praxiswissen Logopädie), Springer, Wien

Robbins J (1996) Normal swallowing and aging. Seminars in neurology 16, 309–17, 1996

Shiozawa, K.; Kohyama, K. (2011) Effects of Addition of Water on Masticatory Behavior and the Mechanical Properties of the Food Bolus, J. Oral Biosci. 53, 148–157.

Stanschus, S. (ed.) (2002) Methoden in der klinischen Dysphagiologie. Schulz-Kirchner Verlag, Idstein

Vilgis, T. (2010) Das Molekül-Menü – molekulares Wissen für kreative Köche, S. Hirzel verlag, Stuttgart, 2010

Weber, S. (2013) Dysphagie, 2. Aufl, Springer, Berlin.

Mangelernährung

Thomas A. Vilgis, Ilka Lendner

T.A. Vilgis et al., *Ernährung bei Pflegebedürftigkeit und Demenz*,
DOI 10.1007/978-3-7091-1603-6_7, © Springer-Verlag Wien 2015

7.1   Formen der Mangelernährung

Mangelernährung ist beim älteren Menschen ein oft nicht er- oder ein verkanntes Krankheitsbild und kann verheerende Folgen nach sich ziehen (▶ Kap. 4). So kann zum Beispiel eine einseitige Diät mit einem daraus resultierenden Vitamin-B_{12}-Mangel alleiniger Verursacher einer Demenz (beeinträchtigte geistige Leistungsfähigkeit) sein, welche beim Beheben der Ursache jedoch im Gegensatz zu anderen Formen der Demenz reversibel ist.

Etwa ein Drittel der hospitalisierten geriatrischen Patienten leidet an Fehlernährung (Keller et al. 2006). Fast die Hälfte der neu ins Krankenhaus eingetretenen älteren Patienten zeigt Zeichen der Malnutrition (Hafner und Meier 2009). Eine einheitliche Definition für dieses weit verbreitete Phänomen der klinisch relevanten Ernährungsdefizite existiert international gemäß Pirlich, Schreier und Bartholomeyzcik derzeit nicht und es werden unterschiedliche Begrifflichkeiten für das gleiche Problem verwendet (Pirlich et al. 2003, Schreier und Bartholomeyzcik 2010). Der Begriff Malnutrition oder zu Deutsch Mangelernährung stellt einen Oberbegriff für alle krankheitsbedingten Erscheinungsformen eines Ungleichgewichts von Nährstoffzufuhr (verminderter) und Nährstoffbedarf (erhöhtem) sowie gestörter Nährstoffverwertung oder übermäßigem Abbau von Körpergewebe (Muskeln, Fett) dar.

Mangelernährung (Malnutrition) ist wie auch die Gebrechlichkeit (Frailty) und Immobilität ein geriatrisches Leitsymptom und beinhaltet nicht nur Unterernährung, sondern auch die Fehlernährung. Sie erhöht beim alten Menschen sowohl die Krankheitsanfälligkeit als auch die Sterblichkeit und verursacht längere Erholungszeiten nach Erkrankungen. Malnutrition ist meist multifaktoriell bedingt, darf nicht isoliert, sondern immer nur im Kontext mit deren auslösenden Komorbiditäten oder Beeinträchtigungen betrachtet werden. Nachfolgend Definitionen der häufigsten Formen der Mangelernährung.

BMI

Als grober Parameter wird zunächst der Body-Maß-Index, BMI definiert, der durch

$$BMI = \frac{Gewicht}{(Körpergröße)2} \text{ definiert ist}$$

Zunächst muss allerdings festgehalten werden, dass der BMI als rein makroskopische Größe allein keinen Hinweis auf den Ernährungszustand gibt. Ein »normaler« BMI wird gerade im Alter auch z.B. durch Wassereinlagerungen bei verminderter Herz- oder Nierenleistung vorgetäuscht. Dennoch kann der Wert als erste Richtlinie dienen. Grob gesprochen gilt Menschen bis 64 Jahre ein BMI zwischen 20 und 25 als Norm. Bei älteren Menschen hingegen sollte ein Wert zwischen 24 und 26 angestrebt werden, sofern dies erreicht werden kann. Bei Hochbetagten wäre sogar ein BMI zwischen 26 und 29 prognostisch günstig.

Definition Mangelernährung gemäß Leitlinie der DGEM:

»Ein anhaltendes Defizit an Energie und/oder Nährstoffen im Sinne einer negativen Bilanz zwischen Aufnahme und Bedarf mit Konsequenzen und Einbußen für Ernährungszustand, physiologische Funktionen und Gesundheitszustand.« (Pirlich et al. 2003)

Gemäß der Weltgesundheitsorganisation (WHO) handelt es sich bei der Mangelernährung um ein »zelluläres Ungleichgewicht zwischen der Nährstoff- und Energiezufuhr und dem Bedarf des Körpers, um Wachstum, Leistungsfähigkeit und spezifische Funktionen zu gewährleisten.«

Die Pflegediagnose Mangelernährung gemäß Doenges, Geissler-Murr und Moorhouse spricht von einer »Nährstoffzufuhr, die den Bedarf nicht deckt«, gibt jedoch gleichzeitig den Hinweis darauf, dass die Art des Mangels (qualitativ oder quantitativ) spezifiziert werden muss. Auch sie sprechen bei den objektiven Merkmalen von einem BMI < 20 kg/m^2 oder einem Gewichtsverlust von 20% abweichend von Idealgewicht oder einem Gewichtsverlust bei genügender Nahrungszufuhr (Doenges et al. 2002)

Bei **Unterernährung** handelt es sich primär um eine unzureichende Kalorienzufuhr, welche zu einem schleichenden Verlust von Fettmasse führt (Pirlich et al. 2003). Dieser Begriff wird häufig gleichgesetzt mit dem etwas überholten Begriff Marasmus, welcher das gewöhnliche Hungern meint. Ursachen hierfür sind u.a. Hunger in Entwicklungsländern oder übertriebene Diäten jüngerer Menschen, welche nicht selten im Krankheitsbild der Anorexia nervosa ihren Höhepunkt finden.

Untergewicht ist eine Folge einer ausgeprägten Unterernährung. Die WHO empfiehlt dabei bei Menschen bis zum 65. Lebensjahr einen BMI von < 18,5 kg/m^2 als Grenzwert. Die European Society for Clinical Nutrition and Metabolism (ESPEN) nennt in ihrer Leitlinie einen BMI von < 20 kg/m^2 als Grenze bei älteren Erwachsenen, um Ernährungstherapie einzuleiten (Volkert et al. 2009).

Als **Kwashiorkor** wird der ernährungsbezogene Status bezeichnet, der vorwiegend in Entwicklungsländern zu finden ist. Gekennzeichnet ist er vor allem durch eine inadäquate Proteinzufuhr bei eigentlich ausreichender Kalorienzufuhr. Neben spezifischen Laborbefunden wie Hypalbuminämie und Hyponatriämie und auffälligen Leberwerte fallen prominent generalisierte Ödeme ins Auge (Hungerbäuche bei Kindern). Des Weiteren kann er mit Hautveränderungen und geschwächtem Immunsystem einhergehen. In westlichen Ländern tritt Kwashiorkor im Zusammenhang mit ausgeprägtem Eiweißmangel bei akuten oder chronischen Erkrankungen auf.

Spezifischen Nährstoffmangel nennt man den mit einem Defizit an bestimmten Nährstoffen (Spurenelementen, Vitaminen oder Kombinationen) assoziierten Mangel.

Als **Kachexie** benennt man ein Syndrom, welches sich durch eine deutliche Abnahme von Körpergewicht, sowie der Körpermassen Muskeln und Fett sowie einen gesteigerten Katabolismus der Eiweiße zeigt. Kachexie ist multifaktoriell (Appetitlosigkeit, Entzündungsprozesse, Beeinträchtigung der Stoffwechselvorgänge von Kohlehydraten, Proteinen und Lipiden) und meist Folge einer (entzündlichen) Grunderkrankung (Tumorerkrankung, Nieren- oder Herzinsuffizienz). Kriterien sind neben einem Gewichtsverlust von mindesten 5% des Körpergewichts innerhalb der letzten 12 Monate oder einem BMI von < 20 kg/m^2 auch verminderte Muskelkraft, Erschöpfung, Appetitlosigkeit, eine geringe fettfreie Körpermasse sowie typische Laborparameter (erhöhte Entzündungsmarker, Anämie und niedriges Serumalbumin). Experten der ESPEN-Arbeitsgruppe erarbeiteten 2010 einen Vorschlag für die Definition der Prä-Kachexie, da im Vollbild einer Kachexie die therapeutischen Maßnahmen bereits fast nicht mehr greifen (Muscaritoli et al. 2010).

Als **Sarkopenie** versteht man hauptsächlich den Verlust von Muskelmasse und Muskelkraft welcher neben den normalen Vorgängen im hohen Alter (neuronale und hormonelle Veränderungen, reduzierte körperliche Aktivität) im Zusammenhang mit akuten oder chronischen Komorbiditäten wie entzündlichen Darmerkrankungen steht. Neben der Bestimmung des Verlustes der Muskelmasse wird in der Geriatrie auch mindestens ein funktioneller Parameter zur Diagnose der Sarkopenie herangezogen (z.B. Handkraft).

Anhand der Definitionen lässt sich erkennen, dass auch adipöse Patienten mit einem BMI > 30 kg/m^2 an Kachexie, spezifischen Nährstoffmangeln und Sarkopenie leiden können. Diese Patienten sind oftmals noch schlechter dran, da man häufig erst sehr viel später daran denkt,

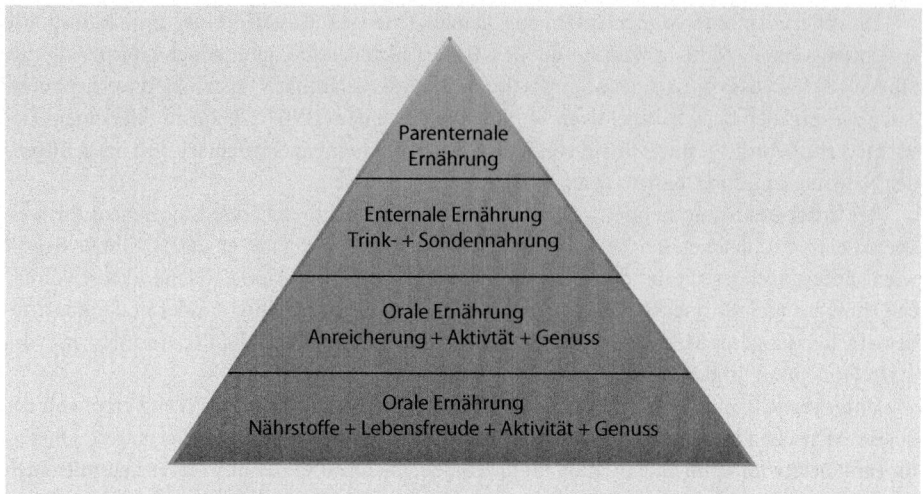

▢ **Abb. 7.1**   Die Basis aller Ernährungsformen ist die Aktive Orale Ernährung (AOE) mit Lust, Genuss und Lebensfreude. Erst dann können Anreicherungen oder klinische Kostformen zu einem ausreichenden Ernährungsstatus der Bewohner beitragen.

entsprechende Abklärungen zu tätigen als bei offensichtlich untergewichtigen Patienten. Ein häufiges Problem bei der eindeutigen Diagnose der Ernährungsstörungen alter Menschen ist das Auftreten von Mischformen oben genannten Erscheinungsformen.

Grundsätzlich sollte eine Ernährung in der Altenpflege stets »hierarisch« aufgebaut sein (Volkert 2009), wie in ▢ Abb. 7.1 angedeutet. Die Grundform bleibt im Alter auch eine aktive Form des Essens als Ernährungsgrundlage. Solange Bewohner jeglichen Alters dazu in der Lage sind, bedeutet eine aktive Teilnahme zu Tisch beim Essen die beste Form der Lebensqualität. Dies ist auch bei angereicherter Kost möglich, wenn sich Zusatznährstoffe in der gängigen Nahrung schmackhaft und genussvoll »verpacken« lassen (▢ Abb. 7.1).

7.2   Makronährstoffe

Essen ist allerdings keine universelle, für jeden gleiche Nahrungsaufnahme, sondern die Bedürfnisse sind individuell verschieden (Höfler 2012). Nährstoffe, die in der Nahrung enthalten sind, werden zunächst in Makro- und Mikronährstoffe unterteilt. Dabei werden als Makronährstoffe solche bezeichnet, die Energie liefern, also Fett, Eiweiße und Kohlenhydrate.

Der physikalische Energiegehalt eines Lebensmittels wird in Kilokalorie (kcal) oder Kilojoule (kJ) gemessen. Nicht immer entspricht dieser physikalische Wert aber der Energie, die der Körper daraus ziehen kann. Der tatsächliche Energiegehalt wird deshalb als physiologischer Brennwert bezeichnet. Bei Kohlenhydraten und Eiweißen beträgt er 4,1 kcal/g oder 17 kJ/g, bei Fetten hingegen mehr als das Doppelte: 9,3 kcal/g oder 39 kJ/g.

Die Versorgung mit Makronährstoffen über normale oral zugeführte Ernährung ist das Maß aller Dinge. Sie sollte so lang wie möglich aufrechterhalten werden. Essen dient nicht nur der Nahrungsaufnahme, sondern ist pure Lebensfreude, auch und vor allem im Alter, vor allem wenn andere Aktivitäten nur noch eingeschränkt möglich sind. Um allerdings einen ausreichende Versorgung des Körpers mit Energie zu gewährleisten, muss die Nahrung entsprechend kalorienreich sein. Ein ausgewogenes Verhältnis zwischen Fett, Eiweißen und Kohlenhydraten

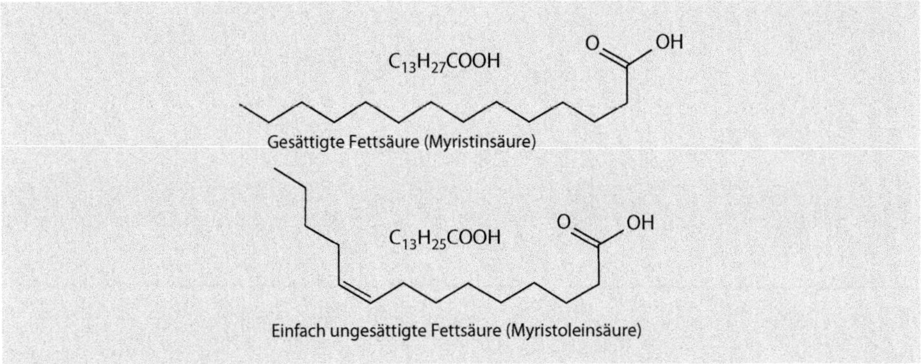

Abb. 7.2 Ein Beispiel für eine gesättigte (oben) und eine einfach ungesättigte Fettsäure mit insgesamt 14 Kohlenstoffatomen. Ungesättigte Fettsäuren sind wegen der in Lebensmittelfetten üblichen »cis«-Doppelbindung »geknickt«.

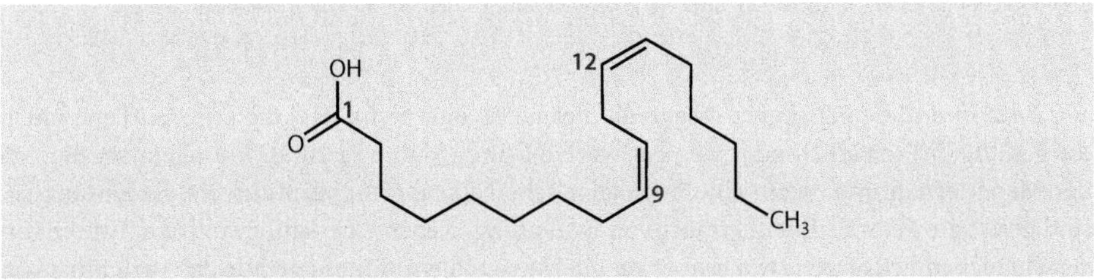

Abb. 7.3 Die Linolsäure ist eine zweifach ungesättigte Fettsäure aus insgesamt 18 Kohlenstoffatomen. Sie zählt zu den Omega-6-Säuren, da ihre erste Doppelbindung von der CH_3-Gruppe aus gelesen an dem 6. Kohlenstoffatom beginnt. In der Chemie ist die Zählweise umgekehrt. Dort beginnt man an der Säuregruppe COOH mit dem Zählen.

ist daher wichtig, vor allem wenn die Menge an aufgenommener Nahrung entsprechend weniger ist, die Bewohnerinnen und Bewohner aus vielerlei, noch näher anzusprechenden Gründen, nur noch kleinerer Portionen zu sich nehmen (Keller et al. 2006).

7.2.1 Makronährstoff Fett

Nahrungsmittelfette sind sogenannte Triacylglyceride, also Glycinmoleküle, die mit drei Fettsäuren verestert sind. Fettsäuren wiederum sind Kohlenstoffkettenmoleküle mit einer geradzahligen Anzahl von Kohlenstoffatomen (Ebermann und Elmadfa 2008). Diese können gesättigt und ungesättigt sein, oder mehrfach ungesättigt (Abb. 7.2).

Auch im fortgeschrittenen Lebensalter ist die Zufuhr von sogenannten essentiellen Fettsäuren ein wichtiger Gesichtspunkt. Essentiell sind allerdings lediglich die Linolsäure (Abb. 7.3) und die Linolensäure (Abb. 7.4). Alle weiteren, bis auf die Omega-3-Fettsäuren können im Prinzip daraus körpereigenen auf biochemischem Wege synthetisiert werden. Daher ist der Eintrag von Ölen und Fetten mit einem hohen Anteil dieser Omega-3-Fettsäuren wichtig.

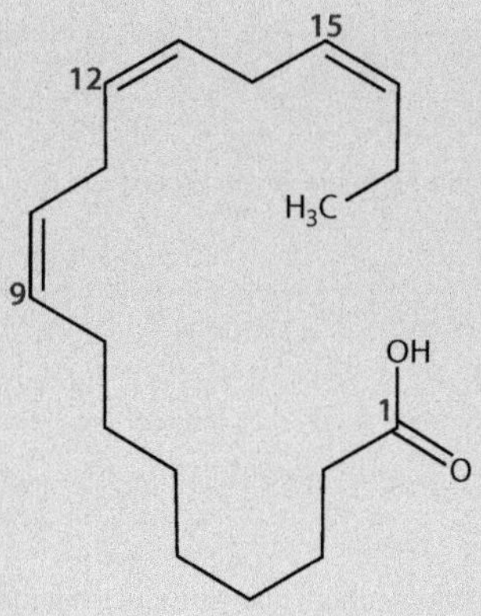

◘ Abb. 7.4   Die Linolensäure besteht ebenfalls aus 18 Kohlenstoffatomen und ist dreifach ungesättigt. Sie gehört zu den Omega-3-Fettsäuren. Ihre erste Doppelbindung beginnt bereits am 3. Kohlenstoffatom vom CH3-Ende her gesehen. Fette in Lein- oder Hanfölen enthalten einen hohen Anteil dieser Fettsäure.

Zwar sind diese Fettsäuren essentiell, dies heißt aber nicht, dass die anderen Fette (auch die gesättigten) schädlich oder weniger wertvoll sind (Malhotra 2013). Vor allem im Bereich der Mangelernährung, wenn eine hochkalorische Nahrungsmittelzufuhr von Bedeutung ist, sind gesättigte Fette als Energieträger von Bedeutung. Neben einer ausgewogenen Zufuhr von verschiedenen Fettsäuren (wie immer möglichst von allem) nimmt gerade das Verhältnis von gesättigten zu ungesättigten Fetten eine besondere Stellung ein, und dies aus physikalischen Gründen, denn über die Anzahl der Kohlenstoffatome und vor allem den Sättigungsgrad der Fette lässt sich die Konsistenz und damit die »Essbarkeit« der Fette sehr genau steuern.

Dabei weisen ungesättigte Fettsäuren stets »Knicke« in ihren Kohlenstoffketten auf. Fette mit einer hohen Anzahl an ungesättigten Fettsäuren lassen sich daher weit weniger gut parallel ordnen, als gesättigte, die sich viel leichter in parallel legen, ähnlich Streichhölzer in ihrer Schachtel. Ungesättigte Fette sind demnach auch bei niedrigen Temperaturen noch flüssig, während gesättigte Fett relativ schnell fest werden und somit streichbar sind. Die Fettmoleküle des Olivenöls zum Beispiel bestehen aus einer hohen Anzahl von einfach ungesättigten Fetten, diese Fettsäuren haben daher nur einen Knick. Diese lassen sich noch leichter ordnen als zum Beispiel Sonnenblumenöl, dessen Anzahl der zweifach ungesättigten Fettsäuren hoch ist und schwerer zu ordnen ist. Olivenöl wird daher im Kühlschrank fest und zähflüssig. Sonnenblumenöl nicht. Dazu müsste man noch weiter abkühlen (Vilgis 2010).

Wegen dieser rein physikalischen Eigenschaften lassen sich Öle und Fette leicht als kalorienreicher Makronährstoff in die geriatrische Ernährung einfügen. Je nach Sättigungsgrad und Konsistenz können somit schmackhafte Fettsupplemente geschaffen werden, die einen hohen Anreiz an zum Essen auslösen – ohne dass die Fette stets als Sahne, Butter oder Crème fraiche in Suppen, Getränken oder Saucen »versteckt« werden müssen. Auch lässt sich die Konsistenz über Mischungen von Fetten je nach diagnostischer Anforderung steuern, sei es bei Schluckbeschwerden, Zahnproblemen oder Mund- und (postoperativen) Kiefererkrankungen.

Über die naheliegenden Maßnahmen, wie das Anreichern mit Sahne, Crème fraiche, Crème double oder Butter lassen sich darüber hinaus weitere küchentechnische Maßnahmen treffen. So lassen sich zum Beispiel schmackhafte Cremes oder Würfel von schmackhafter dunkler Schokolade, die mit Weizenkeimöl (hoher Grad an polyungesättigten Fettsäuren) herstellen, die »nebenher« kalt gelutscht oder heißgetrunken werden können. Je nach Mischungsverhältnis von Schokolade und Weizenkeimöl von cremig bis fest, sodass sie mit den Fingern gegriffen werden können, kann man die Konsistenz individuell anpassen.

Schmackhaft herzhafter Gänseschmalz, im dem Zwiebel, Knoblauch oder Röstgemüse angebraten wurde, lässt sich in Suppen geben, oder – sofern für die Bewohner möglich – als Brotaufstrich zubereiten. In kleine Stücke geschnitten ist dies ein idealer Fettlieferant für »zwischendurch«, der wegen des praktisch 100%igen Fettanteils die Küche auch nicht durch besondere Hygienebehandlung zusätzlich belasten.

Drinks aus mit Wasser oder Milch pürierten Nüssen (Walnüsse, Haselnüsse, Mandeln), mal gesüßt mit Honig, mal gesüßt mit Zucker, mal leicht gesalzen, sind extrem nahrhaft und willkommene Abwechslungen für die hochkalorische Energiezufuhr, stets mit dem Ziel, die Bewohner nehmen diese bewusst und aktiv zu sich.

7.2.2 Makronährstoff Protein

Proteine sind lebenswichtige Funktionsmoleküle. Sie erfüllen wichtige biologische Aufgaben in allen Bereichen des menschlichen Körpers, sei es als Hämoglobin Sauerstoff zu binden und zu transportieren, sei es zum Aufbau von Körperzellen oder sei es zum Aufbau von Muskeln und Bindegewebe im Bewegungsapparat, um nur wenige Beispiele zu nennen. Der menschliche Stoffwechsel stellt daher laufend Proteine her, um seine Funktion aufrecht zu erhalten. Eiweiße sind daher ebenfalls lebensnotwendige Makronährstoffe, deren physiologischer Wert mit Fetten vergleichbar ist. Wie die essentiellen Fettsäuren nicht eigens hergestellt werden können, sind auch manche der protogenen Aminosäuren »essentiell«. Alle Proteine sind aus den 21 protogenen Aminosäuren aufgebaut und bilden kompliziert strukturierte Kettenmoleküle. Um die Vielzahl der Proteine, die für den Ablauf von biologischen und physiologischen Prozessen wichtig sind, abzudecken, müssen diese Aminosäuren eine Vielfalt an Eigenschaften aufweisen (Adam und Läuger 2009). Diese sind in ◘ Tab. 7.1 zusammengefasst.

Dabei fällt auf, dass sich die Aminosäuren in grundlegende Gruppen einteilen lassen. Einige davon sind unpolar und damit nur schlecht in Wasser löslich (hydrophob), andere sind polar und neutral, diese sind schwach in Wasser löslich, die dritte Gruppe, unterteilt in basisch und sauer, ist hingegen geladen, und damit sehr gut wasserlöslich (hydrophil).

Aminosäuren allein auf ihre ernährungsphysiologischen Eigenschaften zu reduzieren, greift allerdings zu kurz. Besonders dann wenn Proteine in der oralen Ernährung im Alter gleichzeitig als Makronährstoff und die physikalischen Eigenschaften als Struktur gebendes Element genutzt werden können. Daher sind die physikalisch chemischen Eigenschaften der Proteine von wesentlichem Interesse (◘ Abb. 7.5).

Auffallend ist dabei die überwiegende Hydrophobizität (Wasserunlöslichkeit) der essentiellen Aminosäuren. Lediglich Threonin und Lysin sind als polare und elektrisch geladene Aminosäuren essentiell. Erst die unterschiedlichen Eigenschaften, wie chemische Struktur und die darüber definierte Löslichkeit in Wasser erlauben eine Vielzahl von komplexen Strukturen der Proteine (◘ Abb. 7.6).

Bei der Verdauung von Proteinen im Verdauungstrakt werden die Strukturen und Proteinketten von Enzymen, den Proteasen aus der Pankreas (Bauchspeicheldrüse), wieder in Aminosäuren zerlegt, die dann wieder zu neuen Proteinen zusammengesetzt werden. Proteinreiche Kost ist im Alter von besonderer Bedeutung, um ausreichend »Biomaterial« zur Verfügung zu

7

◨ Tab. 7.1 Aminosäuren, Eigenschaften, Tagesdosis und Vorkommen

Name	Abkürzung	essentiell E, nicht- (NE)/semi-essentiell (SE)	Tagesdosis mg/kg	Mittleres Vorkommen in Proteinen
Alanin	Ala	NE		9,0 %
Arginin	Arg	SE		4,7 %
Asparagin	Asn	NE		4,4 %
Asparaginsäure	Asp	NE		5,5 %
Cystein	Cys	NE		2,8 %
Glutamin	Gln	NE		3,9 %
Glutaminsäure	Glu	NE		6,2 %
Glycin	Gly	NE		7,5 %
Histidin	His	SE		2,1 %
Isoleucin	Ile	E	20	4,6 %
Leucin	Leu	E	39	7,5 %
Lysin	Lys	E	30	7,0 %
Methionin	Met	E	15	1,7 %
Phenylalanin	Phe	E	25	3,5 %
Prolin	Pro	NE		4,6 %
Serin	Ser	NE		7,1 %
Threonin	Thr	E	15	6,0 %
Tryptophan	Trp	E	4	1,1 %
Tyrosin	Tyr	NE		3,5 %
Valin	Val	E	26	6,9 %

stellen. Fleisch, Eier und Milchprodukte sind daher beste Proteinlieferanten, aber auch Weizen und Sojaproteine, bzw. deren Isolate. Hülsenfrüchte können der Unterstützung dienen, sofern sie vertragen werden und keine anderen Probleme hervorrufen.

Für die essentiellen Aminosäuren sind die Hauptlieferanten in folgender Tabelle zusammengetragen. An erster Stelle steht immer das Lebensmittel, dessen Anteil am höchsten ist.

- **Isoleucin:** Hähnchen, Erbsen, fetter Fisch, Rindfleisch, Ei, Walnüsse, Weizen
- **Leucin:** Mais, Kuhmilch, Milchprodukte, Ei, Rindfleisch, Hähnchenfleisch
- **Lysin:** fetter Fisch, Rindfleisch, Hähnchen, Milchprododukte, Ei, Erbsen
- **Methionin:** Paranüsse
- **Phenylalanin:** Sojabohnen, Sojaprotein, Kürbiskerne, Ei, Reis
- **Threonin:** Milchprodukte, Ei, Hähnchen
- **Tryptophan:** Sojabohnen, -protein, Cashewnüsse, Schokolade/Kakaopulver, Milchprodukte
- **Valin:** Ei, Milchprodukte, Vollkornreis, fetter Fisch, Rindfleisch, Hähnchen, Walnüsse

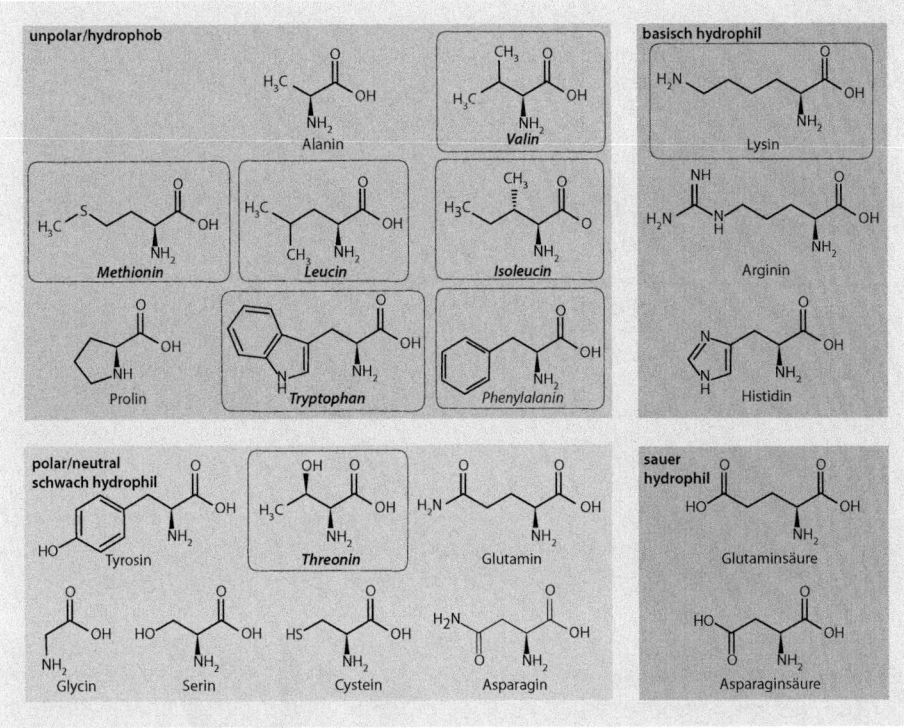

◘ Abb. 7.5 Struktur und Löslichkeit der protogenen Aminosäuren. Essentielle Aminosäuren (für Erwachsene) sind eingerahmt.

Dabei muss natürlich beachtet werden, dass diese Aminosäuren nicht frei vorliegen, sondern in die Proteinkette eingebunden sind. Erst nach der Verdauung und vollständigen Proteinspaltung sind sie biologisch verfügbar. Unter Umständen ist daher eine Supplementierung mit Aminosäuren notwendig. Dies kann natürlich sehr einfach in Form von Trinknahrung geschehen (»Astronautenkost«), wird aber sehr schnell von den Bewohnern abgelehnt. Indikationen dazu sind etwa die sich aufstapelnden ungeöffneten Packungen im Nachtschrank. Daher ist es zu überlegen, inwieweit »normale« Kost mit Aminosäuren angereichert werden kann.

Hier spielt vor allem die beim Muskelaufbau beteiligte Aminosäure Leucin eine besondere Rolle. Diese hat ihren isoelektrischen Punkt, dort erscheint das Zwitterion neutral, bei einem pH-Wert von 5,98. Dann hat sie auch die schlechteste Wasserlöslichkeit. Im sauren Bereich wird die Löslichkeit verbessert, daher sind gerade säuerliche – und damit sensorisch besser wahrnehmbare und schmackhaftere – Getränke und Speisen prädestiniert für die (klinische) Anreicherung der Speisen mit Leucin. Dazu gehören Jogurts, Trinkjogurts mit pH-Werten um 4 oder auch Buttermilch, Kefir oder Sauermilch, nicht zuletzt deshalb, da auch in den Proteinen der Milchprodukte ein höherer Anteil dieser Aminosäure vorliegt. Auch Weizenproteine, Gluten, sind reich an Leucin. Daher sind auch für Vegetarier Weizenproteine als Leucinlieferant interessant. Ähnliches gilt für Proteine aus der Sojabohne.

Dazu muss allerdings beachtet werden, dass die meisten der essentiellen Aminosäuren einen bitteren Geschmack aufweisen. Ausnahme sind Threonin, das süßlich schmeckt, und Lysin, das keinen Geschmacksinn anregt. Der Vorteil dieser Einbindung in »normale Kost«

7

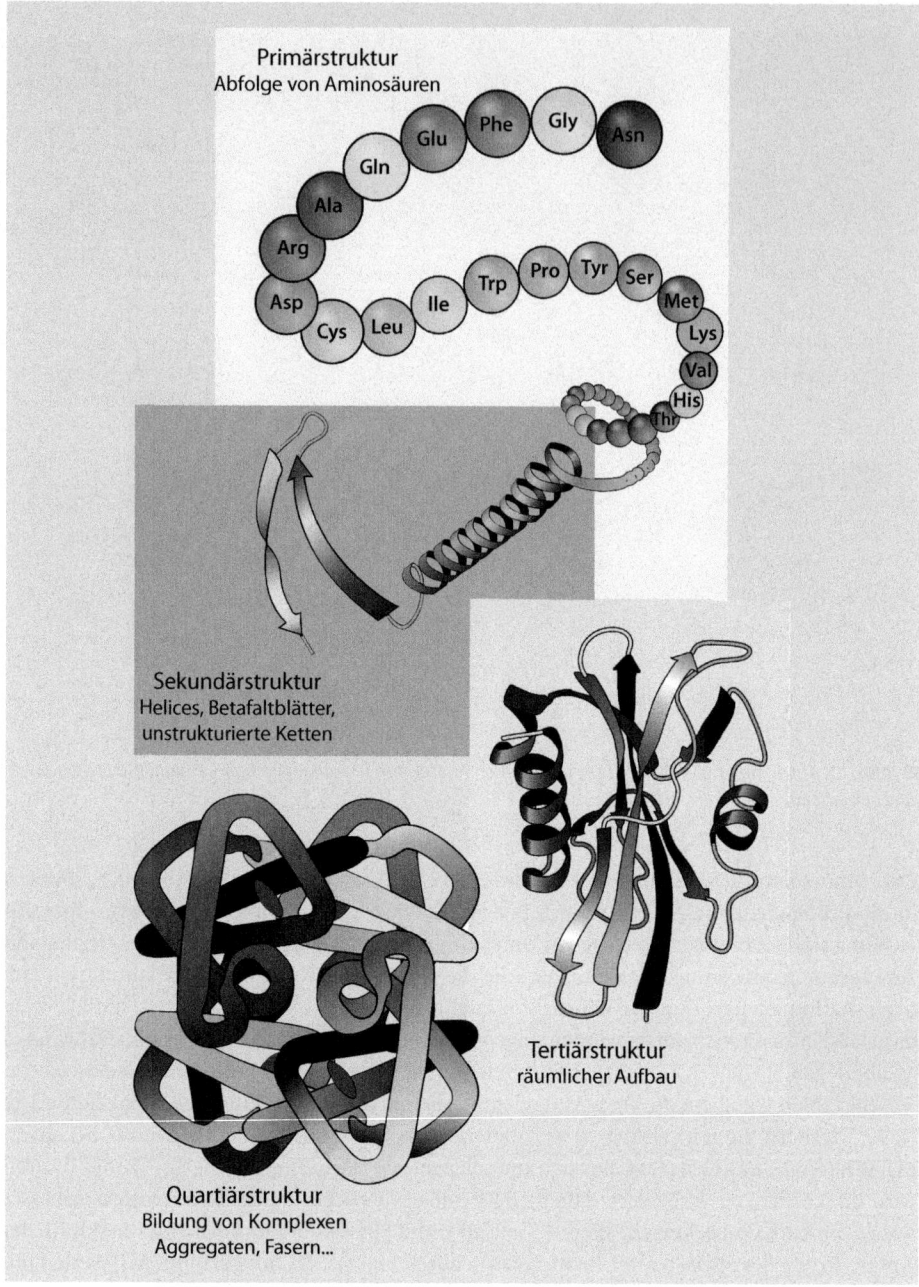

Primärstruktur
Abfolge von Aminosäuren

Sekundärstruktur
Helices, Betafaltblätter,
unstrukturierte Ketten

Tertiärstruktur
räumlicher Aufbau

Quartiärstruktur
Bildung von Komplexen
Aggregaten, Fasern...

◘ **Abb. 7.6**   Die Strukturhierarchie von Proteinen. Die Primärstruktur, die Abfolge der Aminosäuren definiert
die Sekundärstrukturelemente, diese wiederum innerhalb eines Proteins dessen Tertiärstruktur über den Prote-
infaltungsmechanismus und damit die biologische Funktion. Über die Tertiärgestalt wird entschieden, welche
Komplexe gebildet werden, ob Fasern oder – wie hier dargestellt – das Zusammenlagern von vier einzelnen
Globule, etwa im Hämoglobin.

läge dennoch auf der Hand. Nach wie vor nehmen die Bewohner eine ihrer Biografie nahe Kost zu sich. Die negativen Gefühle, die jede »Zufütterung« bei fast allen Bewohnern zur Folge hat, wären damit umgangen.

7.2.3 Physikalische Aspekte in der Ernährung

Die physikalischen Eigenschaften der Proteine können aber genutzt werden, um besondere Darreichungsformen der Lebensmittel zu gestalten. Die bekannten gezuckerten und gebackenen Eiweißschäume (Baisers) sind für alle bekannte Beispiele von haltbaren Lebensmitteln, die zum einen eine attraktive Form des Essens darstellen, gleichzeitig aber auch als Träger von Energiestoffen wie Zucker fungieren können. Proteine sind wegen ihres Aufbaus aus hydrophilen und hydrophoben Aminosäuren ideale Schaumbildner und Emulgatoren. Proteine sind somit Konsistenzgeber und Nahrungsmittel zugleich. Damit lassen sich bekannte Geschmacksrichtungen rasch in Formen zubereiten, die nicht nur dem reinen Ernährungsgedanken folgen, sondern auch zum Essen anregen, besonders wenn Mangelernährung noch von Schluckbeschwerden (▶ Kap. 6) begleitet ist oder dadurch verursacht wird.

Eine Mayonnaise auf der Basis von Eiklar und Öl ist ein gutes Beispiel für die Kombination der Makronährstoffe Protein und Fett, die es gleichzeitig erlaubt, eine cremige Konsistenz mit reizvollen appetitanregenden Geschmacksrichtungen (säuerlich, herzhaft) zu gestalten. Dazu wird Eiklar leicht mit Salz und etwas Essig mit dem Handmixer aufgeschlagen und das Öl dabei untergehoben, bis eine feste, cremige und schmackhafte Emulsion entsteht. Der Zweck ist somit zweifach genützt. Das aus ernährungsphysiologischer Sicht hochwertige Eiweiß wird gleichzeitig als Emulgator für den Makronährstoff Fett genützt.

Ähnliche Konsistenzen lassen sich auch mit hochwertigen Proteingetränken erreichen, die sich nach wie vor an die Essbiografie anlehnen. Extrem eiweißhaltige Leber (Kalb, Huhn, Lamm oder Schwein) erlauben ein breites Spektrum an nahrhaften Getränken, die sich auch aus Sicht der Mikronährstoffe (▶ Abschn. 7.3) eignen, hochwertige Eiweiße in Formen zu präsentieren, die man leicht zu sich nehmen kann. Eine herzhaft gewürzte angebratene Leber lässt sich bestens mit Sahne, Joghurt oder Buttermilch (etwa im Thermomix) mixen und warm oder kalt trinken. Auch hier wirken die Leberproteine als Emulgator.

Auch Erbsenschäume oder Emulsionen auf der Basis von grünen Erbsen liefern hochwertige Eiweißbeigaben. Erbsenproteinisolate können ähnlich wie Gluten oder Sojaprotein dazu verwendet werden.

7.2.4 Makronährstoff Kohlenhydrate

Kohlenhydrate bestehen im Wesentlichen aus Zucker, meist Glukose in unterschiedlichen molekularen Formen. Das bekannteste Molekül ist der Haushaltszucker, ein Disaccharid aus Glukose und Fruktose. Nur reine Glukose kann direkt Energie liefern, daher werden komplexe Kohlenhydrate wie Amylase oder das hochverzweigte Makromolekül Amylopektin mittels Amylasen nach und nach in einzelne Glukosemoleküle zerlegt. Die Kohlenhydratzufuhr ist bei Nichtdiabetikern relativ unproblematisch. Brot, Zucker oder mit Stärke verdickte Saucen oder Süßspeisen sind in allen Formen denkbar.

7.3 Mikronährstoffe

Ein weit umfassenderes Problem sind die Mikronährstoffe (Biesalski 2002), das hier allerdings nur grob besprochen werden kann, da es bei der Vielzahl der verschiedenen Stoffe oft auch individuelle Probleme sind. Einige allgemeine Prinzipien müssen in diesem Zusammenhang genannt werden. Wie bereits angesprochen liefern Mikronährstoffe keine Energie. Sie sind allerdings für die Körperfunktion unerlässlich und spielen insbesondere bei älteren Menschen eine große Rolle.

Zu den Mikronährstoffen zählen daher alle Vitamine, Mineralstoffe sowie Spurenelemente und sekundäre Pflanzenstoffe (Ebermann und Elmadfa 2008). Diese Mikronährstoffe werden dem Körper normalerweise bei ausgewogener Ernährung in ausreichender Menge zugeführt, allerdings ist dies bei altersbedingten Erkrankungen nicht immer gewährleistet. Vitamine lassen sich in fettlöslich und wasserlöslich unterscheiden. Diese Tatsache ist in mancher Hinsicht wichtig, wenn eine Vorbeugung noch auf normaler oraler Basis erfolgen soll.

7.3.1 Fettlösliche Vitamine

Vitamin A, Retinol, ist ein wichtiges Vitamin für die Sehkraft, es kommt reichlich in Innereien und fetten Fischen vor. Das **Provitamin A** (beta-Carotin), besteht aus zwei chemisch verbundenen Retinolmolekülen, kommt in farbigen Gemüsesorten vor und gibt der Karotte ihre gelbe Farbe. Gerade bei vorwiegend pflanzlicher Ernährung muss die unterschiedliche Bioverfügbarkeit des Provitamins A beachtet werden. In Früchten (Tomaten) oder Blattgemüse (Spinat) ist es rascher verfügbar, als aus Wurzelgemüse (Karotten). Daher schadet langes Kochen oder in Fett Dünsten sowie das anschließende Pürieren von farbigen Wurzelgemüse nichts, ganz im Gegenteil.

Vitamin D, Cholecalciferol, gewann in den letzten Jahren stark an Bedeutung. Gerade im fortgeschrittenen Lebensalter ist eine ausreichende Versorgung mit Vitamin D wichtig. Erst dadurch kann Kalzium in Knochen eingebaut und damit die Knochendichte reguliert werden. Das Vitamin ist damit zur Vorbeugung (und Behandlung) von Osteoporose einer der möglichen molekularen Schlüssel. Vitamin D in ausreichender Konzentration ist kaum über die Nahrung zu bekommen. Es kommt zwar in fetten Seefischen (etwa Makrelen) vor. Die Hauptversorgung bei Menschen geschieht allerdings erst durch Sonnenlicht unter Einwirkung von ultravioletter Strahlung auf der Haut. Vitamin D kann daher in verschiedenen Formen supplementiert, etwa durch 25(OH)Vitamin D3, werden. Diese Moleküle werden gespeichert und dann zu Cholecalciferol umgewandelt.

Vitamin E, Trocopherol, ist ein wichtiges antioxidativ wirkendes Vitamin. Das fettlösliche Vitamin ist ein fester Bestandteil in der Lipidphase von Membranen tierischer Zellen. Es kann mit der Nahrung aufgenommen werden und ist reichlich in Milch, Eiern, aber auch in vielen Nüssen, Samen und Getreiden vorhanden. Daher befindet sich Vitamin E auch in Nussölen, Pflanzen- und Keimölen.

Vitamin K1, Phyllochinon, ist am Knochenstoffwechsel sowie bei der Blutgerinnung beteiligt. Wie der chemische Name andeutet, kommt dieses Molekül in grünem Gemüse, z.B. im Grünkohl, Rosenkohl, Spinat oder gar den Knollen und Blättern von Kohlrabi und Kräutern wie Schnittlauch, reichlich vor. Es befindet sich im Photosyntheseapparat von Blättern und Früchten, etwa Erdbeeren, aber auch in stark pigmentierten tierischen Produkten wie Leber oder Eiern.

Vitamin K2, Menachinon, ist dem Phyllochinon sehr ähnlich, liegt aber als Stoffgemisch vor, was durch die unterschiedliche Länge der Kohlenstoffkette bedingt ist. Diese Moleküle werden allerdings auch körpereigen synthetisiert. Das Vorkommen von Vitamin K2 ist ähnlich wie bei K1.

Aus Sicht ihrer molekularen Struktur sind fettlösliche Vitamine immer sehr stark an die jeweiligen Fettsäuren und an die Farbstoffe der jeweiligen Pflanzen gekoppelt. Ihre Molekülstruktur sind daher stets kombinierte Fettsäuren- und Farbstoffderivate. Die Regel »bunt essen« ist daher nicht verkehrt. Fettlösliche Vitamine sind relativ hitzestabil. Im Gegensatz zu den wasserlöslichen Vitaminen oxidieren sie während des Kochens und der Lebensmittelverarbeitung nicht im gleichen Maße.

7.3.2 Wasserlösliche Vitamine

Vitamin B1, Thiamin, ist für den Kohlenhydratstoffwechsel unerlässlich, ebenso für das zentrale Nervensystem. Vitamin B1 muss ständig zugeführt werden, denn es hat lediglich eine Speicherkapazität von ca.14 Tagen. Thiamin kommt z.b. in Weizenkeimen vor, auch in Sojabohnen und deren Keime. Wegen einer eventuellen hohen Belastung an Erregern sind diese Lebensmittel in der Geriatrie wenig sinnvoll. Thiamin liegt allerdings auch in höheren Konzentrationen im Schweinefleisch vor, das allerdings nicht allen ethnischen Gruppen zugänglich ist. Eine gute Quelle sind ebenfalls Sonnenblumenkerne, Macadamianüsse und Sesamsaat. Frische Hefe ist ebenfalls reich an Thiamin. Thiamin oxidiert beim Erhitzen relativ schnell, daher sind kurze Garzeiten unerlässlich.

Vitamin B2, Riboflavin, ist in vielen Lebensmitteln vorhanden, sodass eine Supplementierung nur in Ausnahmefällen notwendig ist. Das Molekül besitzt einen heterozyklischen Teil und Zuckeralkoholrest (keine alkoholische Wirkung), was es hitzestabiler macht. Riboflavin befindet sich ebenfalls in grünen Kohl- und Blattgemüsen und Getreiden. Auch in Milchprodukten ist es vorhanden. Riboflavin wird auch zur Vorbeugung von migräneartigen Kopfschmerzen eingesetzt.

Vitamin B3, Niacin, ist ein Heteroaromat und wird in der Leber gespeichert. Das Vitamin ist ein Baustein für Coenzyme im gesamten Stoffwechsel. Es befindet sich sowohl in allen tierischen als auch vielen pflanzlichen Lebensmitteln, besonders in Pilzen (Zuchtchampignons), Nüssen, Datteln und Aprikosen. Auch in Hülsenfrüchten aller Art ist Vitamin B3 reichlich enthalten. Niacinmangel ist kaum bekannt. Das Molekül kann aus der essentiellen aromatischen Aminosäure Tryptophan körpereigen hergestellt werden.

Vitamin B5, Pantothensäure, ist ebenfalls am gesamten Stoffwechsel beteiligt. Es kommt vor allem in Innereien und Eiern vor. Ebenso in Milchprodukten, sowie Vollkornprodukten, aber auch in Obst und vielen Gemüsen und Nüssen, insbesondere Pinienkerne. Hervorzuheben sind auch Avocados. Gerade in der Altenverpflegung bei Mangelzuständen kann dieses Gemüse eine besondere Rolle einnehmen. Es ist hochkalorisch und liefert eine ganze Reihe essentieller Fettsäuren. Des Weiteren ist die weiche, faserfreie Konsistenz der reifen Avocado bei manchen Formen von Schluckbeschwerden ein willkommenes Lebensmittel.

Vitamin B6, Pyridoxin, ist ein Sammelbegriff für drei heterozyklische Aromaten, die am Stoffwechsel beteiligt sind. Körpereigen kann den Cofaktor Pyridoxalphosphat nicht hergestellt werden, allerdings ist eine Vielzahl von Lebensmitteln mit Pyridoxin ausgestattet, sodass Mangelzustände bei einer vielseitigen oralen Ernährung kaum möglich sind.

Vitamin B7, Biotin, ist ein wichtiger Cofaktor beim Stoffwechsel. Ein Mangel an Vitamin B7 hat häufig auch bestimmte Formen von Appetitlosigkeit zur Folge, sodass Rückkopplungs-

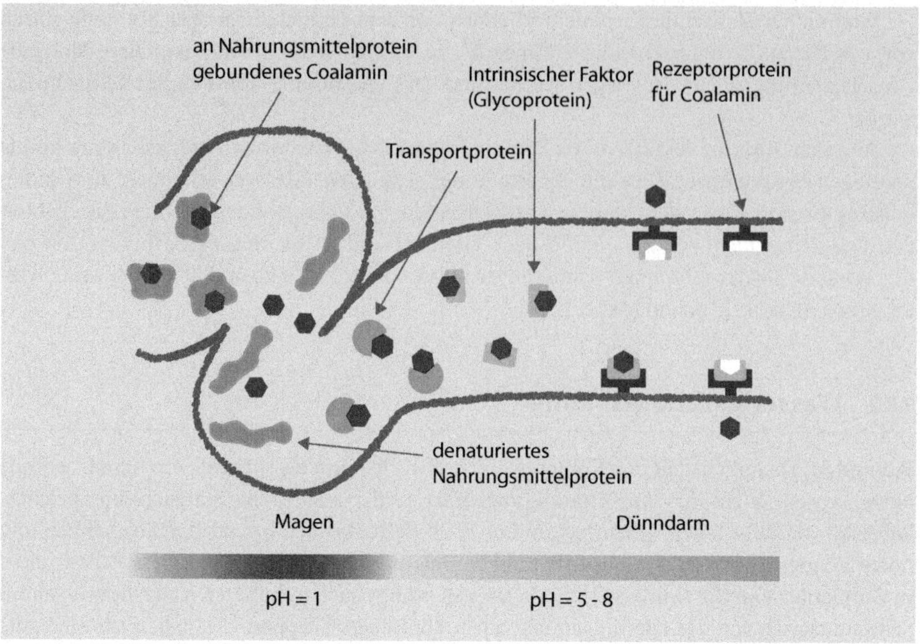

Abb. 7.7 Ein einfaches Modell zur Aufnahme von Vitamin B12. Es zeigt ein einzigartiges Wechselspiel zwischen Proteinphysik und Cobalamin. Zunächst (links) ist das Cobalamin an das Nahrungsmittelprotein gebunden. In der Magensäure wird über eine Veränderung der internen Proteinwechselwirkung (isoelektrischer Punkt) gelöst, um danach im weniger sauren Milieu von einem R-Protein gebunden zu werden. Erst über die weitere Bindung an »interne Faktoren« (ebenfalls Proteine) kann es zu den Rezeptionszentren geleitet werden.

effekte vorliegen können und sich eine bereits vorhandene Appetitlosigkeit noch verstärkt. Allerdings kann Biotin körpereigen hergestellt werden. Auch hier stehen wieder Hefe und Leber als Hauptversorger im Vordergrund. Aber auch Bananen und Walnüsse sind neben den Vollkornprodukten, die bei der Altenverpflegung nur bedingt akzeptiert werden, zu nennen.

Vitamin B11, Folsäure, spielt in der Altenernährung ebenfalls eine Rolle. Es hat zum einen gewisse vorbeugende Wirkung vor Arteriosklerose, vor allem aber scheint es in Kombination mit Vitamin B12 (Cobalamine) eine potenzierende Wirkung zu haben. Mangel an Folsäure und Vitamin B12 können den Verlauf von Demenzerkrankungen (Alzheimer) beschleunigen (Wolters 2004). Es kommt in vielen Blattgemüsen (daher der Name) vor.

Vitamin B12, Cobalamine, ist ein Sammelbergriff für eine ganze Reihe ähnlich strukturierter Coenzyme, die den Stoffwechsel entscheidend beeinflussen. Für Zellteilung und Blutbildung ist es entscheidend. Wegen seiner Wirkung auf das zentrale Nervensystem ist ein Mangel an Vitamin B12 daher im Alter zu vermeiden. Vitamin B12 wird ausschließlich von Mirkoorganismen über komplizierte Mechanismen hergestellt, d.h. beim Menschen im Darmtrakt. Normalerweise reicht die Menge an Cobalaminen über die Nahrung aus, sofern Fleisch und Innereien gegessen werden. Allerdings sind Cobalamine in Proteinkomplexe eingelagert (Matthews 2008), die erst denaturiert werden müssen – und zwar vor dem Eintritt in den Dickdarm, und damit bevor eine ausreichende enzymatische Tätigkeit einsetzt. Nur über das Ileum können Cobalamine überhaupt absorbiert werden (◘ Abb. 7.7). Danach werden sie ausgeschieden. Normalerweise geschieht ein teilweises Denaturieren der Proteine im sauren Magen

(Carmel 1997). Werden wegen anderer Erkrankungen Säureblocker (Protonenpumpeninhibitoren) eingenommen, kann wegen mangelnder Säure eine ausreichende Denaturierung nicht erfolgen. Die Folge ist ein Vitamin-B12-Mangel, hier wird eine Supplementierung erforderlich.

Vitamin C, Asorbinsäure, ist das bekannteste Vitamin. Es ist leicht über Obst und Säfte aufzunehmen. Ein Mangel davon ist sehr leicht auszugleichen. Sanddorn, Sauerkraut und frisches Obst und Gemüse gehören dazu in allen Formen auf den Speiseplan eines jeden Menschen.

Der genaue Ernährungsstatus wird allerdings nicht durch Körpergewicht und Körpergröße bestimmt, sondern vor allem durch die Versorgung von Mikronährstoffen.

7.4   Screening- und Assessmentinstrumente

Gefährdet für Mangelernährung sind vor allem Menschen, die aufgrund von Krankheiten (chronisch und akut) sowie Funktionseinschränkungen physischer und kognitiver Natur nicht in der Lage sind, ihren Bedarf an Nährstoffen und Flüssigkeiten selbstständig adäquat zu decken. Obwohl alte Menschen zur Hauptrisikogruppe zählen, ist ein hohes Lebensalter nicht zwangsläufig gleichzusetzen mit Mangelernährung. Wie in den nachfolgenden Kapiteln näher beschrieben wird, können jedoch verschiedene, altersbedingte physiologische Vorgänge und/ oder verringerte Fähigkeiten in Verbindung mit negativen Einflussfaktoren im Alter zur Begünstigung einer Mangelernährung führen.

Um das Risiko bei Betroffenen möglichst frühzeitig zu identifizieren und/oder den Ernährungszustand zu bewerten, gibt es eine Reihe von Instrumenten, deren bedeutendsten für die Praxis in diesem Kapitel näher erläutert werden. Die Instrumente lassen sich unterscheiden in diejenigen, welche nur das reine Risiko identifizieren, die sogenannten Screeninginstrumente, und diejenigen, welche eine differenziertere Bewertung des Ernährungszustandes und handlungsleitende Untersuchung zulassen (Assessmentinstrumente). Je nach Zielgruppe, Anwendergruppe, Zeitaufwand und Setting empfiehlt es sich, verschiedene Instrumente zu nutzen. Des Weiteren spielen die Integrierbarkeit in das bestehende pflegerische Assessment und die Praktikabilität im Alltag eine große Rolle bei der Auswahl eines geeigneten Instrumentes. Auch die wissenschaftlichen Gütekriterien Validität (ein Instrument misst das, was es tatsächlich messen soll) und die Reliabilität (das Ergebnis lässt sich mit unterschiedlichen Anwendern wiederholen) sollten zur Beurteilung herangezogen werden.

Von federführenden Experten werden z.B. in den ESPEN Guidelines die MNA, die NRS-2002 sowie das MUST als Screeninginstrumente zur Erfassung von Mangelernährung empfohlen (Kondrup 2003 a). Daneben empfiehlt die DGEM noch das SGA (Schütz et al. 2004). Wichtig bei all diesen Instrumenten ist, dass bei einem erkannten Risiko zwingend eine vertiefte Ursachenabklärung stattfindet und daraus eine angemessene Maßnahmenplanung erfolgt.

Die in der Praxis am häufigsten verbreiteten Screeninginstrumente im Akutsetting sind wohl die NRS (Nutrition Risk Screening) und das SGA (Subjective Global Assessment). Das sehr umfassende SGA gibt Themen an, die von Pflegefachleuten im Erhebungsgespräch mit den Betroffenen geklärt werden müssen. Des Weiteren sieht es eine gründliche körperliche Untersuchung vor, die zur Einschätzung von Ödemen, Verlust von Muskelmasse oder subkutanem Fettgewebe vorgenommen wird. Der dritte Teil beinhaltet die Selbsteinschätzung des Betroffenen.

Das NRS (Kondrup et al., ad hoc ESPEN Working Group 2003a) wurde von der European Society for Clinical Nutrition ad Metabolism (ESPEN) entwickelt und wird für das Risikoscreening bei hospitalisierten Personen empfohlen, mit dem Ziel, eine bereits bestehende Mangelernährung oder aber das Risiko dafür zu identifizieren. BMI, Gewichtsverlust der letzten drei

Monate, Nahrungsaufnahme sowie der Stressmetabolismus einer Erkrankung werden genutzt, um den Ernährungszustand einzuschätzen. Problematisch wird es, wenn der BMI nicht akkurat erfasst werden kann, z.B. bei Amputationen oder Wirbelsäulenverkrümmungen. Außerdem sind beim NRS zusätzliche Laborparameter wie Serumalbumin nötig, um eine endgültige Diagnose zu stellen. Das NRS ist dennoch das durch Experten, Studien etc. inhaltlich wohl am besten überprüfte und valideste Instrument. Außerdem spricht eine große Interrater-Reliabilität und eine hohe Akzeptanz durch die Anwender für seine Einführung im Akutsetting. Es kann von diplomierten Pflegefachpersonen angewendet werden und ist als fokussiertes zusätzliches Instrument in bestehende pflegerische Assessments intergrierbar. Außerdem kann das NRS bei allen Altersgruppen angewendet werden.

Ebenfalls als Screeninginstrument für Erwachsene jedes Alters anwendbar ist das MUST (Malnutrition Universal Screening Tool). Dieses ist in allen Bereichen anwendbar. Auch das MUST stützt sich unter anderem auf Gewichtsverläufe und BMI, welche akkurat ermittelt werden müssen, um ein korrektes Ergebnis zu erzielen.

Das MNA (Mini Nutritional Assessment) und MNA-SF (Short Form) hingegen werden häufig im Geriatriebereich angewendet und gilt dort als »Goldstandard«. Die lange Version, das MNA mit allen 18 Items, kann als Assessmentinstrument eingesetzt werden, während das MNA-SF als Screeninginstrument gilt. Für die lange Version sind 10–15 Minuten einzuplanen, die Kurzform kann in 3 Minuten ausgefüllt werden. Des Weiteren wird in der stationären Altenpflege häufig mit dem RAI-MDS erfasst, welches neben vielen anderen Bereichen auch ausführlich den Ernährungszustand der Betroffenen erfasst und somit am besten in das Gesamtassessment integriert ist.

Für den Zeitpunkt und die Häufigkeit des Screenings und der Erhebung der Ernährungssituation gilt, dass es keine generell gültigen evidenzbasierten Empfehlungen gibt. Im Akutspital wird von Expertengruppen empfohlen, ein routinemäßiges Mangelernährungsscreening bei allen Patienten vor oder während der Aufnahme durchzuführen. Bei vorhandenem Risiko sollte sich ein systematisches Ernährungsassessment anschließen, welches handlungsleitend ist. Eine regelmäßige Wiederholung des Assessments sollte sich an der Höhe des Risikos orientieren (Council of Europe).

Zum Erkennen und Einschätzen einer Schluckstörung gibt es ebenfalls eine Reihe von Instrumenten. Hierbei ist explizit zu erwähnen, dass diese ausschließlich von speziell geschulten Mitarbeitern oder Spezialisten des Schluckteams angewendet werden sollten. Leider zeigt es sich im klinischen Alltag häufig, dass aufgrund ungenügender interprofessioneller Zusammenarbeit oder anders gesetzten Prioritäten sehr viel Zeit vergeht, bis eine dringend notwendige Schluckabklärung erfolgt und der Patient die nötigen Maßnahmen sowie die adäquate Kostform erhält. Patienten erleiden dadurch zusätzlich zu ihrer akuten Erkrankung noch lange Nüchternzeiten und der »Teufelskreis« nimmt seinen Lauf. Betroffen sind vor allem wieder die fragilen, multimorbiden und alten Patienten, welche zum Beispiel einen akuten Schlaganfall erlitten haben. Das Ziel wäre hier, so rasch wie möglich geschulte Mitarbeiter der Pflege oder Fachleute zu involvieren (auch an den Wochenenden), welche ein validiertes Instrumente zum Erkennen und Einschätzen einer Schluckstörung einsetzen (Screening) sowie herausfinden und abklären können, welche physiologische Funktion genau gestört ist, z.B. in welcher Phase die Störung liegt und wie stark sie ausgeprägt ist (Assessment).

Die Reaktion auf die gewonnenen Erkenntnisse ist im zweiten Schritt, Lösungsansätze anzubieten, die z.B. in einer Verhaltensänderung während der Nahrungsaufnahme, einer Veränderung der Konsistenz der Nahrung oder des Trinkens oder der Anwendung spezifischer Unterstützungsmaßnahmen und/oder Hilfsmittel begründet sein könnten.

In der Realität mangelt es noch an geeigneten Instrumenten plus Schulungsmaßnahmen für Pflegefachleute, mit diesen Problemen selbst fertig zu werden, falls zeitnah kein Spezialist zur Verfügung steht. Die meisten Instrumente zur Erkennung und Einschätzung der Dysphagie sind für Ärzte und Logopäden entwickelt und adressiert worden. Eines der wenigen validierten und auch für Pflegefachleute anwendbaren Instrumente, ist das SSA (Perry 2001 a und b). Auch für dessen Anwendung müssen Pflegefachleute sehr gut geschult und ausreichend erfahren sein, um Komplikationen zu vermeiden (z.B. Aspirationspneumonie). Das SSA zeigt eine hohe prognostische Fähigkeit, Schluckstörungen vorauszusagen, und erzielt bei unterschiedlichen Prüfern die gleichen oder sehr ähnliche Ergebnisse (Interrater-Reliabilität). Das SSA ist jedoch ausschließlich für Apoplexiepatienten entwickelt und getestet worden (Simon et al. 2009).

7.5   Einfache küchentechnische Maßnahmen

- **Makronährstoff Fett:** Nussemulsionen, Sahne, Emulsionen
- **Makronährstoff Protein:** Eiklar, Eiklargele, Eiklarmayonnaisen
- **Makronährstoff Kohlenhydrate:** Maltodextrin und Stärkeprodukte, Saucenverdickung
- **Vitamin B12 Cobalamin:** Lebergerichte, Leberpralinen mit Sahne und Butter, Schnittlauchöl (Vitamin K1) zum Abschmecken und Abwürzen (auch Appetitanregung)
- **»Thiamin Powercreme«:** Sonnenblumenkerne, Macadamianüsse und Sesam mit Wasser sehr fein pürieren: Aufstrich, oder Getränk, je nach »Verdünnungsgrad«, Hefe, Champignongel (Vitamin B3)
- **Vitamin B »Bomben«:** Gefrorenes und auf 65°C erwärmtes Eigelb, Hefe, Textur cremig, auch bei Schluckbeschwerden möglich, Speichelmangel ein Problem, Norialgen (bekannt aus Sushigerichten) weisen einen hohen Gehalt an Cobalamin auf. Auch sie lassen sich in Gemüsegerichte, Risotti oder Couscous hervorragend einbringen

7.6   Wunschkost und Essbiografie

Bei Bewohnern mit beginnenden Symptomen der Mangelernährung sind demzufolge einige besondere Maßnahmen notwendig, um sie zum Essen mit Appetit anzuregen. Zu den festen Mahlzeiten lässt sich oft mittels »gesteuerter Wunschkost« eine Nahrungsaufnahme verbessern. Die Bewohner erhalten die Wahl zwischen mehreren energiereichen Speisen, natürlich unter Berücksichtigung ihrer Essbiografie. Allein durch diese Möglichkeit ist ein besseres Wohlbefinden möglich. Eine Nährstoffaufnahme auf oralem Wege lässt sich somit steigern, was wiederum einen positiven psychologischen Rückkopplungseffekt hat. Zwischenmahlzeiten zu variablem Zeiten können dann gemäß den Möglichkeiten moderner Küchen- und Kochtechnik ein zusätzlicher Anreiz sein, leichten Formen der Mangelernährung bereits im frühen Stadium vorzubeugen.

Dazu gehören natürlich auch entsprechende Getränke, auch alkoholische in Maßen genossen. Ein kleines Bier im Sommer, ein Glas Weißwein sind auch im Altersheim mögliche Appetitanreger, sofern die Bewohner dies wünschen und dies zu ihren früheren Lebensgewohnheiten gehört und keine medizinische Indikation dagegen spricht.

Literatur

Adam, G, Läuger, P., Stark, G. (2009), Physikalische Chemie und Biophysik, Springer, Wien

Biesalski, H.K., Körhle, J., Schürmann, K., (2002) Vitamine, Spurenelemente und Mineralstoffe. Prävention und Therapie mit Mikronährstoffen, Thieme, Stuttgart

Carmel, R. (1997), Cobalamin, the stomach, and aging, Am, J. Clin. Nutr. 66:750–759

Detsky, A.S.; McLaughlin, J.R.; Baker, J.P. (1987): What is subjective global assessment of nutritional status? JPEN J Parenter Eneteral Nutr 11(1):8–13

Doenges M.E.;Moorhouse, M.F.;Geissler-Murr, A.C. (2002): Pflegediagnosen und Massnahmen. Deutschsprachige Ausgabe. Abderhalden, C.; Ricka, R. (Hrsg.), 3. vollst. überarb. Ausg., Bern: Verlag Hans Huber

Ebermann, R. Elmadfa, I, Lehrbuch der Lebensmittelchemie und Ernährung, Springer, 2008

Expertenstandard Ernährungsmanagement zur Sicherstellung und Förderung der oralen Ernährung in der Pflege. Entwicklung-Konsentierung-Implementierung. Deutsches Netzwerk für Qualität in der Pflege-DNQP(Hrsg.)

Giugoz, Y.; Vellas, B.; Garry, P.J. (1994): Mini Nutritional Asessement: A Practical Assessment Tool For Garding The Nutritional State Of The Elderly Patients. In: Nestle´ (Hrsg.): The Mini Nutrition Assessment; Facts and Research in Gerontology (Supplement No 2) Paris: Serdi. 15–32

Hafner, M.; Meier, A. (2009): Geriatrische Krankheitslehre. Teil II. Allgemeine Krankheitslehre und somatogene Syndrome. (3. vollständig überarbeitete und erweiterte Auflage). Bern: Verlag Hans Huber

Höfler S., Sprengart, P. (2012) Praktische Diätetik, Wissenschaftliche Verlagsgesellschaft, Stuttgart.

Keller, U.; Lüthy, J.; Meier, R.; Rosé, B.; Sterchi, A.-B. (2006): Mangelernährung im Spital. Stellungnahme einer Expertengruppe des Europarates, und Empfehlungen der Eidgenössischen Ernährungskommission. BAG (Hrsg.)

Kondrup, J.; Allison, S.P.; Ella, M.; Vellas, B.; Plauth, M. (2003a): ESPEN guidelines for nutrition screening 2002. Clin. Nutr 22(4): 425–21

Kondrup, J.; Rasmussen, H. H.; Hamberg, O.; Stanga, Z.; Ad Hoc ESPEN Working Group (2003b): Nutritional risk screening (NRS 2002): a new method based on an analysis of controlled clinical trials. Clin Nutr, 22(3), p: 321-36, Nutrition Unit, Rigshospitalet, Copenhagen, Denmark.

Malhotra, A. (2013) Saturated fat is not the major issue, BMJ 347 6340 doi: 10.1136/bmj.f6340

Matthews, R.G., Kotmas, M., Datta, S., (2008), Cobalamin-dependent and cobamide-dependent methyltrans-ferases Current Opinion in Structural Biology 18, 658–666

Muscaritoli, M.; Anker, S.D.; Argiles, J.; et al. (2010): Consensus definition of sarcopenia, cachexia and pre-cachexia: joint document elaborated by Special Interest Groups (SIG) »cachexia-anorexia in chronic wasting diseases« and »nutrition in geriatrics«. Clin. Nutr. (29): 154–159

Perry, L. (2001a): Screening swallowing function of patients with acute stroke. Part one: Identification, implementation and initial evaluation of a screening tool for use by nurses. Journal of Clinical Nursing, 10(4), p: 463–73.

Perry, L. (2001b): Screening swallowing function of patients with acute stroke. Part two: Detailed evaluation of the tool used by nurses. Journal of Clinical Nursing,10(4), p: 474–81.

Pirlich, M.; Schwenk, A.; Müller, J.M.; Ockenga, J.; Schmidt, S.; Schütz, T.; Selberg, O.; Volkert, D. (2003): DEGM-Leitlinie Enterale Ernährung-Ernährungsstatus. In: Lochs, H.;Lübke, H.;Weimann, A.H. (Hrsg.): DEGM-Leitlinie Enterale Ernährung. S: 10–25. Stuttgart, New York: Thieme

Schreier, M., Bartholomeyzcik S. (2010) Mangelernährung bei alten und pflegebedürftigen Menschen: Ursachen und Prävention aus pflegerischer Perspektive, Schlütersche Verlagsgesellschaft, Hannover

Schütz, T.; Plauth, M. (2004): Anleitung zur Einschätzung des Ernährungszustandes mittels Subjective Global Assessment (SGA) URL: ► http://www.dgem.de/fragen/anleitung/pdf, 2008

Simon, M.; Reuther, S.; Schreier, M.M.; Bartholomeyczik, S. (2009): Screening-Verfahren zur Identifikation einer Dysphagie bei älteren Menschen- Ein systematischer Literaturüberblick. Pflege 22 (3), 193- 206, Bern: Hans Huber

Vilgis T. (2010) Das Molekül-Menü, molekulares Wissen für kreative Köche, S. Hirzel Verlag, Stuttgart

Volkert D. (2009) Practical Guideline for nutritional care in geriatric institutions. Z. Gerontol Geriat 42: 77–87

Wolters, M., Ströhle, A., Hahn, A., (2004) Cobalamin: a critical vitamin in the elderly Preventive Medicinem 39,1256–1266

Präventive, diagnostische und behandelnde Interventionen bei Mangelernährung

Ilka Lendner

T.A. Vilgis et al., *Ernährung bei Pflegebedürftigkeit und Demenz*,
DOI 10.1007/978-3-7091-1603-6_8, © Springer-Verlag Wien 2015

Mangelernährung oder das Risiko dafür bedingt eine umfassende Abklärung der Ursachen und der individuellen Risikofaktoren mit dem Ziel einer kausalen Behandlung. Das heißt, es werden nicht nur die Symptome behandelt, sondern es wird vor allem an den Ursachen angegriffen.

Damit dies möglich wird, ist es unabdingbar, dass alle am Behandlungs-, Betreuungs- und Versorgungsprozess beteiligten Berufsgruppen (Ärzte, Pflegefachpersonen, Ernährungswissenschaftler, Pharmazeuten, Diätassistenten, Küche) einbezogen werden und miteinander kommunizieren, obgleich jede Profession ihr eigenes Aufgabengebiet hierbei hat.

Im folgenden Kapitel werden die individuellen Maßnahmen und Handlungsoptionen aufgezeigt, welche jede Berufsgruppe zur Verfügung hat, sowie Hilfsmittel, welche als Ressourcen zur Verfügung stehen. Grundbedingung hierfür ist, dass die beteiligten Fachleute ein fundiertes Fachwissen sowie die nötige Qualifikation im Rucksack haben und außerdem Abläufe und Verantwortlichkeiten bezüglich des Ernährungsmanagements in einer Institution klar geregelt sind.

> **Aus diesem Grund ist auch das Management einer Einrichtung gefragt, ausreichend Strukturen für eine optimale Bewirtschaftung der multiprofessionellen Schnittstellen zu schaffen und für optimale Rahmenbedingungen zu sorgen.**

8.1   Hilfsmittel

8.1.1   Trinkhilfen

Schnabelbecher: Im Akutkrankenhaus ist der so genannte Schnabelbecher noch sehr häufig zu finden, obwohl er eher ungeeignet ist wegen der Erschwernis des physiologischen Schluckaktes. Der Betroffene hat wenig Kontrolle über die Temperatur der Flüssigkeit und die einfließende Menge. Häufig können vor allem Demenzkranke den visuellen und oralen Reiz durch die Tülle nicht einordnen und mit dem Trinken assoziieren.

> **Die Folge ist oft ein Erschrecken in Verbindung mit Verschlucken, wenn die Flüssigkeit in größerer Menge in die Mundöffnung einfließt.**

Coombes-Becher: Dieser stellt eine bessere Alternative zum Schnabelbecher dar. Sein schalenförmiger Aufsatz und die kleine Öffnung ermöglichen ein normales Trinken.

Trinkgefäße mit Nasenaussparung (Nosey Cutout Becher): Für Patienten mit Beeinträchtigung der Mobilität im Nacken- und Schulterbereich bzw. wenig Kraft, die Arme zu heben, stellt ein Becher mit Nasenaussparung an der gegenüberliegenden Seite eine große Erleichterung des Trinkvorgangs dar. Der Kopf muss zum Trinken nicht so weit nach hinten gelegt werden und selbstständiges Trinken ist wieder möglich.

Tassen mit Griffverstärkung: Diese ermöglichen ein sicheres Ergreifen und in-der-Hand-halten der Tasse bei Störungen der Feinmotorik oder eingeschränkter Handmobilität (z.B. bei Arthritis).

Saugflasche: Sind für Menschen mit vorhandenem Saugreflex geeignet, die nicht aus anderen Gefäßen trinken können. Die Mundmuskelkraft wird dadurch gestärkt.

Dosierbecher: Bieten die Möglichkeit, die Schluckgröße zu reduzieren und eine kontrollierte Abgabe des Flüssigkeitsvolumens zu gewährleisten. Vor allem bei Menschen mit gestörter Koordination oder frontotemporaler Demenz (machen häufig viel zu große Bisse oder Schlucke).

Trinkhalme oder Trinkröhrchenaufsätze: werden häufig bei Gefahr des Verschüttens von Getränken (Tremor) verwendet.

> ❯ Hier ist die Gefahr des Verschluckens hoch, da das Trinkmuster mittels eines Trinkröhrchens ungewohnt und schwierig ist. Die Flüssigkeit kommt unvermittelt und zu weit nach hinten in den Rachen. Außerdem verleitet es häufig dazu, auch in liegender oder halb liegender Position Getränke zu verabreichen.

Viele Demente können häufig mit einem Trinkröhrchen nichts anfangen und blasen eher hinein, als zu saugen.

Trinkhilfen (Spezialherstellungen, Flaschen mit Schläuchen und Mundstücken oder Spitzen): Sie finden Anwendung zum Beispiel bei teiloperierten Zungen. Nahrung und Flüssigkeiten können damit genau an die gewünschte Stelle der Zunge platziert werden.

8.1.2 Esshilfen

Tellerrand: Der zusätzlich am Teller angebrachte erhöhte Tellerrand (in Institutionen meist aus Kunststoff) wird bei Lähmung oder beeinträchtigter Koordination der Hand eingesetzt. Die Nahrung kann an den erhöhten Tellerrand geschoben und dort aufgenommen werden ohne vom Teller zu fallen.

> **Tipp**
>
> Schöne Modelle aus Porzellan sind für den Gebrauch zu Hause den Plastikvarianten vorzuziehen.

Rutschfeste Unterlagen: So genannte Anti-Gliss-Matten werden vor allem bei Halbseitenlähmung (Hemiplegie) angewendet. Der Teller oder das Nagelbrett wird darauf platziert und kann nicht mehr wegrutschen, wenn der Patient mit der nicht-betroffenen Hand etwas darauf macht, z.B. ein Brot bestreicht.

Nagelbrett: für Hemiplegie-Patienten zum Aufspießen von Nahrungsmitteln. Bietet ihnen die Möglichkeit, ein Brot selbst zu bestreichen oder Obst und Gemüse zu schälen, obwohl ihnen die zweite Hand zum Halten nicht zur Verfügung steht.

Schneidhilfen/Fixierte Messer: Ermöglichen das Schneiden mit einer Hand.

Laminierte individuelle Anleitung zur Essbegleitung: Sollte für jeden Patienten mit Einschränkungen beim Essen oder Schlucken erstellt und laminiert am Essplatz deponiert werden. Dies gewährleistet Kontinuität und Sicherheit.

Spezialbestecke: Eine Vielzahl von Bestecken mit verstärkten, gebogenen oder speziell beschichteten Griffen zur besseren Greifbarkeit, mit Faustgriffen, biegsame Bestecke und angewinkelte Bestecke erleichtern und ermöglichen bei verschiedenen Beeinträchtigungen das selbstständige Essen mit Messer, Gabel und Löffel.

Schiebelöffel: Diese erleichtern die punktgenaue Platzierung der Nahrung auf der Zunge bei Patienten mit Zungenlähmung oder teil operierten Zungen.

8.2   Maßnahmen des Betreuungs- und Pflegepersonals

> Eine grundsätzliche Voraussetzung für die Prävention und Behandlung einer Mangelernährung ist, die Sensibilität gegenüber diesem Thema zu steigern und bei den Pflegenden eine positive Grundhaltung gegenüber Pflegebedürftigen mit Schwierigkeiten bei der Nahrungsaufnahme zu erreichen und zu festigen.

Häufig gehen diese Schwierigkeiten mit verlängerten Zeiten der Nahrungsaufnahme, verschiedenen Graden an Unterstützungsbedarf bis hin zum Eingeben der Nahrung einher, die bei knappen Personalressourcen rasch dazu führen können, negative Gefühle gegenüber den Betroffenen oder gegenüber dem Vorgang der Unterstützung hervorzurufen. Dies kann sogar zu Gefühlen der Hoffnungslosigkeit oder Sinnlosigkeit führen und ein fördernder Faktor für Burnouts bei Pflegenden in Pflegeeinrichtungen sein (Watson 1993). Dies gilt es zu überwinden, indem die Verantwortung für Essen und Trinken wieder in den Fokus der diplomierten Pflegefachperson gerückt wird und ihr ausreichend Zeit (!), Kenntnisse, Hilfsmittel und Fähigkeiten zur Seite gestellt werden, Ernährungsprobleme professionell zu managen.

> Grundlage eines wirksamen Ernährungsmanagements ist die Bewertung des Ernährungszustandes jedes neu eintretenden Bewohners/Patienten im Rahmen des pflegerischen Assessments oder als zusätzliches Fokus-Assessment.

Einige der zur Verfügung stehenden Screening- und Assessmentinstrumente wurden bereits hinlänglich genannt und beschrieben. Ziel ist das Erkennen und systematische Erfassen der Risikopatienten für eine Mangelernährung, das Eruieren der individuellen Ursachen für einen schlechten Ernährungsstatus, das Erkennen der Probleme und Ressourcen des Patienten/Bewohners und – nicht zu vergessen – das Festlegen der ernährungsbezogenen Ziele unter Einbezug des Willens des Betroffenen (verbal oder schriftlich) sowie seiner Bezugspersonen. Diese Ziele und Sichtweisen können je nach Fall weit auseinander gehen und müssen im ethischen Diskurs gemeinsam eruiert werden (▶ Abschn. 5.2 Essen und Trinken am Lebensende). Im Rahmen des pflegerischen Assessments sollen außerdem die Vorlieben und Abneigungen der Patienten (ggf. unter Befragung von Angehörigen) in Erfahrung gebracht werden.

Nachdem die Einschätzung und die Zielvereinbarung erfolgt ist, ist es die Hauptaufgabe der den Pflegeprozess steuernden Pflegefachperson, wirksame und gezielte Interventionen zu planen und unter Einbezug des interprofessionellen Spezialistenteams einzuleiten (Lindorff-Larsen et al. 2007).

> Zum Erkennen und vertieften Einschätzen von Schluckbeschwerden muss eine verfügbare spezialisierte Fachperson beigezogen werden (meist Mitarbeiter der Logopädie oder des sogenannten interprofessionellen Schluckteams) (Morris 2006).

Diese leiten individuelle Maßnahmen ein und beurteilen fortlaufend deren Wirksamkeit und geben Rückmeldung an die Bezugspflegenden.

Um den Ernährungszustand beurteilen zu können, ist ein regelmäßiges Gewichtsmonitoring notwendig. Bei normalem Ernährungszustand empfiehlt es sich in geriatrischen Pflegeeinrichtungen monatlich, bei schlechtem Ernährungszustand wöchentlich. Noch häufigere Gewichtskontrollen für die reine Beurteilung des Ernährungszustandes sind weniger empfehlenswert, da sie die Betroffenen oft unnötig unter Druck setzen. Abzugrenzen hiervon sind die medizinisch notwendigen täglichen Gewichtskontrollen bei Patienten mit Wassereinlagerungen (Ödemen), z.B. bei Herzinsuffizienz.

> **Tipp**
>
> Gerade im Akutsetting, bei schnellen Abläufen und häufigen Personalwechseln empfiehlt es sich, bei festgestelltem Risiko für Mangelernährung rasch mit dem systematischen Protokollieren der aufgenommenen Ess- und Trinkmengen zu beginnen.

Dies soll dafür sorgen, dass in der Alltagshektik keine wertvolle Zeit verloren geht, in der nicht realisiert wird, dass der Patient sich nicht bedarfsdeckend versorgen kann. Beim Führen der Protokolle kann auch der Patient einbezogen werden. Dies erhöht bei vielen Betroffenen das Gefühl, das angestrebte Ziel erreichen zu wollen. Diese Protokolle erleichtern es auch der Ernährungsberatung, einen individuellen Ernährungsplan mit dem Patienten zu erarbeiten. Eine der Hauptaufgaben der diplomierten Pflegefachfrau ist es außerdem, das Thema Ernährungszustand und -verlauf immer wieder hartnäckig als Dauertraktandum auf den Arztvisiten einzubringen.

Neben dem pflegerischen Screening und Assessment ist es Kernaufgabe der Pflegefachperson, dem Patienten das notwendige Maß an Unterstützung zur Verfügung zu stellen sowie geeignete Hilfsmittel zu organisieren und die Rahmenbedingungen an seine Bedürfnisse anzupassen. Immer sollten dabei die verbliebenen Ressourcen des Betroffenen genutzt und nicht aus Zeitmangel das Essen etwa eingegeben werden, wenn der Betroffene noch selber essen kann.

Da die meisten Menschen in Gesellschaft ihrer privaten Bezugspersonen lieber essen als allein, kann man Angehörigen anbieten, bei den Mahlzeiten anwesend zu sein und mit dem Betroffenen gemeinsam zu essen. In den meisten Einrichtungen ist es heutzutage möglich, unkompliziert ein Begleitessen auf die Stationen zu bestellen. Eine andere Variante ist es, Angehörige zu bitten, den Patienten zum Essen mit in das Restaurant der Einrichtung zu nehmen oder zumindest aus dem Patientenzimmer heraus. Vielen tut ein solcher Tapetenwechsel gut, da es nicht immer angenehm ist, im gleichen Zimmer zu schlafen, Wunden versorgen zu lassen, sich vielleicht zu erleichtern, Besuch zu empfangen und zu essen. Auch Mitpatienten, welche man als unangenehm empfindet oder die einem unsympathisch sind, können den Appetit erheblich beeinträchtigen.

Bei der Menüwahl ist es von immanenter Bedeutung, die Patienten über alle möglichen Alternativen bei der Essensbestellung zu informieren und nicht nur die Hauptmenüs zu nennen. Auch bei dementen Patienten ist es möglich, vergrößerte Fotos der Menüs oder vorgefertigte Menüteller zu zeigen und vorzulesen. Sie können eventuell noch wählen, indem sie mit dem Finger darauf zeigen. Gestaltet sich eine bedarfsdeckende Ernährung trotz aller pflegerischen Maßnahmen schwierig, nimmt der Betroffene weiter an Gewicht ab oder erfordern bestimmte Erkrankungen oder ein erhöhter Verbrauch Diäten, muss in Absprache mit den behandelnden Ärzten das Ernährungsberatungsteam einbezogen werden, um eine geeignete Kostform für den Betroffenen zu finden. In Einzelfällen ist auch eine direkte Zusammenarbeit mit Mitarbeitern der Küche oder Diätküche möglich, wenn es zum Beispiel darum geht, etwas zu bestellen, was dem Betroffenen schmeckt, jedoch nicht der Standardauswahl entspricht.

Eine weitere, dabei aber sehr wirksame Maßnahme ist es, den Betroffenen ausreichend Bewegung an der frischen Luft vor den Mahlzeiten zu verschaffen. Dies fördert den Appetit, hebt die Stimmung und bringt die Darmmotorik und damit die Verdauung in Schwung. Im Akutsetting ist es aus Gründen der Organisation meist schwer, dies umzusetzen (Arztvisiten,

Therapien, Untersuchungen). In Pflegeeinrichtungen scheitert es dagegen häufig an Zeit- und Personalressourcen.

> **Tipp**
>
> Der Einbezug von Freiwilligen und Angehörigen bietet hier oft eine Lösung für dieses Problem. Angehörige sind oft froh, wenn sie etwas beitragen können, aber andererseits unsicher, was sie machen können und dürfen, und deshalb froh um einen guten Vorschlag.

Appetitfördernd wirkt sich auch das Einbeziehen der Bewohner in Pflegeeinrichtungen bei der Zubereitung der Speisen aus. Wenn es aus strukturellen oder organisatorischen Gründen nicht möglich ist, eine ganze Mahlzeit gemeinsam auf der Abteilung zuzubereiten, kann man zum Beispiel gemeinsam die letzten Verfeinerungsarbeiten auf der Abteilung durchführen (z.B. Garnierung, Kräuter oder Käse über die Mahlzeit streuen).

Auch die flexible Ausrichtung der Essenszeiten auf die Gewohnheiten des Patienten ist effektiv, aber nicht immer einfach. Hier bietet die alternative Küche Möglichkeiten, Essbares auf der Abteilung aufzubewahren, bis der Patient bereit ist. Viele Bewohner von Pflegeeinrichtungen oder Patienten im Akutkrankenhaus haben morgens Anlaufschwierigkeiten und sind um 8.00 Uhr schlichtweg noch zu müde, um Appetit zu verspüren oder zu essen. Die Folge ist, dass das Essen nahezu unangetastet abgeräumt wird und der Betroffenen bis zum Mittag nichts Gehaltvolles mehr isst. Eine wertvolle Mahlzeit geht ihm dadurch verloren (und das häufig täglich) und damit Kalorien und wichtige Nährstoffe.

Vor allem in Pflegeeinrichtungen ist es wichtig, demente Bewohner nicht zu lange am Tisch sitzend warten zu lassen. Der Betroffene kann entweder die Geduld verlieren oder nicht mehr wissen, was er dort soll. Er steht also einfach wieder auf und geht. Versucht man ihn aufzuhalten, schürt man Stress und Abwehr. Bei bestehender Appetitlosigkeit kann der Essensgeruch, dem man zu lange ausgesetzt ist, dazu führen, dass dem Betroffenen übel wird und er gar nichts essen kann. Andersherum kann ein kurzzeitig intensiver Duft stark den Appetit fördern und zum Essen animieren (z.B. frisch gebackenes Brot). Dies kann man sich zunutze machen, indem man beispielsweise in Pflegeeinrichtungen früh frische Brötchen auf der Abteilung aufbäckt und damit den Tag einläutet. Die Bewohner erhalten dadurch eine intensive basale Stimulation und erfahren gleichzeitig Orientierung und Tagesstruktur.

Wichtig für eine harmonische Mahlzeit ist die Milieugestaltung und das Ambiente: Das Umfeld, in dem man isst, sollte ruhig und friedlich sein. Leise, dem Geschmack des Bewohners entsprechende angenehme Musik kann unterstützend wirken. Falls es gewünscht wird und medizinisch keine Kontraindikation vorliegt, kann ein Glas Wein oder Bier zu den Mahlzeiten (evtl. auch alkoholfrei) dazu beitragen, den Appetit zu fördern. Viele Menschen verbinden eine schöne Mahlzeit mit einem guten Glas Wein oder einem kühlen Bier. Eine gute Beleuchtung, mit der man das Essen zwar gut erkennen kann, die jedoch nicht zu grell und zu kalt wirkt, schafft ebenfalls eine gemütliche Atmosphäre.

Insgesamt sollte man Situationen ähnlich denen zu Hause schaffen und Patienten und Bewohner möglichst nicht im Bett essen lassen. Häufig wird gerade im Akutsetting von Patienten der Wunsch geäußert, im Bett essen zu dürfen, obwohl sie keine akuten Schmerzen mehr haben und eigentlich auf dem Weg der Besserung sind. Die Ursache für dieses Anliegen ist unklar. Eventuell hängt es mit der Selbstwahrnehmung oder aber einer veralteten Einstellung zum Krankenhaus an sich zusammen: Wenn man im Krankenhaus ist, dann ist man krank, hat einen Pyjama an und muss im Bett bleiben. Das ist allerdings reine Spekulation. Die Erfahrung der weiblichen Autorin ist jedoch, dass viele Patienten sich vitaler fühlen, sobald sie eigene

Kleidung tragen und zum Essen am Tisch sitzen. Gemäß wissenschaftlicher Erkenntnisse (Evidence Based Medizine und Evidence Based Nursing) müssen sich auch unsere Patienten von veralteten Vorstellungen trennen, in denen man nach einer OP tagelang Bettruhe und einen langwierigen Kostaufbau erhalten hatte. Eine schnelle Mobilisation und so rasch wie möglich eine normale Ernährung sind wirksam und verhindern Komplikationen und postoperative Funktionseinbußen.

- **Weitere pflegerische Maßnahmen**
- Hör- und Sehhilfen einsetzen und auf Funktionstüchtigkeit prüfen: Brille sauber, Batterien vom Hörgerät geladen?
- Mundstatus prüfen auf Verletzungen, Soor etc.
- Zahnprothesen einsetzen und auf Passform oder Druckstellen im Mund achten
- Gute Mundpflege vor und nach dem Essen (hilft bei Geschmacksstörungen), ggf. mit Fruchtenzymen bei hartnäckigen Belägen auf der Zunge (Ananas, Erdbeere)
- Umgebung je nach Vorlieben des Pflegeempfängers wählen lassen (lieber allein im Zimmer essen oder im Gemeinschaftsspeisesaal)
- Geeignete Ess- und Trinkhilfen auswählen und einsetzen (▶ Abschn. 8.1)
- Störungen und Unterbrechungen während des Esseneingeben oder der Essbegleitung (Supervision) vermeiden; sich vorher so organisieren, dass Kollegen Bescheid wissen und anfallende Aufgaben, Telefonate etc. übernehmen
- Betroffenen beim Eingeben während des Essensvorgangs nicht verlassen, keine Gespräche mit anderen führen oder nebenbei Tätigkeiten ausführen; die volle Aufmerksamkeit auf den Betroffenen und die aktuelle Tätigkeit richten
- Passende Tischnachbarn aussuchen (Toleranz für fehlende oder mangelhafte Tischmanieren, gegenseitige Sympathie)
- Niemals Kritik üben wegen unzulänglicher Tischmanieren
- Bewohner das Essen anfassen lassen, es ihm zum Riechen unter die Nase halten
- Das Essen loben, es ihm zeigen und benennen, neugierig machen
- Wann immer möglich mit dem Patienten gemeinsam essen (regt zur Nachahmung an), dies ist jedoch vorwiegend in Dementenwohngruppen und alternativen Wohnformen vorgesehen
- Nicht beunruhigen lassen oder ungehalten reagieren, wenn der Patient einfach aufsteht, sondern ihn nett einladen, sich wieder zu setzen und weiter zu essen (oft kommt er von selbst wieder zurück)
- Tisch oder Tablett nicht zu voll beladen; immer nur das servieren, was gerade gegessen wird (vermeidet Überforderung und Ablenkung)
- Ablenkende Tischdekoration oder Muster auf Teller und Tischdecke vermeiden, damit der Patient das Essen besser erkennen und als solches wahrnehmen kann
- Das Essen entsprechend des Unterstützungsbedarfs vorher vorbereiten (schneiden, bestreichen), nicht erst damit anfangen, wenn der Patient bereits am Tisch sitzt und ungeduldig wartet
- Vor und während des Essens nicht so viel trinken lassen (füllt den Magen), sondern erst danach
- Kleinere, hübsch angerichtete Portionen führen zu Erfolgserlebnissen, wenn der Patient diese aufessen kann und sich evtl. sogar nachschöpfen lässt, große, übervolle Teller führen eher zum Appetitverlust
- Diejenige Person, welche das Essen eingibt, sollte eine freundliche, zugewandte Haltung einnehmen, am besten vis à vis sitzen und viel lächeln

- Eine leichte Berührung zu Beginn der Mahlzeit und wenn der Betroffene abgelenkt ist, z.B. am Unterarm, kann helfen, die Aufmerksamkeit (wieder) zu gewinnen und Blickkontakt herzustellen
- Bei den ersten Bissen kann taktile Unterstützung nötig sein (Arm des Patienten mit der Gabel zum Mund führen), danach aber wenn möglich selber weiter machen lassen; evtl. dabei helfen, Bissen auf die Gabel oder den Löffel zu schieben
- Zeit lassen, nicht drängen; Rhythmus des Betroffenen übernehmen
- Bei verzögertem Schluckreflex kann es hilfreich sein, nach Ankündigung der Handlung sanft die Kehle hinab zu streichen (Cave: sehr schutzbedürftige Körperstelle, kann Abwehrreaktion hervorrufen!)
- Vor dem Servieren darauf achten, dass das Essen der notwendigen Kostform entspricht und sich in einwandfreiem Zustand befindet; pürierte Kost darf keine freie Flüssigkeiten bilden und »auslaufen«
- Keine Konsistenzen vermischen, d.h. nicht trinken lassen, wenn Betroffener noch Essen im Mund hat
- Zwischenmahlzeiten anbieten bzw. zur Verfügung stellen; evtl. Snackstations auf der Abteilung zum selber wegnehmen installieren. Cave: Nur wenn dabei keine Gefährdung anderer Patienten entsteht, z.B. wenn Patienten mit akuter Aspirationsgefahr auf der Abteilung umhergehen, die diese Gefahr nicht selbst einschätzen können
- Nötigenfalls Trinknahrung oder andere Nahrungssupplemente anbieten in Absprache mit Medizinern und Ernährungsberatung

Allgemeine Maßnahmen:
- Regelmäßigen Austausch mit der Küche in Pflegeeinrichtungen suchen und fördern
- Patientenbezogene Fallbesprechungen mit Küchenleitung und Ernährungsteam bei Ernährungsproblemen initiieren und leiten

8.3   Küche/Hotellerie

Leitende Kräfte der Küche und Hotellerie sollten an regelmäßigen institutionalisierten Sitzungen mit leitenden Ärzten, Leitungen aus der Pflege und Hauswirtschaft teilnehmen, um ernährungsbezogene Probleme und Aufgaben gemeinsam zeitnah bearbeiten zu können. Darüber hinaus sollten Leitungspersonen von Küche und Hotellerie sehr offen sein für die spontane Kommunikation mit Pflegefachleuten, Bewohnern und Angehörigen, um gemeinsame Ziele und Vorgehensweisen festzulegen. Dies hilft, Kommunikationsbarrieren abzubauen, ist jedoch eher in Pflegeinstitutionen als im Akutkrankenhaus möglich und sinnvoll.

Die Teilnahme an interdisziplinären Fallbesprechungen bei Bewohnern mit komplexen Ernährungsproblemen ist ebenso nötig wie das fallbezogene Hospitieren auf den Pflegeabteilungen, um das Essverhalten der Patienten/Bewohner kennenzulernen. Der Einbezug der Bewohner kann gefördert werden, indem Mitarbeiter der Küche auf die Pflegeabteilungen gehen und gemeinsam mit den Bewohnern Speisen zubereiten oder diese bei der Auswahl beraten.

Bei drohender Mangelernährung sollten die Speisen mit zusätzlicher Energie angereichert werden, zum Beispiel durch Beigabe von Rapsöl, Butter, Sahne, Eier oder durch Gratinieren. Bei Bewohnern mit Geschmacks- und Geruchsstörungen sollten die Speisen kräftiger gewürzt werden als gewöhnlich (mehr mit Kräutern arbeiten, nicht mehr Kochsalz). Wenn medizinisch nichts dagegen spricht, sollten vermehrt Fett als Geschmacksträger und Energielieferant eingesetzt werden.

Tipp

Kreative Methoden und Techniken einsetzen!

Auch bei der Verwendung alternativer Zubereitungsformen, wie z.B. Techniken aus der molekularen Küche, sollte versucht werden, die Mahlzeiten Themen- und Jahreszeiten bezogen zu gestalten sowie auch mal Typisches aus der Region anzubieten (bei Dementen bietet dies Orientierung und hilft beim Wiedererkennen der Speisen). Besondere Vorlieben der Senioren sollte möglichst berücksichtigt werden (mediterrane Küche, asiatische Küche etc.).

> Institutionalisierte Patienten/Bewohner können heutzutage weit gereist sein bzw. im Ausland gelebt oder einen Migrationshintergrund haben. Daher möglichst immer die Biografie einbeziehen!

8.4 Schluckteam

Aufgaben
- Schluckabklärungen (Screening und Assessment) durchführen
- Passende Kostformen (Konsistenz) und Maßnahmen zur Unterstützung des Schluckvorgangs verordnen
- Betroffene und deren Bezugspersonen anleiten und beraten
- Verläufe beurteilen
- Rückmeldungen an das multiprofessionelle Team geben
- Gute Zusammenarbeit mit Pflege, Ärzten, Ernährungsberatung, Küche und Angehörigen fördern

- **Ernährungswissenschaftler/Diätassistenten**
  – Ernährungszustand und Verlauf detailliert und systematisch einschätzen
  – Nährstoff- und Flüssigkeitsbedarf unter Berücksichtigung von Grundumsatz sowie verschiedenen Faktoren wie Schwere der Erkrankung, Fieber, körperliche Aktivität etc. ermitteln
  – Diskrepanzen zwischen Bedarf und Zufuhr aufdecken und Ursachen eruieren
  – Vorlieben, Gewohnheiten ermitteln
  – Erstellen individueller Ernährungs- und Sondenkostpläne
  – Beratung des Betroffenen und seines Umfeldes bzgl. ernährungsrelevanter Themen
  – Verläufe beurteilen und Rückmeldung an Ärzte und Pflegefachpersonen geben
  – Zusammenarbeit mit Ärzten, Pflege, Küche, Schluckteam fördern

- **Mediziner**
  – Abklären der Risikofaktoren und Ursachen innerhalb der ersten 48 Stunden nach Eintritt
  – Psychosoziale Anamnese erheben: Armut, soziale Isolierung (evtl. beginnende Demenz), Immobilität, Behinderung oder Unfähigkeit beim selbstständigen Besorgen und Zubereiten der Nahrungsmittel, Einsamkeit, Depression, evtl. insuffiziente Hilfestellung durch

Angehörige oder Rollenüberlastung der pflegenden Angehörigen, Alkoholabhängigkeit oder andere Suchterkrankung

- Körperliche Anamnese: Gewichtsverlust (relevant: mehr als 10% KG innerhalb der letzten drei Monate), Zahn- oder Mundhöhlenprobleme, Einschränkungen von Sehfähigkeit, Geschmackssinn, Geruchssinn, Erkrankungen wie Morbus Parkinson, Alzheimer-Demenz
- Gastrointestinale Anamnese: Schluckstörung, Durchfall, Verstopfung, Magen- oder Darmerkrankungen (Geschwüre), neue Medikamente, Tumoren im Gastrointestinaltrakt
- Beurteilen der Ergebnisse von Screening- und Assessment-Instrumenten (NRS, MNA, Kondrup Scale (Kondrup 2002)
- Diagnostizieren einer vorhandenen Malnutrition anhand von Ernährungsparametern: BMI; Trizepshautfaltendicke, Blut: Albuminwert, PINI, Zink, Elektrolyte, Lymphozytenzahl, Anämie-Abklärung: Hämoglobin, Leukozyten, Lymphozyten, Thrombozyten, MCV (mittleres erythrozytäres Volumen – Alkoholismus), Ferritin (Eisenmangel), Vitamin B_{12}, Folsäure
- Behandlung: kausal (ursächliche Behandlung), z.B. einer Herzinsuffizienz oder COPD
- Berechnung und Anpassung der individuellen Kalorien- und Eiweißzufuhr
- Verordnung einer Schluckabklärung durch Spezialisten
- Einbezug und Zusammenarbeit mit Ernährungsteams, Ernährungsberatung
- Verordnung der entsprechenden Kostform und Nahrungsergänzungsmittel, proteinreiche Trinknahrung, Immunonutrition
- Zusätzliche Zufuhr von Vitaminen und Spurenelementen prüfen und veranlassen
- Allgemeine Maßnahmen: Protokollierung der Nahrungsaufnahme und Flüssigkeitsbilanz anordnen und täglich mit Pflegefachpersonen und/oder Ernährungsteam evaluieren
- Regelmäßige Gewichtskontrolle anordnen und auswerten
- Bewegungstherapie und/oder Aktivierungstherapie anordnen
- Allfällige Diätmaßnahmen auf ihre Erforderlichkeit hin überprüfen (Diabeteskost mit Kalorienbeschränkung macht keinen Sinn, wenn jemand sowieso zu wenig isst)
- Behebung einer Obstipation veranlassen, Durchfälle behandeln
- Überprüfung der verordneten Medikamente hinsichtlich ihrer Nebenwirkung auf Appetit und Übelkeit, Prüfung, ob verordnete Anzahl und Menge der Medikamente tatsächlich nötig sind (zu viele verursachen einen Appetitverlust und die verderben Freude am Essen, machen »voll«), Wechselwirkung der Medikamente miteinander und Auswirkung auf Appetit/Nahrungsaufnahme prüfen
- Zusammenarbeit mit Klinikpharmazeuten bezüglich inadäquater Medikamente/Nebenwirkungen
- Je nach Indikation auf vorübergehende parenterale Ernährung umsteigen oder zusätzlich zur peroralen Ernährung verordnen
- Verordnen und Legen von geeigneten venösen Zugängen für parenterale Ernährung (zentraler Venenkatheter, Hickman Katheter, Port-a-Cath etc.)
- Möglichkeiten der künstlichen enteralen Ernährung via transnasaler Sonden oder PEG (perkutane endoskopische Gastrostomie: für dauerhaften Gebrauch) mit Patienten, Angehörigen, Bezugspersonen und interdisziplinär erörtern und ethisch vertretbare Entscheidung fällen
- Alle Entscheidungen und Verordnungen mit Patienten/Angehörigen besprechen und deren Notwendigkeit erklären. Dabei dem schriftlich oder mündlich geäußerten Willen des Patienten oder dem mutmaßlichen Willen (Entscheidung durch Vertreter des Patienten) unbedingt Folge leisten
- Teilnahme an oder Einberufung interdisziplinärerer und multiprofessioneller Fallbesprechungen in komplexen oder ethisch schwierigen Situationen

8.5   Hauptprobleme bei der Ernährung in Institutionen

8.5.1   »Massenküche« versus individuelle Vorlieben

Die Vorlieben eines Menschen sind unter anderem kulturell geprägt. Was für den einen eine Delikatesse ist, ruft beim anderen Abneigung bis hin zum Brechreiz hervor, was es im Alltag schwierig macht, den Geschmack vieler unterschiedlicher Menschen zu treffen.

Krankenhausverpflegung wird tendenziell eher über- statt unterbewertet, wie sich in vielen Befragungen zur Patientenzufriedenheit widerspiegelt (Blum et al. 2001). Im Umkehrschluss bedeutet dies, dass eine gute Verpflegung neben vielen anderen Kriterien durchaus auch eine Chance für ein Krankenhaus birgt, es im Vergleich mit anderen Institutionen wettbewerbsfähig zu erhalten (Benchmarking).

Auch in Pflegeheimen ist das Essen, vor allem die warme Mahlzeit am Mittag, einer der Tageshöhepunkte. Es führt bei einigen Bewohnern sogar zu Stimmungsverschlechterung und Unzufriedenheit, wenn das Essen bezüglich Zubereitungsart, Intensität des Würzens, Konsistenz und Temperatur nicht den Vorstellungen und Erwartungen entspricht.

Essen stellt außerdem ein wichtiges Kommunikationsthema im Pflegeheim dar. Bereits am Morgen wird häufig gefragt, was es zum Mittagessen gibt. Bei beliebten, bekannten und typischen nationalen und regionalen Gerichten wird sich über Zubereitungsart und -technik ausgetauscht. Ältere Damen und ehemalige Hausfrauen haben diesbezüglich oft sehr genaue Vorstellungen, wie ein Gericht zu schmecken hat und wie es traditionell zubereitet sein soll.

Freiwilliges gemeinsames Kochen und Zubereiten von Gerichten bringt Freude und Abwechslung in den Alltag einer Pflegeeinrichtung und regt den Appetit an. Bei Demenzkranken trägt es dazu bei, die Alltagsfunktionen zu trainieren und bestimmte Fähigkeiten länger aufrecht zu erhalten (ressourcenorientierte Pflege und Betreuung). Weiterhin fördert es soziale Kontakte, Kommunikation und körperliche Aktivität und hebt nicht zuletzt das Selbstbewusstsein und die Stimmung, wenn die Bewohner das Gefühl bekommen, etwas für andere zu tun oder nützlich für die Allgemeinheit zu sein.

Wichtig dabei ist es, behutsam herauszufinden, was der Demenzkranke gern tut und was er unter Anleitung/Aufsicht noch selbstständig machen kann (das handlungsorientierte Gedächtnis bleibt meist noch lange erhalten). Es ist sehr erstaunlich, was schwer Demente noch mit einem kleinen Schneidmesser zu Wege bringen. Selbstredend steht die Sicherheit des Betroffenen und seines Umfeldes immer im Vordergrund.

Die größte Herausforderung an das Küchenteam einer Einrichtung ist es, möglichst vielen Geschmäckern und Vorlieben gerecht zu werden und trotzdem abwechslungsreich, wohlschmeckend, gesund und möglichst frisch zu kochen. Dabei müssen individuelle Nährstoffbedarfe oder Diäten berücksichtigt sowie ökonomische Aspekte im Auge behalten werden. Techniken aus der molekularen Küche sind aufgrund ihrer genauen Dosierungen und der exakten Rezepttreue bestens geeignet, diese Kriterien zu erfüllen.

Ein weiterer wichtiger Punkt bei der Verpflegung in Pflegeeinrichtungen ist die Frische und Temperatur der Produkte. Die häufigsten Beanstandungen der Qualität des Essens v.a. in Kliniken durch die Deutsche Gesellschaft für Ernährung beziehen sich auf diese beiden Attribute. Vor allem bei Anlieferungen durch Cateringfirmen werden die warmen Mahlzeiten teilweise viel zu früh angeliefert und anschließend stundenlang warm gehalten: Geschmack und Ansehnlichkeit leiden und Vitamin- und Nährwerte gehen rapide verloren (Buchholz und Schürenberg 2009).

8.5.2   Anforderungen von Patienten an Krankenhausverpflegung

Huber (2009) zeigte in ihrer Arbeit über das Essen im Spital, in welcher 23 Interviews mit 24 Patienten in Schweizer Spitälern durchgeführt wurden auf, dass Patienten mit dem Essen zwar größtenteils zufrieden sind, sich aber ein Verbesserungsbedarf hinsichtlich der Aspekte der Präsentation und Information über das Essensangebot sowie im Umgang mit Appetitproblemen bestand.

Patienten, die in ein Spital eintreten, stellen grundsätzlich keine allzu hohen Erwartungen an die Verpflegung und können deshalb tendenziell eher positiv überrascht werden. Die Grunderwartungen gehen eher in Richtung Kantinenküche oder Flugzeugkost. Das Essen wird auch im Akutkrankenhaus von vielen als positive Abwechslung im Tagesablauf gesehen. Folgende Gütekriterien werden von Patienten an die Qualität des Essens im Krankenhaus gestellt:
1. Die Konsistenz darf nicht zu hart, das Essen aber auch nicht verkocht sein
2. Der Geschmack sollte nicht zu fad sein
3. Das Essen darf nicht zu fettig, sollte aber trotzdem schmackhaft sein

Auch die Aspekte der Präsentation des Essens werden als sehr wichtig erachtet. Wärmedeckel und Platten werden von einigen Patienten als trist und wenig appetitanregend kritisiert (Huber 2009).

Besonders bedeutsam sind für Patienten die Aspekte der Auswahl. Möglichst großzügige Wahlmöglichkeiten zu haben und kalte Alternativen zum warmen Abendessen werden als wichtig erachtet. Patienten, die sowieso unter Appetitlosigkeit litten, beklagten, zu wenig Wahlmöglichkeiten und zu wenig Information über das Angebot erhalten zu haben. Vor allem Personen, die bettlägerig oder fremdsprachig sind, haben tendenziell zu wenig Einsicht in die Menüpläne.

Insgesamt werden die Rahmenbedingungen heute als angenehmer als früher empfunden. Jedoch wird das Essen im Bett als schwierig eingestuft. Für viele Patienten ist es befremdlich, im selben Raum zu essen, zu schlafen und Besuch zu empfangen. Starker Essensgeruch wird deshalb eher als störend betrachtet.

Tagsüber folgen die Mahlzeiten zeitlich zu nah aufeinander, wogegen zwischen Abendessen und Frühstück eine lange Zeit ohne verfügbares Essen liegt. Außerdem wird die Dauer der Verfügbarkeit als schwierig eingeschätzt. Eine dezentrale Speisenverteilung ist meist in Akutkrankenhäusern nicht möglich, so dass individuelle Vorlieben (mehr Soße, weniger Fleisch etc.) nicht berücksichtigt werden können.

8.6   Gesunde Kost und tatsächliches Essverhalten

Das Wissen zum Thema »gesunde Ernährung« ist in den letzten Jahren auch bei Senioren angestiegen. Jedoch erweist es sich oftmals als schwierig, das Wissen, was man essen darf und sollte, mit den jeweiligen Vorlieben und innerhalb der Jahre gefestigten Gewohnheiten zu vereinen. Das althergebrachte Sprichwort »Was Hänschen nicht lernt, lernt Hans nimmermehr« scheint hier zumindest teilweise der Wahrheit zu entsprechen.

So ist es nicht verwunderlich, dass bei Befragungen von Patienten in Krankenhäusern zwar der Anspruch an das Essen gestellt wird, dass es gesund und frisch sein soll, jedoch meist die ungesunderen Varianten bevorzugt und bestellt werden, wie z.B. Weißbrot statt Vollkornbrot (Stanga et al. 2003)

In der Praxis können Herausforderungen auf Pflegende zukommen, wie sie die Autorin selbst als frischgebackene Pflegeexpertin erlebt hat: Eine Patientin vermeintlich mit Diabetes mellitus Typ 2 und Status nach Vorfußamputation wurde von den gesundheitlichen Vorzügen einer Diabetes adaptierten Ernährung sowie regelmäßiger moderater sportlicher Betätigung überzeugt. Etwas später wurde festgestellt, dass diese sich zum Dessert ein Erdbeertörtchen mit Schlagsahne bei der Hotelleriefachangestellten bestellt hatte. Am mangelnden Wissen konnte dieses Verhalten angesichts des vorher stattgefundenen Gespräches nicht liegen.

Eine Änderung der Ernährungsgewohnheiten durch z.B. Ernährungsberatung und Diätrichtlinien kann daher nur bedingt erreicht werden und muss sehr behutsam eingeleitet werden. Es erfordert eine hohe Beratungs- und Unterstützungsleistung und das gesamte nähere soziale Umfeld der Patienten muss eingebunden sein. Die Maßnahmen und Empfehlungen müssen maßgeschneidert auf den Patienten und seine Lebensgewohnheiten zugeschnitten sein. Es bringt zum Beispiel nichts, einen Patienten einen Standard-Ernährungsplan zu erstellen, wenn er Schichtarbeiter ist und einen häufig wechselnden Lebensrhythmus hat. Bestimmte Gesprächstechniken zur Verhaltensänderung wie zum Beispiel »Motivational Interviewing« müssen sich die Beratenden in speziellen Kursen aneignen.

8.7   Umgang mit Appetitlosigkeit in Institutionen

Bewegungs- und Frischluftmangel, Operationen, Krankheiten, Umgebungswechsel, Abläufe (Stress), ungewohnte Kost, Gerüche, fremde Zimmernachbarn, Übelkeit, Angst vor Beschwerden durch das Essen (Bauchschmerzen, Erbrechen etc.), Diäten, Aufbaukost, Trauer, Depression, ungewohnte Haltung beim Essen (z.B. im Bett), lange Nüchternzeiten oder Unterbrechungen während der Mahlzeiten wirken sich negativ auf den Appetit der Patienten aus.

Ein großer Nachteil im Krankenhaus ist, dass Patienten mit Appetitlosigkeit bereits im Voraus bestellen müssen und dies als Belastung empfinden. So ähnlich, wie Nahrungsmittel einkaufen gehen, wenn man sich kurz vorher »pappsatt« gegessen hat.

Aus der Menükarte wird dann meist das ausgewählt, was am wenigsten Abneigung hervorruft. Über Alternativen werden diese Patienten zu wenig aufgeklärt, Vorlieben werden zu selten erfragt. Außerdem wird in Akutkrankenhäusern immer noch zu wenig erhoben, welche Mengen tatsächlich gegessen wurden. Dies ist angesichts der hohen Anzahl mangelernährter Patienten sehr bedenklich.

Patienten mit Appetitstörungen benötigen individuelle Betreuung und keine weit im Voraus zu bestellenden Standardmenüs. Auch sind für Patienten mit Appetitstörungen die Portionen viel zu mächtig und verleiden das Essen bereits beim Anblick. Weiche Speisen wie Joghurt, Fruchtmuss, Müsli, verschiedene Getreidebreie, Fisch, Eierspeisen oder gekochtes Huhn sind einfacher zu essen bei Appetitlosigkeit. Feste Speisen hingegen müssten sehr klein sein (Käsewürfel, Fleischwürfel etc.). Der Einsatz von »Aromazerstäubern« mit Duftstoffen, die auf jeweilige Mahlzeit vorbereiten (Kaffee zum Frühstück, Brötchenduft etc.), um Appetit auf bevorstehende Mahlzeit hervorzurufen, kann in Erwägung gezogen werden.

Ein weiteres Problem im Umgang mit Appetitlosigkeit ist, dass der Zeitpunkt des Servierens nicht frei wählbar ist. Vor allem älteren und dementen Menschen sind am Morgen häufig noch zu müde und schläfrig (was teilweise dem Sedationsüberhang von Nachtmedikamenten zuzuschreiben ist), um Appetit zu entwickeln. Viele erreichen ihren Aktivitätshöhepunkt erst am Nachmittag, wenn die warme Hauptmahlzeit bereits vorbei ist. Die alternativen Zubereitungsmethoden bieten Möglichkeiten, Essen auf der Abteilung zu behalten und individuell zu verabreichen, z.B. Bläserkost (leichte luftige, sahneartige Nahrung aus einem Sahnesyphon, wie es in ► Kap. 13.6 ausführlich erklärt wird) für Patienten mit Schluckstörung (häufig Demenz-kranke). Daneben muss natürlich mit dem Arzt die Medikation der Betroffenen überprüft werden.

Für viele dieser Pflegeanforderungen gibt es bisher nur wenige Lösungsansätze, zumal der Zusammenhang zwischen Lebensmitteltextur, Inhaltsstoffen und Möglichkeiten der Menschen nicht genügend in Rechnung gestellt wird. In den folgenden Kapiteln werden deshalb die Zusammenhänge zwischen Geschmack, Appetit, Schluckbeschwerden und Ernährungsstatus auf der einen Seite und den physikalisch-chemischen Eigenschaften der Lebensmittel auf der anderen Seite genauer betrachtet. Erst diese physiologisch-physikalische Beziehung erlaubt eine neue Sichtweise in der Essenszubereitung und Darreichung in der Pflege und im geriatrischen Bereich.

Literatur

Bartolome, G.et al.(2006): Schluckstörungen, Diagnostik und Rehabilitation. S. 342ff., Münschen: Urban & Fischer Verlag

Blum,K.; Satzinger, W.; Buck, R. (2001): Patientenbefragungen und Qualitätsmanagement. Eine Einführung in die Thematik. In: Satzinger, W/Trojan, A/Kellermann-Mühlhoff, P (Hrsg): Patientenbefragungen in Krankenhäusern. S: 25-39; St. Augustin: Asgard Verlag Dr. Werner Hippe GmbH

Buchholz, T.; Schürenberg, A. (2009): Basale Stimulation in der Pflege alter Menschen. Anregungen zur Lebensbegleitung. 3., vollst. überarb. Auflage, Bern: Huber Verlag

Huber, E. (2009): Essen im Spital – eine interdisziplinäre Herausforderung. Pflege: 22 (5), Bern: Huber Verlag

Kondrup, J.; Rasmussen, H. H.; Hamberg, O.; Stanga, Z.; Ad Hoc ESPEN Working Group (2003): Nutritional risk screening (NRS 2002): a new method based on an analysis of controlled clinical trials. Clin Nutr, 22(3), p: 321–36, Nutrition Unit, Rigshospitalet, Copenhagen, Denmark.

Lindorff-Larsen, K.; Rasmussen, H. H.; Kondrup, J.; Staun, M.; Ladefoged, K. (2007): Management and perception of hospital undernutrition-a positive change among Danish doctors and nurses. Clin Nutr, 26 (3): 371–378. Nutrition Unit, Rigshospitalet, Copenhagen, Denmark.

Morris, H. (2006): Dysphagia in the elderly–a management challenge for nurses. British Journal of Nursing, 15(10), p: 558–62.

Nusser-Müller-Busch, R. (2005): Die Therapie des facio-oralen Trakts. S.72ff., Heidelberg: Springer-Verlag

Stanga, Z.; Zurfluh, Y.; Roselli, M.; Sterchi, A.B.; Tanner, B.; Knecht, G. (2003): Hospital Food: a survey of patients perceptions. Clin Nutr, 22 (3),p: 241–246, Nutrition Unit, Rigshospitalet, Copenhagen, Denmark.

Watson, R. (1993): Measuring feeding difficulty in patients with dementia: perspectives and problems. Journal of advanced nursing 18, 25–31.

Methoden – Lebensmittelzubereitung

Lebensmittelkonsistenzen und Genusssteigerung

Thomas A. Vilgis

T.A. Vilgis et al., *Ernährung bei Pflegebedürftigkeit und Demenz*,
DOI 10.1007/978-3-7091-1603-6_9, © Springer-Verlag Wien 2015

9.1   Genuss, Lebensfreude und Konsistenzveränderung

Die Überlegungen aus ▶ Kap. 6 (Schluckbeschwerden) legen es nahe, die Konsistenz der Nahrung entsprechend den Beschwerden und Gegebenheiten zu verändern. Die einfachste Möglichkeit ist das Anbieten von pürierter Nahrung. Allerdings entwickeln viele Bewohner rasch eine Abneigung gegen ein Übermaß an pürierter Nahrung. Abneigung und darunter leidende Lebensfreude ist allerdings der erste Schritt zur Mangelversorgung an Nährstoffen. Warum pürierte Nahrung meist für eine verminderte Lebensfreude führt, lässt sich mit den Ausführungen aus ▶ Kap. 6 leicht verstehen und wird im Folgenden erläutert.

Aus physikalischer Sicht erweist sich das Pürieren als eine durchaus sinnvolle Maßnahme. In gewisser Hinsicht ist dies sogar die Universalmethode, um bei Schluckbeschwerden Nahrung zuzuführen. Pürieren ist daher für alle Formen der Dysphagie angezeigt oder das Kauen problematisch wird. Dabei wird jedoch kaum berücksichtigt, dass verschiedene Formen der Schluckbeschwerden vorliegen, dass Bewohner unterschiedliche Beschwerden und Befähigungen zum Kauen und Schlucken haben und dass alle Lebensmittel unterschiedliche Strukturen und Eigenschaften aufweisen, die wiederum von der Zubereitung abhängen (◘ Abb. 9.1).

Daher ergeben sich viele weitere Zusammenhänge, die eine bessere Abstimmung von Lebensmitteln und Zubereitungstechniken auf das jeweilige Kauvermögen des Individuums zulassen (Weber 2013, Hiller 2008). Dabei zeigen die Hinweise auf Schluckstörungen bereits, wie individuell Beschwerden sein können:

- Verlangsamtes Schlucken, Husten und Räuspern nach dem Schlucken
- Lange Verweildauer von Speisen im Mund
- Nahrungsreste im Mund, auf der Kleidung
- Ablehnung von Nahrung und Flüssigkeit
- Unkontrollierter Speichel- oder Nasenfluss
- Belegte Stimme nach dem Schluckversuch
- Häufiges Verschlucken, Würgen, Atemnot

Bei diesen Symptomen wird nicht nach der Art der Nahrung unterschieden. Schon gar nicht nach den physikalischen Eigenschaften, etwa Viskosität, Wasser-/Fettgehalt, des Boluszusammenhalt oder Bolusbildung. Bei pürierter Nahrung spielt diese Frage kaum eine Rolle, denn der Pürierprozess bügelt die meisten Unterschiede weitgehend aus. Daher erscheint pürierte Nahrung zwar praktisch, wirkt aber wie ein starkes »über-den-Kamm-scheren«, ohne auf individuelle Möglichkeiten Rücksicht zu nehmen. Auch dies ist die Ursache einer raschen Ablehnung von pürierter Nahrung. Mit dem in ▶ Kap. 6 dargelegten Verständnis lässt sich dies klar verstehen.

9.2   Pürieren als Präbolus: Aushebeln von Bisskraft und Struktur

Kauen, Zerkleinern und Schlucken stehen in einer engen Wechselbeziehung zu den strukturellen und texturellen Eigenschaften der Nahrung, der Lebensmittel. Jeder Mensch kaut aber individuell verschieden. Erst Recht bei Schluckbeschwerden im Alter, wenn sich zu den individuellen Unterschieden noch verschiedene Symptome einstellen. Dennoch bleiben aber genau diese Prozesse, also Zerkleinern, Kauen und Fühlen, neben der Geschmacks- und Duftintensität elementare Prozesse des Genusses und des Lebensgefühls. Daher müssen diese Erfahrungen möglichst lange erhalten werden, damit eine positive Esserfahrung auch im Alter oder bei anderen Beschwerden erhalten bleibt.

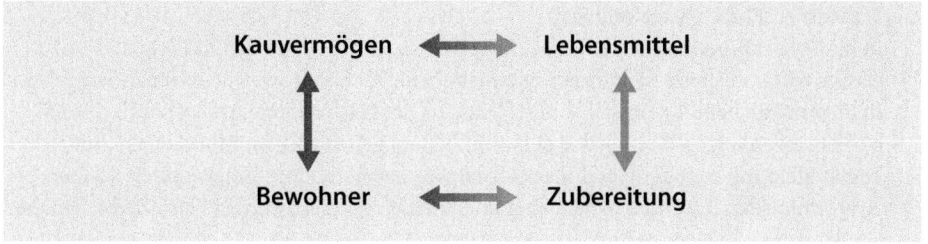

▢ Abb. 9.1 Lebensmitteleigenschaften, Zubereitungsmethoden und Beschwerden der Bewohner stehen immer in einer Wechselbeziehung.

Die stets beobachtete »Lustlosigkeit« bei pürierter Nahrung wird damit leicht verständlich. Es ist nicht immer nur der Geschmack des Essens, der den Genuss auslöst. Dieser kann leicht variiert werden, und jedes Püree kann stets neu mit einer Vielfalt an Gewürzen abgeschmeckt werden. Was allerdings bei Pürees fehlt, ist die Textur. Der Bolus ist bereits vorgeformt. Der Mund hat wenig zu tun. Physikalische Eigenschaften wie Viskosität, Cremigkeit und Scherverhalten sind auf einen engen Parameterbereich begrenzt. Durch das Zermahlen der gekochten Lebensmittel auf eine ähnliche Partikelgröße verschwinden auch große Geschmacksunterschiede. Gewohnte Bissen, wie sie aus der Essbiografie gewohnt sind, lassen sich somit nicht mehr wiedererkennen. Selbst wenn z.B. püriertes Fleisch mit püriertem Gemüse, etwa Rosenkohl, gereicht wird, so ist dieses Geschmackserlebnis vollkommen verschieden von einen verkosteten Stück Fleisch mit einem halben Rosenkohl, wenn beide im Mund zerkaut und dort vermengt werden.

Die fehlende Textur kann offenbar durch eine breite Geschmacksvariation kaum ausgeglichen werden. Geschmack und Aromen können bei pürierter Nahrung nicht mehr auf unterschiedliche Weise freigegeben werden. Sie sind zwar präsent, gleichzeitig aber vermengt. Das Resultat dieser Unzulänglichkeiten ist bekannt. Nach wenigen Tagen wird überwiegend pürierte Nahrung abgelehnt. Das Lebensgefühl schwindet. Dabei ist eine Lösung unter Umständen sehr einfach. Denkt man etwa an ein herzhaftes feines Püree aus gegartem Rindfleisch, etwa Tafelspitz, wie es in Geräten wie einem Thermomix einfach herzustellen ist, so ist der wunderbare Geschmack »umami« und salzig erhalten, auch die feinen Fleischaromen sind bestens präsent und im Normalfall sehr einfach zu erkennen. Die Textur ist allerdings gleichförmig und das Essgefühl dabei wenig spannend. Aufgewertet wird das nun mit etwas Senf. Dabei gibt es drei naheliegende Möglichkeiten der Zubereitung:

a. Der Senf wird mit in das Püree eingearbeitet.
  In diesem Fall vermengen sich Senf und Fleischaromen. Der Senf geht weitgehend unter und ist wenig als solcher wahrzunehmen. Die für Fleisch- und Senfaroma verantwortlichen Moleküle haben weitgehend eine ähnliche chemische Struktur und Flüchtigkeit und erreichen die Riechzellen in ähnlichen Zeiten (Vierich 2013). Der eigentliche und bekannte trigeminale Reiz des Senfs, dessen Schärfe und Brennen, weswegen er gern gewählt wird, ist weniger wahrnehmbar und das Püree wird als »fad« empfunden.

b. Der Senf wird getrennt neben das Püree auf Teller gelegt.
  Beide Teile haben jetzt ebenfalls eine ähnliche Konsistenz, ihre Proportionen können aber vom Esser selbst gewählt werden. Zwar erinnert das Tafelspitzpüree nach wie vor an das beliebte Stück zartes Fleisch, die Textur ist aber langweilig, dennoch wird sie aufgewertet. Der Appetit ist größer, der Genuss gesteigert.

c. Senfkörner, Fleischpüree und Senf
   In das Fleischpüree werden ein, zwei Esslöffel (auf 200–300 g) noch in Essig und Salz-
   wasser gekochte ganze Senfkörner untergehoben. Der Senf wird wie in b) danebengelegt.
   In diesem Fall behilft man sich eines Tricks aus der Gastronomie. Die gekochten Senf-
   körner stören wegen ihrer Größe den Bolus kaum, geben aber im Mund einen großen
   Textureffekt mit weiterer Geschmacks- und Aromaverstärkung. Sofern die Bewohner
   zwar Schluckbeschwerden haben, aber noch beißen können, werden beim Zerbeißen der
   Senfkörner kleine Erinnerungen wachgerüttelt, Mund, Zunge und Gaumen »haben etwas
   zu tun« und der eigentliche Geschmack kann durch den Senf gesteuert werden. Können
   Bewohner die Senfkörner nicht mehr alle zerbeißen, so werden sie doch wahrgenommen.
   Im Bolus können sie dennoch geschluckt werden. Ihre Oberflächen sind glatt und weisen
   eine gute Gleitfähigkeit auf. Es muss lediglich auf die zugegebene Menge geachtet werden,
   damit der Zusammenhalt des Bolus gewährleistet ist. Aber diese Entscheidung lässt sich
   bereits beim Anrichten auf den Tellern fällen. Die Formbarkeit der Nocken des Tafelspitz-
   pürees zeigt dies und deren Konsistenz kommt der des Bolus vor dem Schlucken schon
   sehr nahe.

Pürierte Nahrung kann vereinfacht als plastisches Material betrachtet werden. Pürees lassen
sich mit konstanter Kraft zwischen Zunge und Gaumen immer weiter zusammendrücken und
die Verformung bleibt bestehen (◘ Abb. 9.2). In der linken Spalte ist die Kraft, die im Mund
gespürt wird, als Funktion der Zeit aufgetragen. Im obersten Fall a) sind Fleisch und Senf vermischt. Die Bisskraft, bzw. die Kraft die zwischen Zunge und Gaumen, wird vor allem durch
das Fleischpüree bestimmt. Dessen Proteine und Textur leisten Kräften höheren Widerstand
als Senf. Rechts ist der zeitliche Verlauf der Geschmackswahrnehmung schematisch dargestellt. Fleischgeschmack und Senf werden praktisch gleichzeitig freigegeben, ein Unterschied
ist kaum zu spüren, sofern der Senf nicht überbetont wird. Im zweiten Beispiel von oben wird
der Senf getrennt vom Fleisch gereicht. Es besteht die Auswahl der Kombination und der
Mengenverhältnisse. Der Geschmacksverlauf ist deutlich verlängert. Der Senf gibt trigeminale
Schärfe/Wärme (► Abschn. 3.6) und erhöht die Spannung im Mund. Es wirkt weniger fade. Im
dritten Beispiel sind dem Püree in Essig, Zucker und leicht gesalzenem Wasser gekochte Senfkörner zugefügt. Diese kann der Bewohner zwar nicht mehr zerbeißen, sie können aber gespürt
und geschluckt werden. Der Kraftverlauf wird dadurch leicht moduliert, die Senfkörner als
glatt und härter wahrnehmbar. Auf der Texturseite wird daher die Spannung erhöht. Obwohl
die gekochten Senfkörner wenig Geschmack freigeben, hat der Esser ein deutlich besseres und
abwechslungsreicheres Mundgefühl.
   Im letzten Fall kann der Bewohner die Senfkörner noch zerbeißen, dies erhöht die Bisskraft
deutlich und verändert die weiche Textur des Fleischpürees. Die Senfkörner platzen oder zer-
brechen und geben dabei Geschmack, Schärfe und Aroma frei. Die Geschmackswahrnehmung
(rechts) wird stark moduliert. Die deutlich schnellere zeitliche Änderung der Wahrnehmungsintensität ergibt eine deutlich bessere und reichhaltigere Befriedigung beim Essen. Der Genuss
wird erhöht, das Lebensgefühl steigt, obwohl die Grundsubstanz bei allen Beispielen identisch
ist: Herzhaft gewürztes Tafelspitzpüree.
   Dieses sehr einfache Beispiel zeigt einen von vielen möglichen Ansätzen: Eine Aufgabe
ist es daher, Nahrungsformen zu schaffen, die trotz Schluckbeschwerden einen hinreichen-
den Genuss erlauben. Das ist durchaus möglich, denn selbst bei einfachen Pürees, sofern sie
bei einigen Bewohnern zwingend notwendig sind, lassen sich physikalische Parameter, wie
Bruchstückgröße, Konsistenz oder Cremigkeit weit besser steuern als dies im Allgemeinen angenommen wird. Bei diesen Anforderungen kann der Speichel mithelfen und deren Funktion

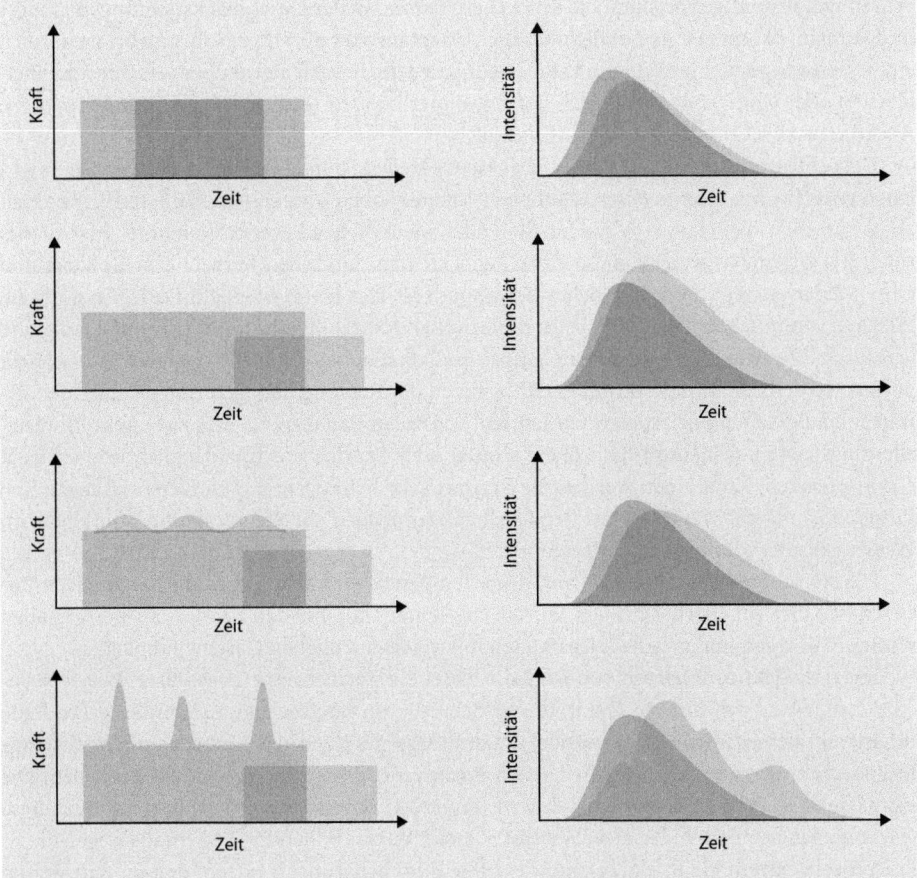

⬛ Abb. 9.2 Links: Mundkraft (Biss- und Gaumendruck) bei einem Fleischpüree (dunkler dargestellt) mit Senf (heller dargestellt). Rechts: mittlere Wahrnehmungsintensität aus Geschmack, Aroma und Trigeminus (siehe Text).

berücksichtigen. Wie bereits mehrfach angesprochen, dient Speichel als Schmiermittel bei der Bolusbildung aber auch als Geschmackstransporter auf der Zunge.

Tipp

Selbst leicht schluckbare, pürierte Nahrung muss nicht langweilig sein, wenn kleine aber spürbare Texturänderungen möglich sind. Wenn diese einzelnen »Erweiterungen« noch einen anderen Geschmack, Schärfe, Salzigkeit etc. haben, umso besser. Essen wird sofort – trotz Püree – spannender und bleibt leicht schluckbar.

9.3 Pürieren: Textur, Geschmack, Nährstoffe

Eine Folge des Pürierens ist der notwendige aber als negativ empfundene Texturverlust. Dies muss und kann nur durch intensiven Geschmack und deutlich wahrnehmbare Aromatisierung ausgeglichen werden. Beim Pürieren von gekochter Nahrung ist daher eine intensivere

Würzung notwendig. Vor allem die deutlichere Betonung der Geschmacksrichtungen »sauer« und »umami« können eine deutlich bessere Akzeptanz von pürierter Nahrung bringen. Auch ein besseres trigeminales Würzen kann erwünscht sein. Scharfe Reize über verschiedene Pfefferarten oder Chili, je nach Wunsch der Bewohner können texturelle Defizite »überspielen«. Auch Fett erhöht Mundgefühl und Mundfülle.

Gekochte pürierte Nahrung weist aber weiter Defizite auf: Die Lebensmittel werden meist lange gekocht, was bereits einen deutlichen Vitaminabbau und andere Nährstoffverluste zur Folge hat, ebenso ein längeres Warmhalten oder wiederholtes Regenerieren unter Pasteurisierung. Bei Gesunden werden diese Unzulänglichkeiten durch den Verzehr von Rohkost und Obst wieder ausgeglichen. Bei vielen Bewohnern ist dies kaum möglich. Daher ist auch ein Pürieren von roher Nahrung möglichst ohne großen Nährstoffverlust mitunter notwendig und erwünscht. Zwar kann roh essbares Gemüse und Obst in herkömmlichen Standmixern leicht püriert werden, allerdings kommt es dabei wegen der Reibung häufig zur unerwünschten Erwärmung. Bei leicht pürierbaren Obstsorten, wie reifen Bananen, ist dies zwar kein Problem, allerdings lassen sich somit z.B. rohe Karotten oder Paprika nur unzulänglich und schlecht essbar pürieren. Zum einen werden die Partikel sehr heterogen, zum anderen ist nach dem Pürieren häufig ein Wasserverlust festzustellen. Damit auch ein Nährstoffverlust durch die im Wasser gelösten Vitamine und Mineralien.

Für ein schonendes Garen bei niedrigen Temperaturen und gleichzeitigem effektiven Pürieren ist daher ein Thermomix von Vorteil. Die Temperaturstufen in Zehnerschritten erlauben sanftes Erwärmen und gleichzeitiges Mixen mit unterschiedlichen Geschwindigkeiten.

Für das effektive Pürieren von Rohkost bietet ein Pacojet beste Ergebnisse. Bei dem Pacojet handelt es sich um ein Gerät, das in der Lage ist, hochwertige tiefgefrorene Produkte in eine ultrafeine Textur zu verwandeln. Damit lassen sich in der Gastronomie erstklassige Eiszubereitungen aus den verschiedensten extrem cremigsten Lebensmitteln herstellen. Die Eismasse wird dazu in speziellen Bechern um −22°C tiefgefroren. Anschließend wird diese gefrorene Masse mit dem Pacojet abgefräst. Die sich daraus bildenden Eiskristalle wegen dieses Fräsprozess extrem klein. Daher sind derartige Eiszubereitungen extrem cremig und weisen einen guten Schmelz auf, der mit Zubereitungen aus herkömmlichen Eismaschinen kaum zu vergleichen ist. Auch für die Altenpflege sind diese Eiszubereitungen sehr nützlich. Das Eis hat eine sehr enge Größenverteilung der Eiskristalle, der Schmelz ist kontrolliert. Damit können auch herzhafte Eissorten hergestellt werden, die von vielen Bewohnern gern akzeptiert werden, besonders wenn Entzündungen im Mundbereich vorliegen. Der Schmelz des Eises aus dem Pacojet lässt sich auch mit dem Einsatz von verschiedenen Zuckern oder Verdickungsmittel, die Gefrier-Tau-Stabilität aufweisen, noch weiter kontrolliert werden. Dazu gehören z.B. Gelatine und Xanthan.

Durch diese »Fräseigenschaften« lässt sich der Pacojet auch zum Pürieren von gefrorenem nicht erhitztem Gemüse oder Obst bestens verwenden. Dazu werden ansonsten schwer pürierbare Gemüse, wie Karotten, Paprika oder Erbsen usw., mit dem entsprechenden Flüssigkeitsbedarf in einen Pacojetbecher gegeben und während 24 Stunden bei -22°C tiefgefroren. Anschließend wird das gefrorene Gemüse mit den Pacossierflügel abgefräst. Die Partikelgröße liegt dabei bei wenigen tausendstel Millimetern. Die Gemüsepürees sind daher extrem fein. Da die dadurch erreichte Partikelgröße die Abmessungen der Pflanzenzellen erreicht, werden auch Proteine und Zellstoffe freigelegt, die wiederum bei der Wasserbindung helfen. Ein »Aussuppen« der Pürees gibt es daher kaum. Gleichzeitig werden aber auch ätherische Öle freigelegt, die sich in den Vakuolen der Pflanzenzellen befinden. Das Püree erhält dadurch deutlich intensiveren Duft und Geschmack, der den intensiven Charakter des rohen Gemüses zum Ausdruck bringt. Auch aufgetaut wirkt es extrem frisch. Die Nährstoffe werden kaum zerstört,

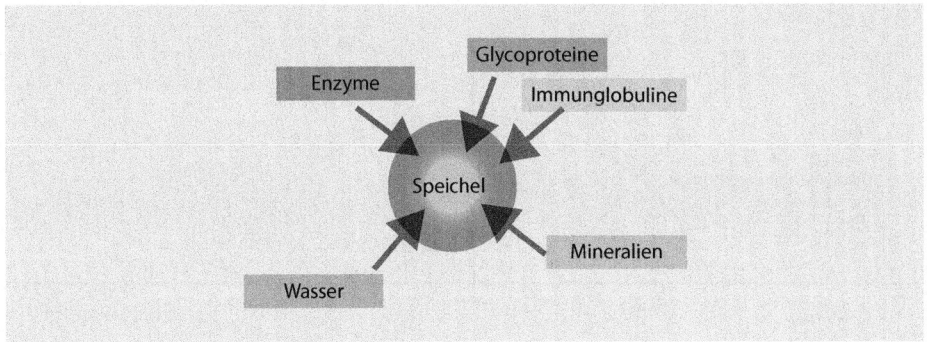

◘ Abb. 9.3 Speichel und seine Zusammensetzung.

da bei Temperaturen unter 0 °C paccosiert wird. Zwar erhöht sich während des Pacossierens die Temperatur lokal, da die Masse aber durchgefroren ist, spielt dies kaum eine Rolle. Auch bei Suppen oder Cremes können dabei sehr gute Ergebnisse erzielt werden. Stets kommen dabei die natürliche Farberhaltung, intensives Aroma und Geschmack, sowie die einzigartige Textur zum Tragen.

9.4 Speichel zwischen Funktion und Nahrungskonsistenz

Speichel ist nicht nur Wasser. Seine schleimige Konsistenz, seine Gleitwirkung und seine ausgezeichnete Fähigkeit zur Benetzung zeigen, es müssen eine ganze Reihe Substanzen darin enthalten sein, die zu diesen Eigenschaften führen; ähnlich dem Eiklar, das aus 88% Wasser besteht, dessen glibberige Konsistenz durch die darin gelösten Proteine zustande kommt. Speichel muss, neben seiner Wechselwirkung mit der Nahrung, antiseptisch wirken, Nahrung vorverdauen, die Zähne benetzen, den Zahnschmelz pflegen und erhalten. Dies wird durch Anreicherung der Flüssigkeit in den Speicheldrüsen mit zusätzlichen Substanzen, Proteine und Salze bewerkstelligt (◘ Abb. 9.3).

Die wichtigsten Inhaltsstoffe des Speichels sind Glycoproteine, Immunglobuline und Enzyme als größere Moleküle, die viskositätserhöhend wirken, aber auch mikrobiologische Wirkung entfalten können und damit auch schützend wirken. In ◘ Abb. 9.4 ist die Wirkungsweise der einzelnen Komponenten zusammengefasst (Nieuw und Veerman 2002).

Ohne zu sehr ins theoretische Detail zu gehen, sollen für das Grundverständnis die elementaren Eigenschaften besprochen werden, soweit sie für das weitere Vorgehen wichtig sind. Das heißt, die antibakteriellen Eigenschaften werden ausgespart. Für die folgenden Überlegungen in diesem Kapitel sind vor allem die Proteinbestandteile, d.h. wasserbindende Glycoproteine und Mucine, Enzyme und fettbindende Proteinabschnitte von Bedeutung, aber auch Kalziumionen Ca^{2+}, da diese nicht nur die Zahne mineralisieren, sondern auch beim Zusammenhalt des Bolus eine Rolle spielen. Speichel wirkt damit als Klebstoff und Schmiermittel zugleich.

- **Proteine im Speichel**

Eine wichtige Funktion, auch im Hinblick auf den Einsatz von Verdickungs- und Geliermitteln sind die wasserbindenden Eigenschaften der Mucine. Dies sind Glycoproteine (◘ Abb. 9.5), die aus einer Proteinkette zusammengesetzt sind, die wiederum aus Aminosäuren aufgebaut sind und aus Seitenketten aus zuckerartigen Einheiten bestehen. Die Seitengruppen können daher

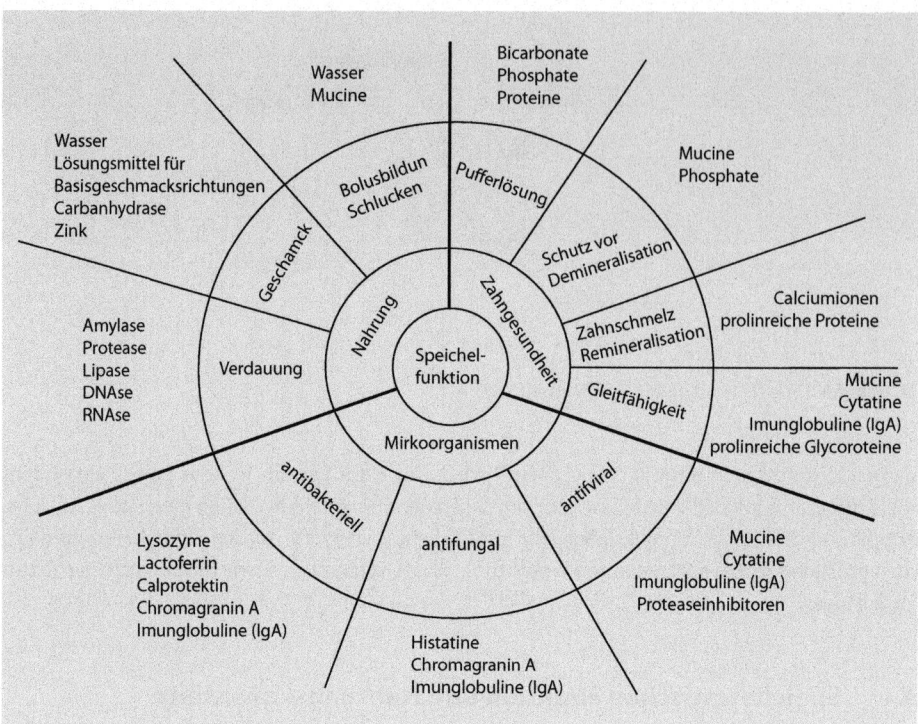

◘ **Abb. 9.4**   Die Zusammensetzung des Speichels und die Funktion der einzelnen Komponenten auf einen Blick (reproduziert nach Nieuw und Veerman 2002, 12–22 mit freundlicher Genehmigung).

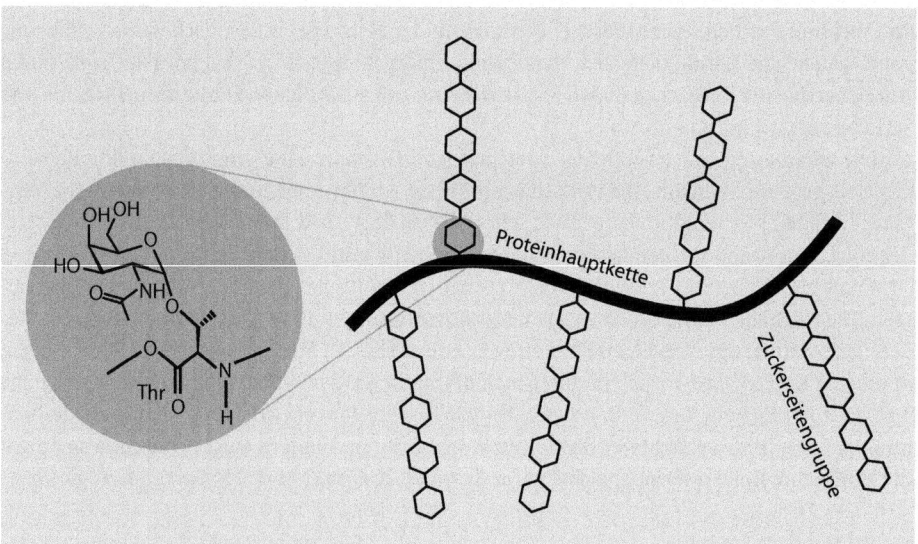

◘ **Abb. 9.5**   Ein einfaches Modell für Glycoproteine im Speichel. An der Proteinhauptkette befinden sich Seitenketten aus Zuckern. Diese Seitenketten binden das Wasser sehr stark. In der Vergrößerung zeigt sich die Anbindung des Zuckerrests an die Aminosäure Threonin.

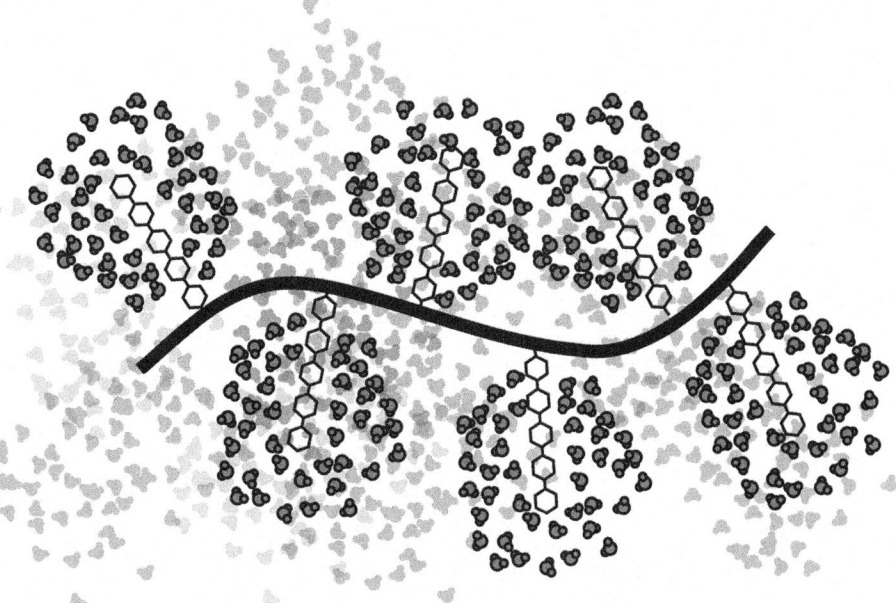

◘ Abb. 9.6 Glycoproteine binden Wassermoleküle H$_2$O in großen Wolken um die Zuckerseitenketten. Diese Hydrathüllen verlangsamen die Bewegung des ohnehin großen Moleküls weiter. Dadurch wird Speichel zähflüssig (gebundene Wassermoleküle dunkelgrau), freie Wassermoleküle (hellblau/grau).

viel Wasser binden (◘ Abb. 9.6). Dadurch ist das Wasser in seiner Bewegung stark verlangsamt, die gebundenen Wassermoleküle können sich nicht mehr so schnell bewegen. Gleichzeitig nimmt jedes dieser Proteine einen großen Raum ein. Die Folge ist eine starke Erhöhung der Viskosität des Wassers. Diese Mucine sorgen also für die »Schleimigkeit« des Speichels (Coles et al. 2010).

Diese Proteine wirken zudem als »Leim« im Bolus (◘ Abb. 9.7). Durch die hohe Wasserbindung gelangt eine große Menge Speichel dauerhaft in den Speisebrei hinein. Dort verweben und verschlaufen sie sich mit den Oberflächen der Boluspartikel, aus denen wiederum Proteine und Kohlenhydrate, Zellstoffmoleküle und andere herausragen. Damit verbinden sich die Oberflächen der Boluspartikel auf eine vielfältigere Weise, als mit dem »Sandmodell« in ▶ Abb. 6.5 und ▶ Abb. 6.6 dargestellt.

Mucine helfen damit auf molekularer Skala mit, Boluspartikel zu verkleben. Zwar ist ihr Beitrag dazu vergleichsweise gering, da die Oberflächen der Boluspartikel mit einer Vielzahl von lebensmitteleigenen Moleküle belegt sind, die selbst ein adhäsive Wirkung haben (Vilgis 2010). Dennoch leisten sie wegen ihrer Struktur einen erheblichen Beitrag zu den adhäsiven **und** kohäsiven Kräften zwischen den Boluspartikeln. Ein weiterer Fakt kommt dabei hinzu: Die Mucine erhöhen die Viskosität des Speichels. Da viskose Kräfte proportional zur Viskosität η sind, nehmen diese zu und erhöhen somit die Wechselwirkung und somit den Zusammenhalt.

▪ Kalzium im Speichel

Aber auch der Kalziumgehalt im Speichel erhöht den Zusammenhalt. Kalziumionen Ca^{2+} sind zweiwertig und können daher als Bindeglied zwischen negativen Ladungen dienen, da sich

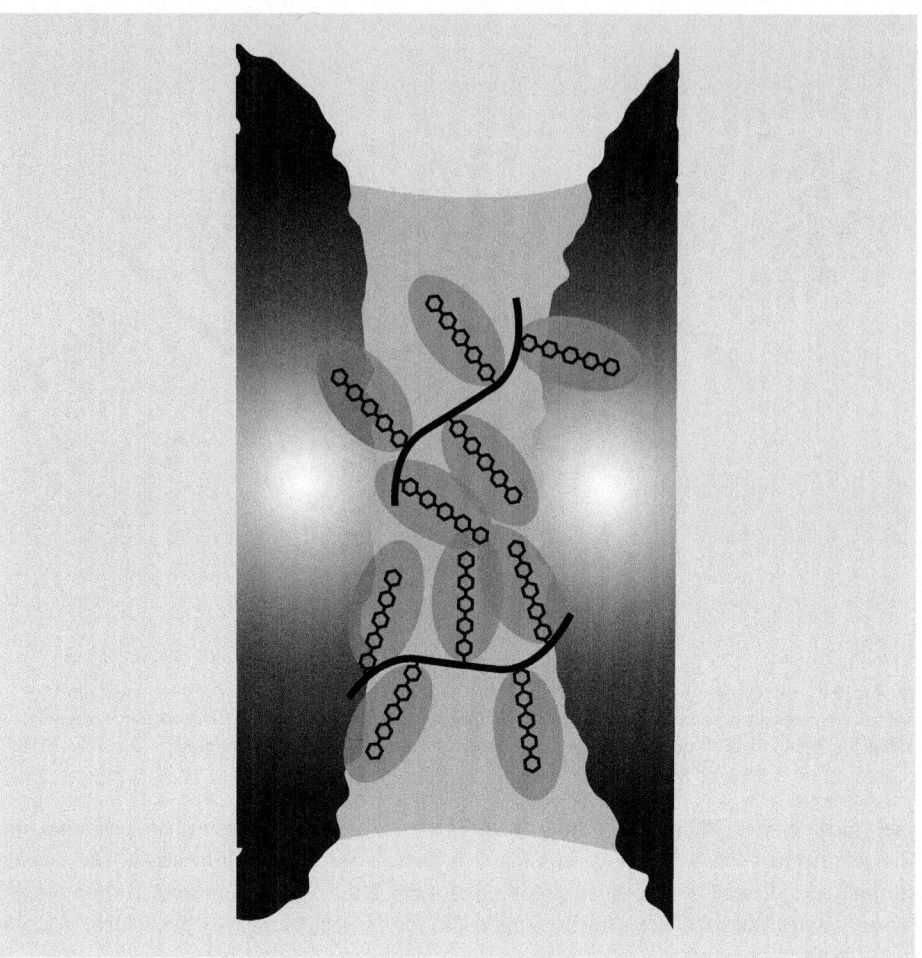

◰ Abb. 9.7   Speichelproteine (Mucine) helfen mit zwei Boluspartikel zu verkleben (schematisch, nicht maßstabsgerecht) Glykoproteine wirken als »Brücken«.

unterschiedliche Ladungen stets anziehen, während gleichförmige Ladungen sich abstoßen (◰ Abb. 9.8).

Die zweifach positiven Kalziumionen Ca^{2+} binden also jeweils zwei Ketten an den einfach negativ geladenen Stellen. Schon erhält man stabile Netze, die über einen weiten Temperatur- und pH-Bereich extrem stabil sind.

❯ Speichel ist nicht »nur« Wasser. Mit seinen Proteinen und den Mineralstoffen hilft Speichel den Nahrungsbrei zu stabilisieren.

▪ **Was tun bei Speichelmangel?**
Speichelmangel ist daher in vielerlei Hinsicht ein größeres Problem als man denkt. Nicht nur die damit verbundenen physiologischen Probleme und Schluckbeschwerden sind für die Men-

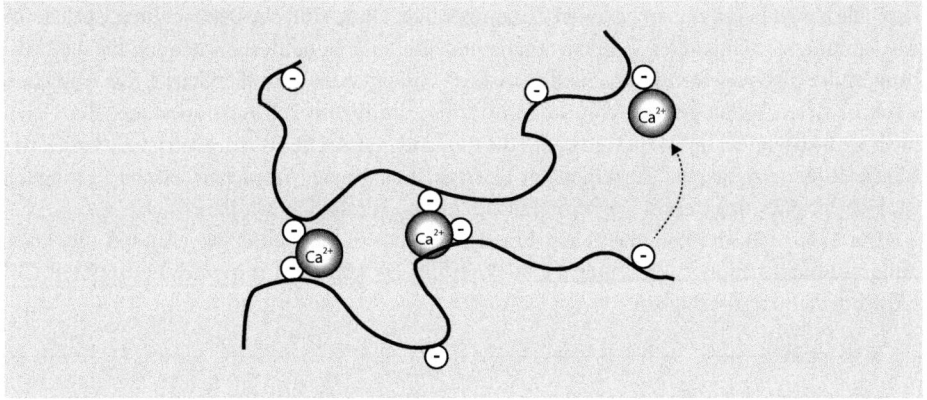

◻ Abb. 9.8 Zweifach positiv geladene Kalziumionen können Molekülketten zu größeren Verbänden »verhängen«. Solche ionischen Bindungen sind sehr stark. Der Bolus wird dadurch elastischer und zusammenhängender, ohne die Schluckbarkeit zu verändern.

schen eine Belastung, auch die Wechselwirkung des Speichels mit dem Bolus verhindert die Ausbildung eines zusammenhängenden Bolus auf physikalischem Wege. Speichelanregung ist daher eine wichtige Angelegenheit.

Bei Speichelmangel sind daher Speisen aus schmelzenden Anteilen ein Vorteil. Werden gleichzeitig Säure, Salz und Glutamat reiche – und somit mundwässernde – Speisen verabreicht, werden die Speicheldrüsen während des Kauens stärker weiter angeregt. Die Schluckbarkeit steigt beachtlich. Diese einfachen Überlegungen zeigen allerdings das große Potenzial der problemangepassten Konsistenzveränderung von Nahrung.

9.5 Konsistenz – eine weite Landschaft

Im folgenden Kapitel wird ein systematisches Einstellen der Nahrungskonsistenz besprochen. Dazu ist ein klares Verständnis dieses Begriffs notwendig. Natürlich helfen die allgemein gebräuchlichen und verständlichen Begriffe, wie »breiig, viskos, elastisch, und flüssig« weiter, wenn sie mit klar definierten Eigenschaften beschrieben werden. An dieser Stelle wird daher die Brücke zwischen den allgemein verständlichen Begriffen und den physikalischen Eigenschaften geschlagen. Dies ist die Grundlage zum Verständnis der Schaubilder, die immer wieder zur Unterstützung der Textstellen dargestellt sind.

▪ Flüssig

Als flüssig werden alle wässrigen Nahrungsmittel bezeichnet. Dazu gehören Wasser, Tee, Kaffee, Obst und Gemüsesäfte, alkoholische Getränke, dünne Suppen. Wasser hat (bei Zimmertemperatur) etwa eine Viskosität von 1 mPa s (Millipascal Sekunde), klare Brühen oder Suppen ebenfalls. Speiseöle können immer noch als flüssig bezeichnet werden. Ihre Viskosität liegt etwa bei 1-10 mPa s. Niedrig viskose Flüssigkeiten zerreißen in viele kleine Tropfen, sobald hohe Kräfte auf sie wirken. Lässt man zum Beispiel einen Würfelzucker aus größerer Höhe in Kaffee fallen, so spritzt dieser sehr. Kaffeespritzer verteilen sich weit um die Tasse. Höher viskose Öle haben bereits einen besseren Zusammenhalt. Diese einfache Beobachtung ist auch für das Schlucken wichtig. Der Schluckvorgang bedeutet eine hohe Beanspruchung für die Nahrung in der pharyngealen Phase, niedrig viskose Flüssigkeiten zerreißen leicht, die Tröpfchen lösen in vielen Fällen ein Verschlucken und im schlimmeren Fall Aspiration aus. Bei vielen niedrig viskosen Flüssigkeiten sind daher die molekularen Kräfte gering, auch ist die Größe der Moleküle klein, sodass ein Zerreißen der Flüssigkeit in winzige Tröpfchen sehr leicht möglich ist. Flüssige Nahrung darf daher keinesfalls im Liegen verabreicht werden.

Die Viskosität, die Zähigkeit einer Flüssigkeit, lässt sich messen. Sie verknüpft die Spannung, die man benötigt, um einen Flüssigkeitsfilm (▶ Abb. 6.18) mit einer bestimmten Geschwindigkeit zu verschieben.

Viskosität

Eine Flüssigkeit hat die Viskosität von $1 Ns/m^2 = 1$ Pascal mal Sekunden, wenn in einem Kubus von 1 Kubikmeter Flüssigkeit eine der Platten aus ▶ Abb. 6.18 mit einer Geschwindigkeit von 1 m/s gegeneinander in einem Abstand von 1 Meter verschoben werden.

■ **Viskose und viskoelastische Flüssigkeiten**

Viskoelastische Flüssigkeiten kennt man zum Beispiel von Teigen. Sie lassen sich bei langsamem Kneten leicht formen, bei schnellen Knetvorgängen zerreißen sie. Bei viskoelastischen Flüssigkeiten kommt also hinzu, dass sie nicht mehr augenblicklich auf eine Beanspruchung reagieren. Eine Deformation folgt einer Kraft nur widerwillig. Im Mund ist das deutlich zu spüren. Mit Stärke verdickte Suppen müssen mit der Zunge in Wellenbewegungen gedrückt werden, bevor sie geschluckt werden können. Ebenso Puddings auf Stärkebasis. Die Viskosität liegt jetzt deutlich über 1 mPa s (Millipascal Sekunde), hängt aber von der Art der Beanspruchung ab, je nachdem, wie schnell die Speise gekaut oder gedrückt wird. Eine Vielzahl der Verdickungsmittel nützt dieses Prinzip aus.

■ **Breiige, halbfeste Lebensmittel**

Bei breiigen Lebensmitteln, Paradebeispiele: Gemüsepürees, Kartoffel- oder Grießbrei, ist die Viskosität noch höher. Gleichzeitig sind diese halbfesten Flüssigkeiten aber »thixotrop«. Sie fließen nicht mehr in Ruhe, können aber unter bleibender Form deformiert oder ausgestrichen werden. Daher lassen sich zum Beispiel pürierte Nahrung in Formen pressen, die dem ursprünglichen Lebensmittel ähneln, etwa ein Zucchinipüree in eine Zucchiniform, das der Assoziation Geschmack und Aussehen helfen kann. Im Mund wirken breiige Lebensmittel weder fest noch flüssig. Sie wirken eher plastisch, werden im Mund rasch zu einem Bolus geformt, der – sobald die Zungenbewegung gestoppt wird – in seiner Form bleibt. Auch beim Schlucken ist, wenn das Wasser gut eingebunden ist, ein sehr guter Zusammenhalt des Bolus gewährleistet. Breiige Nahrung ist sehr komplex aufgebaut, denn durch das Pürieren bleiben winzige Feststoffpartikel übrig, die für Wasserbindung und Plastizität sorgen. Durch Zugabe von Stärke wird ein ähnlicher Effekt erzeugt.

Eine ausreichende Wasserbindung von Gemüsepürees lässt sich leicht testen. Gibt man eine Nocke des Breis auf einen Teller, sollte sich nach einigen Minuten kein Flüssigkeitsrand bilden. Dieses Kriterium gilt sowohl für erhitzte und pürierte Lebensmittel, als auch für passierte Rohkostpürees. Im Falle eines massiven Speichelmangels darf etwas Wasser oder Fett hinzugenommen werden, um eine erhöhte Gleitfähigkeit des Bolus zu ermöglichen.

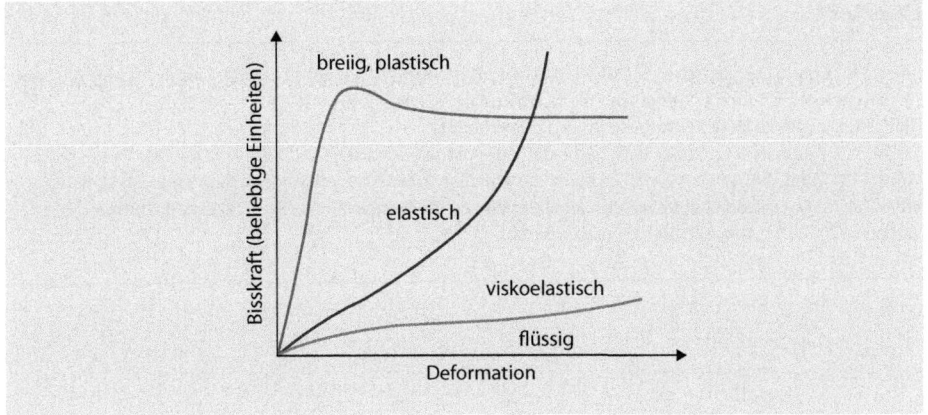

○ **Abb. 9.9** Die Bisskraft als Funktion der Deformation. Die Nahrung wird langsam aber stetig zwischen Zunge und Gaumen gedrückt. Der dabei gespürte Kraftverlauf hängt von der Konsistenz ab.

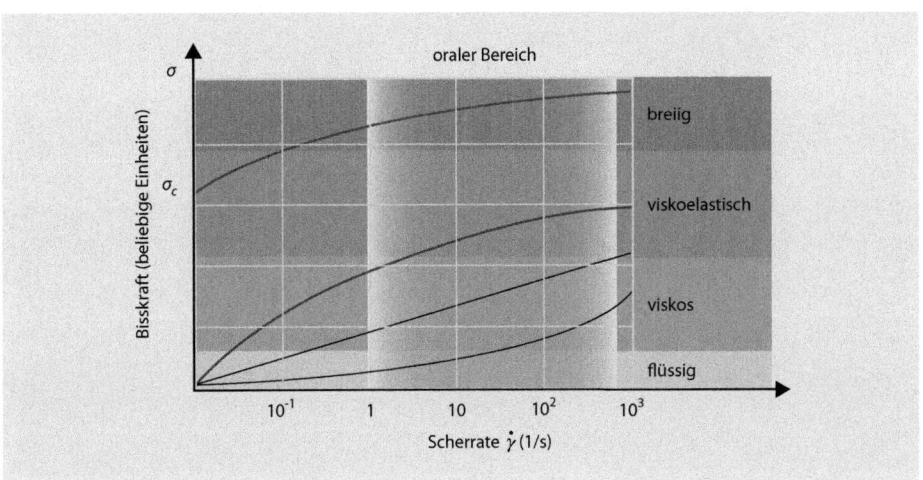

○ **Abb. 9.10** Die schematische Darstellung der Biss- und Zungenkraft für verschiedene Konsistenzklassen in Abhängigkeit der Scherrate im Mund.

Man muss dazu immer zwischen Deformation und Änderung der Deformation unterscheiden. Nimmt man breiige Lebensmittel in den Mund und drücken sie langsam zwischen Zunge und Gaumen, so ist zunächst eine höhere Kraft zu spüren. Ist diese Kraft erst einmal erreicht, beginnt der Brei zu fließen, ohne dass noch höhere Kräfte notwendig sind. Bei elastischer Nahrung, wie Gelen, nimmt die Kraft immer weiter zu, bis das Gel schließlich bricht. Viskose oder viskoelastische Flüssigkeiten benötigen weit geringere Kräfte, während Flüssigkeiten sehr leicht ohne Kraftaufwand »zerdrückt« werden können.

Wird die Nahrung dagegen im Mund zwischen Zunge und Gaumen hin- und herbewegt, so hängt die dafür nötige Kraft von dieser Bewegungsgeschwindigkeit ab (○ Abb. 9.9, ○ Abb. 9.10).

Literatur

Coles, J.M., Chang D.P., Zauscher, S. (2010) Molecular mechanisms of aqueous boundary lubrication by mucinous glycoproteins, Current Opinion in Colloid & Interface Science 15 406–416

Hiller, M., Dysphagie (2008), Schulz-Kirchner; Edition Steiner

Nieuw, A.V. Veerman, E.C., (2002) Saliva – the defender of the oral cavity, Oral Diseases, Oral Diseases 8, 12–22

Vierich, T.A. Vilgis, T.A. (2013) Aroma, die Kunst des Würzens, 2. Erweiterte Auflage, stiftung warentest, Berlin

Vilgis, T.A. (2010) Das Molekül-Menü – molekulares Wissen für kreative Köche, S. Hirzel Verlag, Stuttgart

Weber, S. (2013) Dysphagie, 2. Aufl., Springer, Berlin

9

Verdicken: Speichelfluss und Schluckbeschwerden

Thomas A. Vilgis

T.A. Vilgis et al., *Ernährung bei Pflegebedürftigkeit und Demenz*,
DOI 10.1007/978-3-7091-1603-6_10, © Springer-Verlag Wien 2015

10.1   Verdicken – physikalische Grundlagen

Verdicken ist eine der Methoden, um die Schluckarkeit von Flüssigkeiten zu verbessern. Die Flüssigkeit reißt bei den hohen Scherraten beim Schlucken weniger stark ab, daraus folgt – so der Ansatz – dass eine Aspiration ausbleibt (Nishinari 2011). Verdicken bedeutet damit eine Verlangsamung der Fließgeschwindigkeit und zudem eine Erhöhung der Viskoelastizität (▶ Kap. 6 und Gehm 1998, Vilgis 2010). Das Problem der Aspiration, das Eindringen von Teilen des Bolus in die Luftröhre oder zu einem falschen Zeitpunkt in die Speiseröhre, ist dabei von ganz besonderer Bedeutung. Im Bereich des Kehlkopfs treten zum einen durch das Schlucken sehr hohe Scherraten auf, zum anderen können Luftströme bei asthmatischen Beschwerden und Husten Luftströme zusätzliche Kräfte auf den Bolus, vor allem bei Flüssigkeiten auslösen (◨ Abb. 10.1).

Viskoelastizität

Der Begriff »Viskoelastizität« kommt aus der Physik und beschreibt das Verhalten zwischen reiner Elastizität und reinem Fließen. Kaugummi oder Knete sind Beispiele: Zieht man an ihnen langsam, fließen sie. Zieht man schnell sind sie elastisch und reißen auseinander.

Jeder Speisebrei ist »viskoelastisch«. Beim Verdicken kann das »viskoelastische« Verhalten genau eingestellt werden, so dass die reine Flüssigkeit problemlos geschluckt werden kann.

Daher sind Boluszusammenhalt und die physikalischen Eigenschaften der Flüssigkeiten, definiert über Schermodul, Viskosität und Scherrate, von immanenter Wichtigkeit. Die mechanischen Eigenschaften des Bolus und der Getränke müssen daher auf die Beschwerden abgestimmt werden. Was theoretisch klingt, kann in der Altenpflege und Seniorenernährung konsequent und systematisch genutzt werden, und zwar jenseits von Standardverdickungsmitteln, die es im Handel zuhauf gibt. Eines der bekanntesten Produkte ist dabei Thicken up, dessen Dosierungsanleitung je nach gewünschter Konsistenz pro 100 ml Getränke, Suppen, Flüssigkeiten eine nektarartige Konsistenz mit einem gestrichenen Esslöffel, honigartig mit anderthalb gestrichenen Esslöffel und puddingartig mit zwei gestrichenen Esslöffeln angibt. Derartige Universalverdicker sind zwar auf den ersten Blick praktisch, derartige Mittel vernachlässigen aber die Wechselwirkung der Pulver mit den Inhaltsstoffen der Nahrung weitgehend.

Wie solche Verdickungsmittel funktionieren, verrät ein Blick auf die Inhaltsstoffe. Die verdickende Wirkung wird durch die Kombination von Maltodextrin (einer sehr kurzkettigen Stärke, ▶ Abschn. 10.2) und einem Hydrokolloid namens Xanthan erreicht. Das Salz Kaliumchlorid wirkt dabei als »Anpasser« an die verschiedenen Inhaltsstoffe der zu verdickenden Lebensmittel. Diese Mittel lassen aber Geschmack und Individualität kaum Spielraum. Dabei ist noch zu bemerken, dass Maltodextrin während der Verdauung zu Zucker verarbeitet wird. Xanthan hingegen ist ein löslicher aber unverdaulicher Ballaststoff. Diese Moleküle werden somit, wie etwa Apfelpektin, unverdaut wieder ausgeschieden und wirken wie alle löslichen Ballaststoffe stuhlfördernd, wenn sie in hinreichender Menge aufgenommen werden.

Hydrokolloide

Hydrokolloide sind wasserlösliche Stoffe, die Flüssigkeiten verdicken, also zäher machen, oder gelieren können.

Dabei gibt es eine ganze Reihe von Verdickungsmitteln, mit denen sich Flüssigkeiten und Suppen besser handhaben lassen und ein weitgehend selbstständiger Umgang möglich wird.

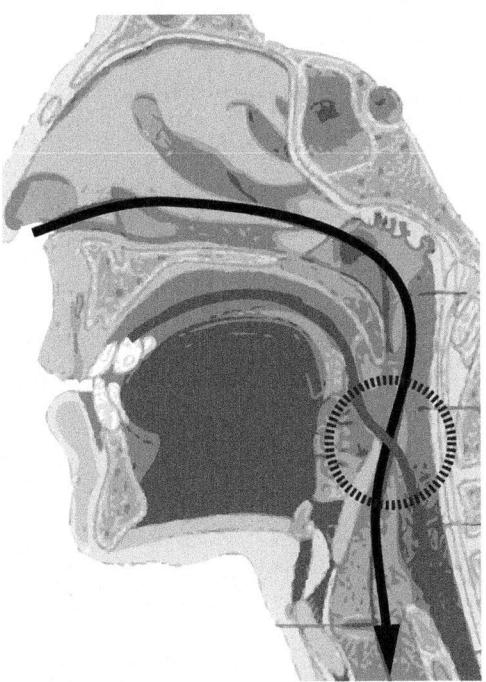

■ **Abb. 10.1** Kräfte auf Flüssigkeiten und den Speisebolus: dunkle Linie: Luftströme über die Atmung, hellere Linie: Bolus und Flüssigkeiten während des Schluckens.

■ **Tab. 10.1** Typische Größenordnungen der Viskosität im Vergleich zu Wasser bei 20°C dargestellt (Werte in Milli Pascal Sekunden, MPa s).	
Wasser (20°C)	1
Blut (37°C)	4 bis 25
Traubensaft	2 bis 5
Olivenöl	100
Honig	1000
Sirup	1000 bis 10.000
Kaffeesahne	10

Dies wird sofort deutlich, wenn die typische Viskosität für bekannte Lebensmittel verglichen wird (■ Tab. 10.1).

Dabei ist allein Honig bereits bis zu 1000-fach zähflüssiger als Wasser. Stark verdickte Sirups sind bis zu 10.000-fach zähflüssiger als Wasser. Mit den Verdickungsmitteln ist es daher leicht, die gewünschte Viskosität so einzustellen, dass die Bewohner Suppen, Säfte oder Trinknahrung bequem schlucken können und gleichzeitig ein gutes Mundgefühl vorliegt. Das Ziel ist allerdings nicht nur eine Viskositätserhöhung, sondern auch Genuss und Mundgefühl damit zu verknüpfen und zu verbessern. Dies ist – mit etwas physikalischem Verständnis – leicht möglich, wenn die Eigenschaften und chemischen Strukturen der verschiedenen Verdickungsmittel berücksichtigt werden. Darauf wird im Folgenden bei jedem Hilfsmittel

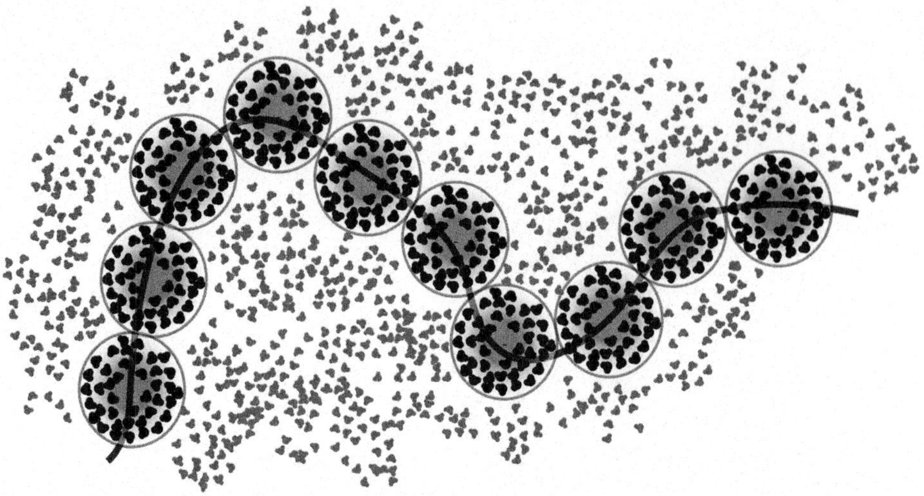

■ Abb. 10.2 Schematische Darstellung der Verdickungswirkung eines Hydrokolloids. Die Wassermoleküle in den Kreisen sind »gebunden«. Je länger und größer das Molekül ist, desto mehr Wasser kann gebunden werden, desto größer ist die Verdickungswirkung.

direkt eingegangen, dennoch lassen sich bereits im Vorfeld die grundsätzlichen Eigenschaften veranschaulichen.

10.2 Verdickungsmittel: verschiedene Wirkung

Vor der Praxis müssen allerdings ein paar wenige grundlegende Punkte angesprochen werden, die es allen erlauben, freier und problemangepasst mit den zur Verfügung stehenden Verdickungsmitteln umzugehen. Die Viskosität jeder Flüssigkeit wird grob gesprochen von der Beweglichkeit der Moleküle bestimmt. Sind die Moleküle klein und können sich hindernisfrei frei und schnell bewegen, so erhält man wässerige sehr niedrig viskose Flüssigkeiten. Wasser ist das Basisbeispiel und in bestimmten Formen der Dysphagie ist diese niedrige Viskosität das Problem. Niedrige Viskosität bedeutet schnelles Fließen. Muskelbewegung oder Zungenbewegung müssen daher auf diese schnellen Fließbewegungen reagieren können. Aspiration ist die Folge. Also müssen die Wassermoleküle verlangsamt werden. Wassermoleküle, H_2O, sind relativ leicht und flink, sie können daher nur mit größeren und schwereren Molekülen abgebremst werden. Im Speichel wird dies durch Mucine bewerkstelligt. Bei Lebensmitteln mit entsprechenden Verdickungsmitteln, die sich in Wasser lösen.

Ein ähnlicher Effekt lässt sich mit Hydrokolloiden erreichen. Dies sind große Moleküle, die sich in Wasser gut lösen (Phillips 2000). Wasser selbst ist ein polares Molekül, daher müssen diese Hydrokolloide ebenfalls polar oder im gelösten Zustand elektrisch geladen sein, damit sie sich überhaupt in Wasser lösen. Ähnlich wie bei den Mucinen im Speichel sind bei Verdickungsmitteln zwei Faktoren wichtig: Zum einen müssen die Moleküle im Vergleich zu Wassermolekülen groß und träge sein, zum anderen müssen sie in der Lage sein, Wasser stark an sich zu binden (Vilgis 2010) (■ Abb. 10.2).

Dabei ist es auch wichtig zu verstehen, dass sich die schlangenförmigen Moleküle bewegen. Sie schlängeln und diffundieren umher. Bei höheren Temperaturen schneller, bei kühlen Temperaturen langsamer. Sind die Molekülketten intern flexibel wie Wollfäden, so wackeln

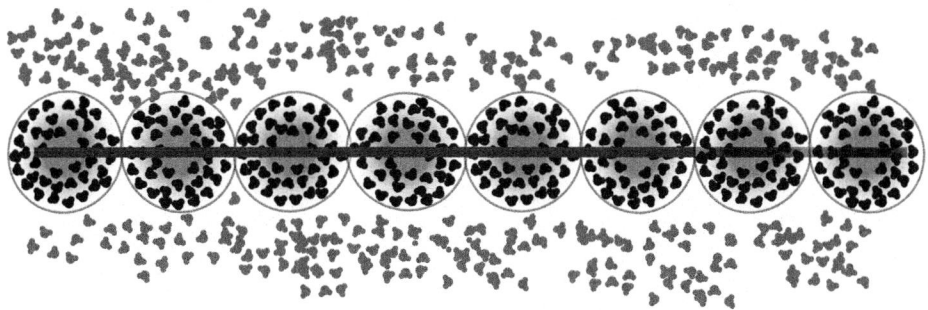

☐ Abb. 10.3   Ein sehr steifes Molekül eines Verdickungsmittel bindet ebenfalls sehr viel Wasser, kann sich aber nicht oder kaum biegen.

auch die einzelnen Molekülabschnitte nach ganz bestimmten, komplizierten physikalischen Gesetzen umher. Dennoch bleiben die Molekülketten immer vom reichlich Wasser umgeben. Diese Flexibilität im Inneren der Molekülkette ist nicht bei allen Verdickungsmitteln gleich (Vilgis 2010). Es gibt solche, die aus sehr flexiblen Molekülketten bestehen, etwa Guarkernmehl oder Alginat, aber auch solche, die weniger oder gar nicht flexibel sind, etwa Xanthan, das auch bei Thicken up eingesetzt wird. Aus molekularer Sicht können Xanthanmoleküle sogar in guter Näherung als steife Stäbchen angesehen werden, die gelöst in Wasser stark elektrisch geladen sind (Nordqvist 2011) (☐ Abb. 10.3).

Derartig steife Moleküle haben daher ein ganz anderes Verdickungsverhalten als flexible Moleküle. Die Verdickungswirkung, die Viskositätserhöhung und das Verhalten im Mund beim Schlucken sind vollkommen verschieden. Daher ist es wichtig, die grundlegenden Eigenschaften von Verdickungsmitteln zu kennen, um sie gezielt einzusetzen. Das Ziel ist daher, mit dem Einsatz von verschiedenen Verdickungsmitteln zum einen den Beschwerden und dem verbleibenden Schluckvermögen der Bewohnerinnen und Bewohner gerecht zu werden, zum andern aber auch durch eine gewisse Variation ein abwechslungsreicheres Mundgefühl zu vermitteln. Kleine sichtbare Unterschiede im Fließverhalten haben eine weit größere Wirkung im Mund, wie schon an mehreren Stellen dieses Buchs gezeigt wurde. Die Wirkung im Mund wird am einfachsten durch die Zungenkraft, bzw. der Zungenspannung ausgedrückt, wenn die Zunge mit einer bestimmten Scherrate bewegt wird (☐ Abb. 10.4).

Unterschiedliche Verdickungsmittel haben verschiedene Gesetzmäßigkeiten. Der einfachste Fall ist ein linearer Verlauf der sich bei vielen Verdickungsmitteln nur für sehr kleine Scherraten zeigt. Einfache Flüssigkeiten gehören zu dieser Kategorie, aber auch Verdickungsmittel wie Alginat lassen sich sehr grob bei nicht zu hohen Scherraten einordnen. Die Verdickung mit Stärke zeigt davon Abweichungen (Dintzis 1995). Bei sehr langsamen Bewegungen lässt sich die Flüssigkeit leicht bewegen, bei sehr schnellen dagegen schwer, wie auch bei Kaugummi oder Teig bekannt (obwohl dort noch die Klebereiweiße mithelfen). Wird der Teig ganz langsam gezogen, lässt er sich leicht dehnen. Wird am Teig sehr schnell gezogen, benötigt man große Kräfte, der Teig reißt dabei, wie auch der Kaugummi. Flüssigkeiten, die bei höherer Scherrate weniger rasch im Widerstand steigen (Kurve III ☐ Abb. 10.4), sind in der Altenpflege von Vorteil, da sie bei hohen Scherraten beim Schlucken und bei erschlaffender Muskulatur weniger Widerstand bereiten. Die Flüssigkeit gleitet quasi »von selbst« von der pharyngealen Phase in die ösophagale Phase. Benötigt man erst eine bestimmte Grundspannung, um die Flüssigkeiten zu bewegen, wie in den Kurven IV und V angedeutet, wird von thixotropen Flüssigkeiten gesprochen. Ein typisches Beispiel ist Ketchup. Es gleitet erst nach einer hohen

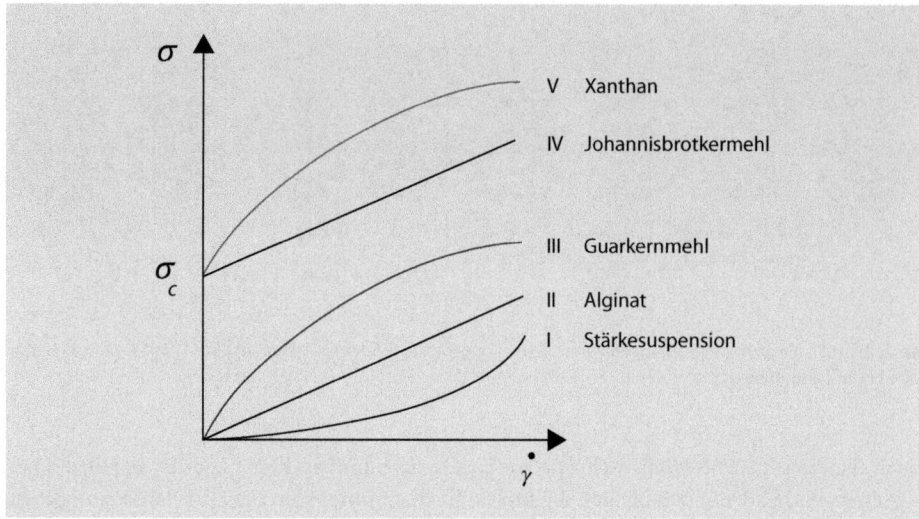

◧ Abb. 10.4   Verschiede Scherspannungen (Kraft der Zunge) und Scherrate (Geschwindigkeit der Zungenbewegung) in Vergleich. Grobe Beispiele für entsprechende Verdickungsmittel. Der unterschiedliche Verlauf lässt bereits auf deutliche Effekte im Mundgefühl schließen.

Schüttelrate, also Scherrate, aus der Flasche und beginnt zu fließen. Auch dieses Verhalten lässt eine starke Anwendung im Pflegebereich zu.

> **Das Mundgefühl und die Fließeigenschaften lassen sich gezielt über den Einsatz von verschiedenen Verdickungsmitteln individuell, und damit problemangepasst, steuern.**

Es kommt also auf die molekularen Eigenschaften an, wie sich Nahrung bei gleichzeitigem Steigern des Genusses und damit des Lebensgefühls verdicken lässt. In einigen Beispielen wird im Folgenden darauf genauer eingegangen.

Die wichtigsten Verdickungsmittel sind in folgender Tabelle zusammengefasst (◧ Tab. 10.2).

10.3   Xanthan, Tremor, Parkinson und Dysphagie

Xanthan ist ein universelles Verdickungsmittel mit besten Eigenschaften für den Seniorenbereich. Aus dem obigen Diagramm ist ersichtlich, dass eine mit Xanthan verdickte Flüssigkeit eine Mindestscherspannung σ_c benötigt, damit sie sich überhaupt bewegt. Unter dieser Spannung verhält sich die Flüssigkeit wie ein weiches Gel. Der physikalische Grund hierfür liegt in der sehr steifen Struktur und der hohen elektrischen (negativen) Ladung der Moleküle. Diese beiden Fakten ermöglichen eine ganze Reihe von Eigenschaften, die kaum nachzuahmen sind und sich für eine Vielzahl von Beschwerden als Segen erweisen.

Die chemische Struktur des Moleküls zeigt eine lange Hauptkette, angedeutet durch die Klammer um die Wiederholungseinheit und dem Index n. Ist die Zahl n sehr groß, so ist das Molekül sehr lang (◧ Abb. 10.5).

Xanthan wird über eine mikrobiologische Fermentation aus Tapiokastärke gewonnen. Die Grundeinheiten bestehen aus zuckerartigen Molekülen (Monomereinheiten). Xanthan kann nicht verdaut werden, es zählt somit als löslicher Ballaststoff. Der Vorteil des Xanthans liegt auf

◘ Tab. 10.2 Gängige Verdickungsmittel und ihre Eigenschaften

E-Nummer	Name	Einsatz	Ursprung und Eigenschaften
E 401	Natriumalginat	Verdicken, kalt löslich, Speichelsimulation	Aus Algen, Polyelektrolyt, bildet mit höhervalenten Ionen (z.B. Kalzium, Ca^{2+}) Gele, in Bioprodukten zugelassen. Kalt löslich, gute Wasserbindung
E 407	Carrageen	Gleichmäßiges Verdicken bei kleinen Konzentrationen, löslich bei mittleren Temperaturen	Aus Algen gewonnen, verschiedene Formen, mit unterschiedlichen Eigenschaften. Bildet weiche Strukturen, leicht schlickbar
E 410	Johannisbrotkernmehl	Kalt schwerer, warm leicht löslich	Aus Samen der Johannisbrotfrucht, befindet sich häufig in Bioprodukten. Im kalten Einsatz sehr gute Verdickungswirkung in Verbindung mit Xanthan
E 412	Guarkernmehl	Rasch kalt löslich, stark scherverdünnend	Aus Samen tropischer Früchte, kaltlöslich, viel in Bioprodukten vorhanden. Bei Schluckbeschwerden
E 415	Xanthan	Kalt löslich, simuliert halbfeste Nahrung. Gutes Mundgefühl	Steifer Polyelektrolyt, kaltlöslich, universelles Verdickungsmittel, biotechnologisch aus Zuckern fermentiert. Hervorragend bei Schluckbeschwerden aller Art. Verdickungswirkung nahezu unabhängig von pH-Wert und Temperatur
E 440	Pektin	Gute Bindung bei Säure und zuckerhaltigen Lebensmitteln	Aus Apfelschalen, Früchten extrahiert, häufig in Konfitüren. Regt Speichelfluss an (bei stark säurehaltigen Zubereitungen)
E 461	Methylcellulose	Bei niedrigen Temperaturen gute Verdickungswirkung und Speichelsimulation. Gallertartiger bei höheren Temperaturen	Aus Zellulose gewonnen, wasserlöslich, bildet beim Erhitzen weiche Gele, also umgekehrt als herkömmliche Geliermittel

der Hand: Das sehr steife Molekül ist stark negativ geladen, da jedes der Seitenärmchens eine elektrische Ladung tragen kann. Allein aus diesen physikalischen Eigenschaften auf molekularer Skala ergeben sich die Verdickungseigenschaften. Xanthan führt zu einem thixotropen Verhalten, wie es etwa in der Kurve V in ◘ Abb. 10.4 dargestellt werden kann. Die physikalischen Gründe sind ganz einfach zu verstehen: Die Molekülstäbchen stoßen sich wegen ihrer Ladung stark ab, sie sind möglichst weit voneinander entfernt. Gleichzeitig können sie sich aber nicht parallel stellen, wie z.B. in Flüssigkristallen, denn dann wäre die Abstoßung am größten. Kompromisse der Anordnung sind notwendige und somit »frieren« sie auf Positionen mit einem mittleren Abstand und zufälliger Orientierung fest. Gleichzeitig binden sie aber viel Wasser. Aus der Flüssigkeit wird schon bei sehr kleinen Zugaben von Xanthan eine weiche, aber quasi feste Masse (Nordqvist 2011) (◘ Abb. 10.6).

Anschaulich lässt sich daher, wie in ◘ Abb. 10.6 angedeutet, aus Flüssigkeiten eine weiche, aber nicht mehr fließbare Masse machen. Um zu fließen, müssten sich die Stäbchen bewegen.

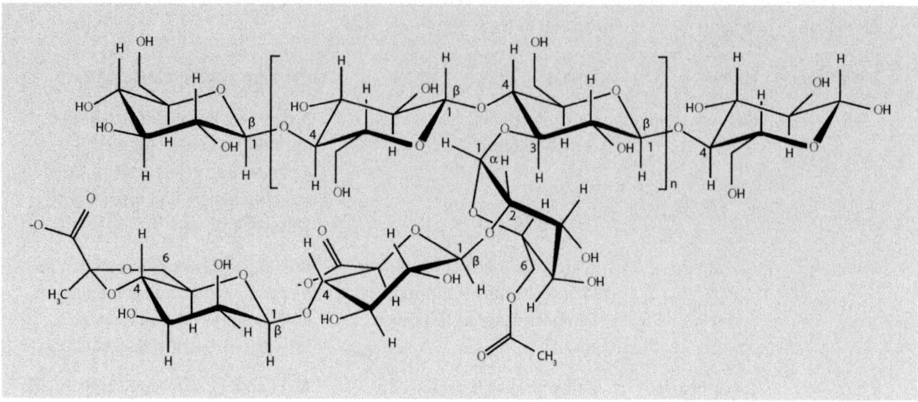

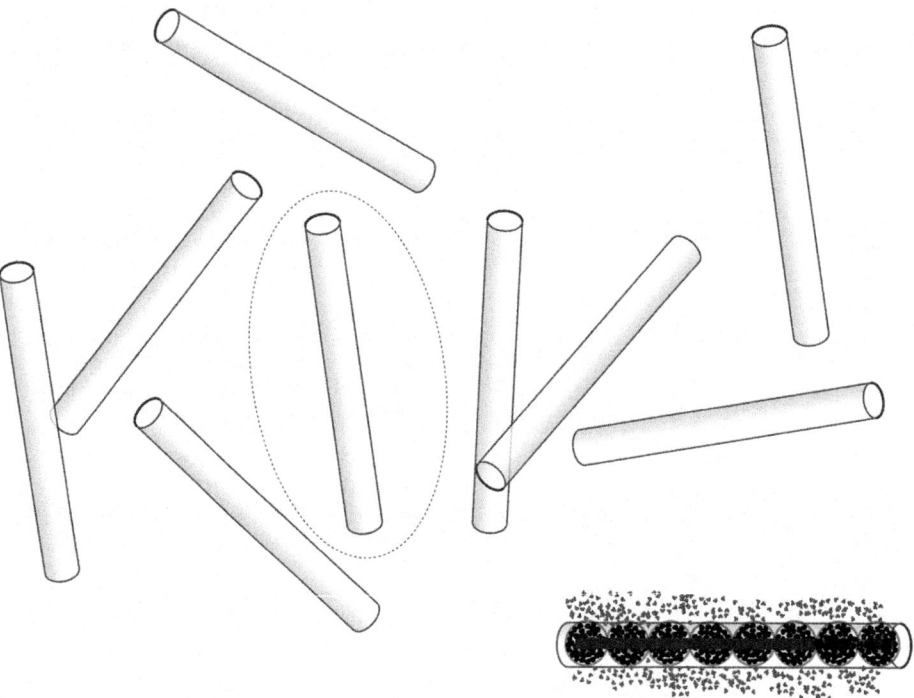

□ **Abb. 10.5** Die chemische Struktur des Xanthans. Der Sauerstoff ganz links der Seitengruppe ist negativ geladen.

□ **Abb. 10.6** Die Xanthanstäbchen zeigen nach dem Auflösen in beliebige Richtungen. Sie halten das Wasser fest: Aus Suppe, Saft oder anderen Flüssigkeiten bilden sich weiche, nicht fließbare Massen. Die Moleküle sind in »Käfigen« gefangen. Die Stäbchen sind nur Bilder für komplizierte Moleküle und deren Wasserhülle (rechts unten).

Dies ist aber gar nicht mehr möglich, denn alle sind in einem »Käfig« gefangen, der nur schwer, bzw. gar nicht mehr geöffnet werden kann. Jedenfalls so lange, bis verdickte Suppe nicht bewegt wird. Wird diese geschüttelt oder rasch bewegt, so erfolgt durch diese Zwangskraft, einer Scherung, eine Vororientierung der Molekülstäbchen, und zwar in die Scherrichtung. Übersteigt diese Scherkraft eine bestimmte Größe, werden genügend Xanthanstäbchen quasi parallelisiert. Dabei wird der Käfig in diese Vorzugsrichtung geöffnet und die Stächen können

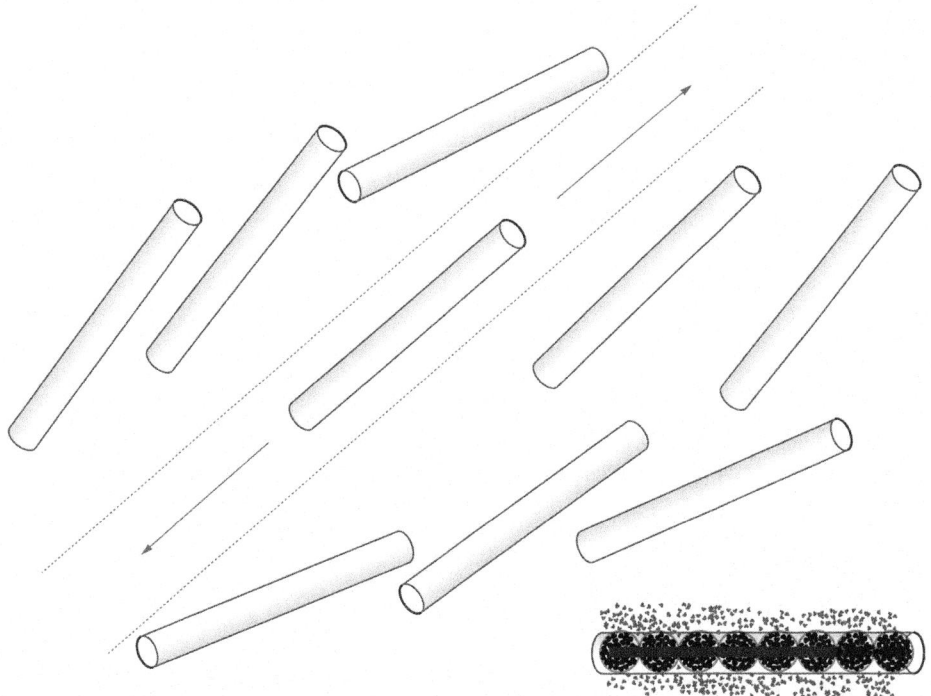

■ **Abb. 10.7** Unter Schütteln wird die Xanthanlösung wieder flüssig. Die Stäbchen erhalten durch die Scherkraft eine Vorzugsrichtung, der Käfig wird in dieser Richtung geöffnet. Sie gleiten entlang ihrer eigenen Achse. Beim Schlucken sind die Kräfte und Scherraten über den Schluckmuskel sehr hoch, ein Fließen wird dadurch möglich.

aneinander vorbeigleiten, ohne dass sich die elektrische Abstoßung groß ändert. Die Suppe fließt wieder (■ Abb. 10.7). Wie bei manchen Ketchups bekannt.

Eine Zugabe von etwas Xanthan in Flüssigkeiten verändert die Fließeigenschaften deutlich, wie an der Tropfenbildung zu sehen ist (■ Abb. 10.8).

In den Tropfenbildern ist das Fließverhalten deutlich zu erkennen, selbst das Verhalten im Mund lässt sich daran »ablesen«, wenn auch nur rudimentär. Unter der Schwerkraft bildet sich zunächst ein Tropfen (Li 2000a, Li 2000b). Es erfolgt eine Einschnürung, der Querschnitt wird dabei immer kleiner, die Scherspannung immer höher, bis sich ein heterogener Faden bildet. Der Tropfen erfährt unter dem annähernd konstanten Gewicht eine Beschleunigung, die Scherrate steigt. Der Tropfen reißt ab. Fällt er praktisch kräftefrei, bildet sich ein formbeständiger, fast kugelförmiger Tropfen.

Diese Beobachtungen lassen eine ganze Reihe Schlüsse zu, zumal sich diese mit Xanthan verdickten Flüssigkeiten auch in systematischen Experimenten begründen lassen. Deren Viskosität ist scherkraftabhängig, ruht die Flüssigkeit, gleicht sie einem Gel, wird sie bewegt, beginnt sie zu fließen (■ Abb. 10.9).

Dieses physikalische Verhalten gibt Xanthan in der Seniorenernährung eine ganze Reihe von Anwendung für verschiedene Beschwerden. Xanthan verdickte Flüssigkeiten wie Suppen, Säfte oder Milchprodukte sind zum Handling ideal. Die Flüssigkeiten schwappen nicht und fließen nur sehr langsam. Bei den dort auftretenden Scherraten haben die Flüssigkeiten einen guten Stand. Sie lassen sich leicht servieren und auch von den Bewohnern handhaben.

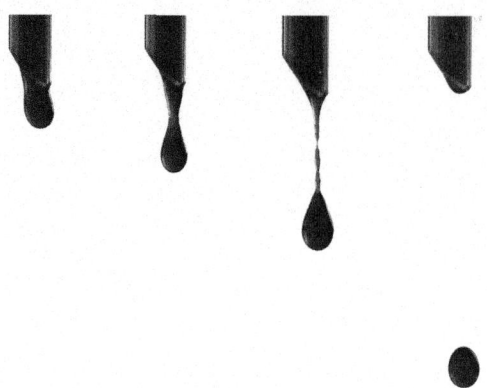

◘ Abb. 10.8 Thixotropes Fließen lässt sich anhand von Tropfenbildung und Abriss der Flüssigkeit (1% Xanthan, Hagebuttentee) verdeutlichen. Der fallende Tropfen (rechtes Bild) ist praktisch formbeständig (Foto, Natalie Russ, T.A. Vilgis, MPI für Polymerforschung)

10

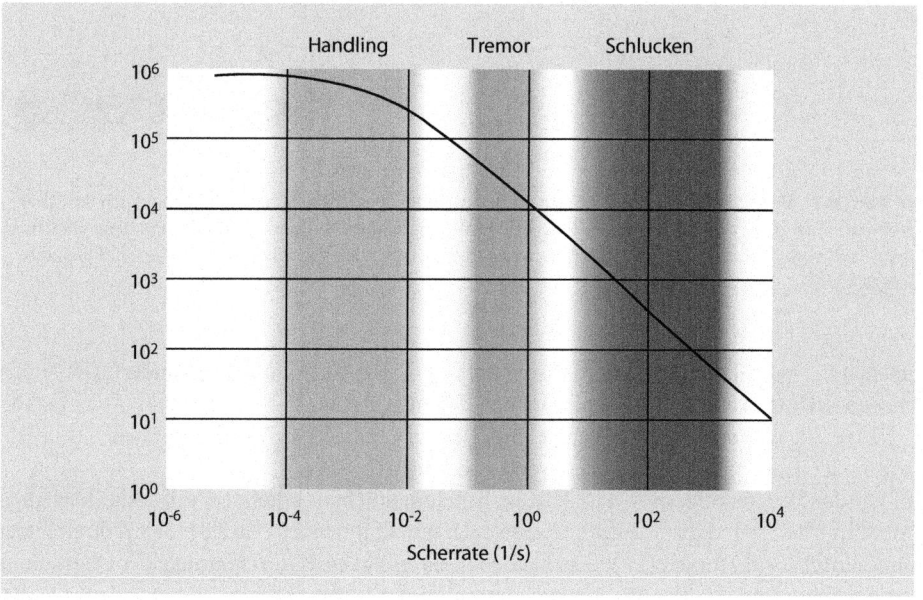

◘ Abb. 10.9 Beispiel des Viskositätsverlaufs einer 0,5% Xanthanlösung als Funktion der Scherrate. Bei hohen Frequenzen (hohen Scherraten) fällt die Viskosität sehr stark, um Faktor 1000 bis 10000, ab.

Im Bereich der Tremorfrequenzen, etwa bei Parkinson, liegen die Scherraten um 0,5 1/s bis 10 1/s, (Logigian 1991). In diesem Bereich sind sie immer noch hinreichend stabil. Die Suppe tropft z.B. nicht vom Löffel, das bedeutet, die Bewohner können durchaus noch selbst essen ohne zu kleckern. Das erniedrigende Gefühl, nicht mehr selbstständig essen zu können, wird vermindert. Die Bewohner müssen nicht gefüttert werden, das Lebensgefühl steigt.

Bei hohen Scherraten, wie sie beim Schlucken vorkommen, etwa von 30–100 1/s (Cook 2003, Nicosa 2013), sinkt die Viskosität weiter bis zu einem Faktor 100: Es kann problemlos geschluckt werden. Gleichzeitig zerreißt aber die Flüssigkeit so, dass sich keine Sekundärtropfen bilden können. Die Aspiration unterbleibt.

Xanthan erweist sich somit als vielfältiges Hilfsmittel für heiße und kalte Nahrung: Es ermöglicht ein selbstständiges Essen bei Menschen mit Parkinson-Erkrankung und Tremor, ebenfalls z.B. mit abgewinkelten Hilfslöffeln bei eingeschränkter Motorik, wenn die Bewegungen leicht unkontrolliert aber nicht schnell sind, gleichzeitig ermöglichst es ein störungsfreies Schlucken bei Menschen mit Schluckbeschwerden. Wichtig für die Anwendung ist auch, dass diese Eigenschaften nahezu von der Temperatur unabhängig sind. Xanthan ist kalt- und warmlöslich. Somit lassen sich sowohl kalte Getränke und heiße Suppen andicken, ohne dass die grundsätzlichen Eigenschaften verloren gehen. Die Verdickungswirkung von Xanthan ist auch vom pH-Wert und damit von der Säure eines Lebensmittels im physiologisch verträglichen Bereich praktisch unabhängig. Erst bei sehr niedrigen pH-Werten lässt sich kaum Wasser binden. Auch dies ist für die Altenpflege von Vorteil: Wegen des nachlassenden Geschmacksvermögens können auch säuerliche Getränke und Fruchtsäfte, die häufig als sehr angenehm empfunden werden, verdickt werden. Es ist bei diesen universellen Eigenschaften daher kein Wunder, wenn sich Xanthan in vielen kommerziellen Verdickungsmitteln wieder findet.

Allerdings lässt sich Xanthan bestens unter eigener Regie verwenden, da über die beigefügte Menge sich die Verdickungswirkung einstellen lässt. Die zu verwendenden Konzentrationen sind bei Xanthan gering, was sich ebenfalls aus den molekularen Eigenschaften erklärt.

> **Tipp**
>
> **Anwendungsbeispiele:** Heiße klare Brühen (herzhaft) oder Fruchtsäfte (säuerlich-süß) können im Bereich 0,5 –1 g Xanthan mit dem Stabmixer (möglichst geringe Geschwindigkeit) aufgeschlagen werden. Dabei ist zu beachten, dass der Stabmixer tief in die Flüssigkeit getaucht wird, damit möglichst wenig Luftbläschen entstehen, die unter Umständen das Fließverhalten stören. Allerdings reduzieren sich die Bläschen, sollten sie dennoch entstehen, nach wenigen Minuten ohnehin. Eine starke Bläschenbildung lässt sich auch durch die Kombination mit Maltodextrin einschränken. Wird Xanthan zuvor mit Maltodextrinpulver vermischt, erfolgt eine bessere und raschere Dispergierung.

10.4 Scherverdünnung und Guarkernmehl

Kalt- und rasch lösliche Verdickungsmittel, wie Xanthan, sind gerade im Pflegebereich von großem Vorteil, da die Frische der Lebensmittel erhalten bleibt und der oft als störend empfundene »Kochgeschmack« ausbleibt. Ein weiteres Beispiel ist Guarkernmehl, das sich vor allem zum Kaltverdicken eignet. Es löst sich rascher im Vergleich zu Xanthan, ergibt allerdings eine ganz andere Verdickungswirkung, die bei anders gearteten Beschwerden zum Einsatz kommt.

Auch dieses Molekül ist ein praktisch unverdauliches Polysaccharid, im Vergleich zu Xanthan ist es nicht elektrisch geladen, aber durch die zuckerartigen Bausteine sehr stark polar und sehr gut kalt löslich. Das Molekül ist auch im Gegensatz zu Xanthan nicht steif sondern flexibel (◘ Abb. 10.2, ◘ Abb. 10.3). Dieser Unterschied im Monomer hat aber deutliche Konsequenzen für Mundgefühl und Schluckverhalten bei mit Guarkernmehl verdickten Flüssigkeiten (◘ Abb. 10.10).

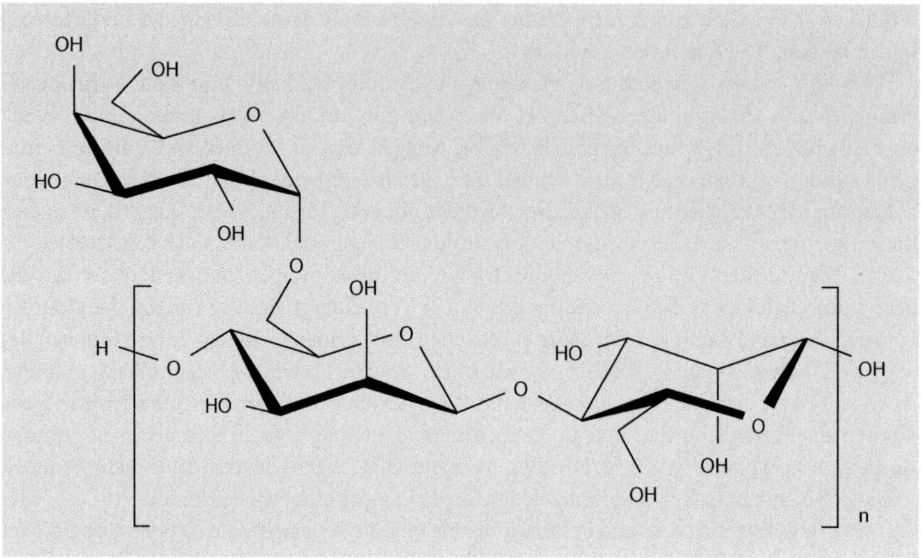

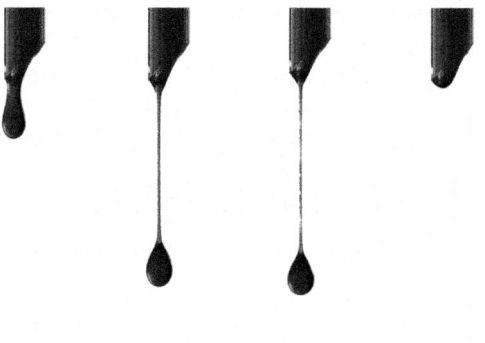

◘ Abb. 10.10   Die Monomereinheit des Guarans, dem Hauptbestandteil des Guarkernmehls. Die polaren OH-Gruppen sorgen für eine gute Kaltlöslichkeit des Guarkernmehls.

◘ Abb. 10.11   Das Tropfenverhalten bei einer 1%en Lösung aus Hagebuttentee mit Guarkernmehl verdickt. Rechts unten ein durch den Abriss während des Fallens gebildeter Sekundärtropfen (Foto: N. Russ, T. Vilgis, MPI für Polymerforschung)

Es verleiht Flüssigkeiten bei zu hohen Konzentrationen zwar ein »leimiges Mundgefühl«, erhöht aber auch dessen Gleitfähigkeit durch das Ausbilden von großen Wasserhüllen. Zudem ist Guarkernmehl stark »scherverdünnend«, allerdings ohne dass zunächst eine gewisse Mindestscherspannung vorliegen muss. Im Gegensatz zu Xanthan beginnen Guarlösungen sofort zu fließen, sobald eine sehr kleine Scherspannung auf die Lösung wirkt. Der bei Xanthan positive »Ketchup-Effekt« ist mit Guarkernmehl nicht zu erzielen. Je schneller es fließt, desto weniger nimmt die Viskosität zu. Dies kann auch anhand ähnlicher Tropfbilder gesehen werden (◘ Abb. 10.11).

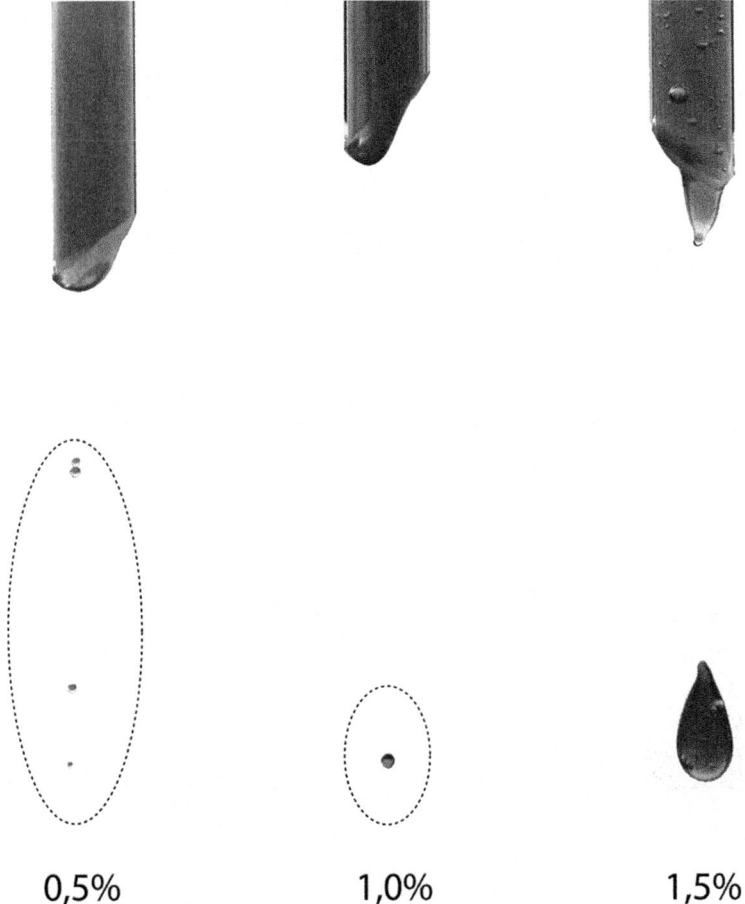

0,5%   1,0%   1,5%

◘ **Abb. 10.12** Die Bildung von Sekundärtropfen (eingekreist) beim Abriss des Fadens hängt stark von der Konzentration ab. Bei Konzentrationen über 1% werden sie sehr unwahrscheinlich (Foto N. Russ, T. Vilgis, MPI für Polymerforschung)

Lässt man eine mit Guarkernmehl verdickte Flüssigkeit kontrolliert tropfen, so ergeben wieder charakteristische Merkmale. Der Tropfen bildet sich langsam, aber aufgrund der flexiblen Molekülstruktur bildet sich ein immer länger werdender Flüssigkeitsfaden. Die Schergeschwindigkeit nimmt aufgrund des Gewichts immer weiter zu, der Tropfen fällt schneller, die Flüssigkeit wird unter der Schwerkraft fließfähiger, als wirke sie »verdünnt«. Wird der Faden immer dünner, kann dieser das Gewicht des Tropfens nicht mehr tragen. Der Faden reißt, der Tropfen fällt. Allerdings bildet sich bei kleinen Konzentrationen kleine »Sekundärtropfen« (ganz unten rechts). Dies ist unerwünscht, denn diese können zur Aspiration führen. Guarkernmehl muss daher sorgsam eingesetzt werden.

Dieses Phänomen ist häufig bei stark scherverdünnenden Flüssigkeiten zu beobachten (Sattler et al. 2012), ist aber gleichzeitig auch stark von der Konzentration abhängig, wie in ◘ Abb. 10.12 gezeigt (Vilgis 2012). Bei einer Konzentration von 0,5%igem Guarkernmehl bilden

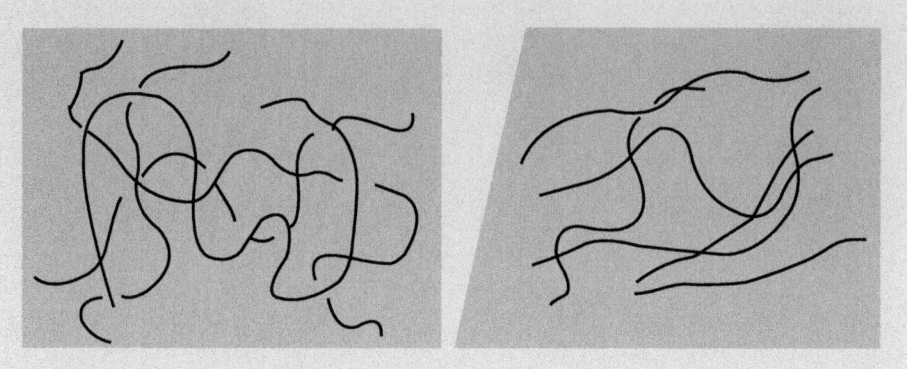

◨ Abb. 10.13   Schematische Darstellung der scherkraftbedingte »Verdünnung« bei Guarkernmehl.

sich eine ganze Reihe dieser Sekundärtropfen beim Abriss, bei 0,1% in diesem Beispiel nur noch einer, während bei der 1,5%igen Lösung kein Abrisstropfen mehr sichtbar ist.

Dieses im Vergleich zu Xanthan vollkommen unterschiedliche Verhalten lässt sich in einem naiven Bild auf die Kettenstruktur zurückführen (◨ Abb. 10.13). Die flexiblen kettenförmigen Moleküle können sich gut verheddern und verschlaufen. Da ihnen die abstoßende elektrische Ladung im Vergleich zu Xanthan fehlt, können sie sich sehr nahe kommen. Um sich zu bewegen, müssen sie erst durchschlängeln. Bei hohen Scherkräften legen sich die Ketten wieder eher parallel und schon geht es mit dem durchschlängeln und entheddern leichter. Es scheint, die Lösung wird dann »flüssiger«.

> **Tipp**
>
> **Anwendungsart:** Guarkernmehl lässt sich in alle kalten Flüssigkeiten einrühren. Da Guarkernmehl nicht elektrisch geladen ist (nicht ionisch ist) sondern lediglich polar, lässt sich das Verdickungsmittel auch in einem ähnlich breiten pH-Wert einrühren. Allerdings ist die Temperaturunempfindlichkeit mit der des Xanthans nicht vergleichbar. Heiße Guarkernlösungen benötigen daher eine höhere Dosierung als kalte. Guarkernmehl eignet sich daher hervorragend zum Verdicken von Milchprodukten wie Joghurt, Dickmilch oder Buttermilch, um ihnen eine sämigere und trinkbarere Konsistenz zu geben.

Oft wird Guarkernmehl ein gewisses Allergiepotenzial zugeschrieben. Dies ist allerdings nicht auf das Polysaccharid zurückzuführen, sondern auf andere, im Mehl enthaltene Stoffe aus dem Guarkern. Reines Guarkernmehl hat kein Allergiepotenzial.

> **Große Moleküle**
>
> Kettenmoleküle, Makromoleküle, Polymere sind lediglich unterschiedliche Bezeichnungen für große Moleküle. Sind diese linear verknüpft, wie eine Perlenkette, spricht man von Fadenmolekülen. Sind diese Moleküle wasserlöslich nennt man sie Hydrokolloide, sind sie entlang ihrer Fadenstruktur elektrisch geladen, sobald sie sich lösen, werden sie »Polyelektolyte« genannt.

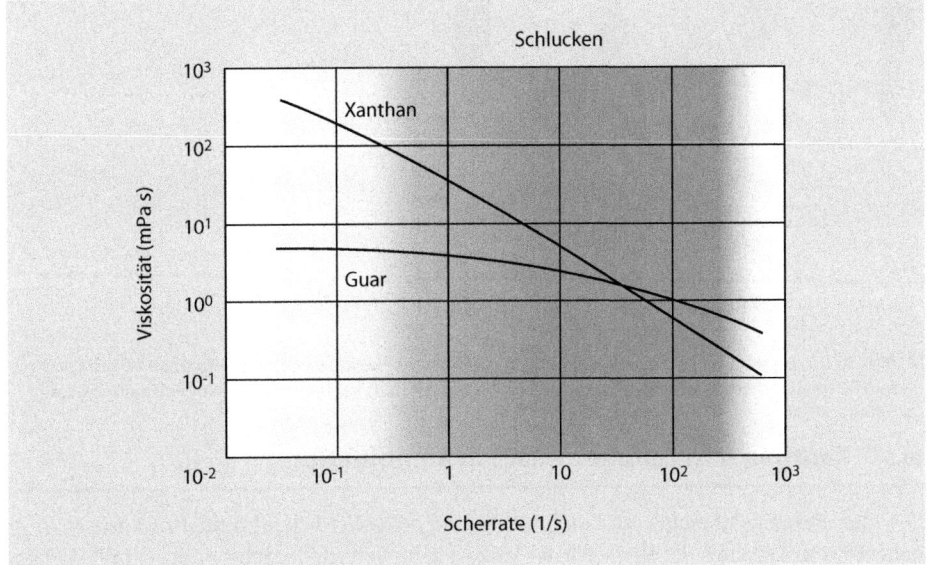

Abb. 10.14 Vergleich der Viskosität im Bereich der Scherraten des Schluckens. Die Kurve des Xanthan »überholt« den Viskositätsabfall im Bereich von 50 1/s.

10.5   Xanthan und Guar im Vergleich

Xanthan und Guarkernmehl haben auf den ersten Blick in etwa eine ähnliche Wirkung, beide sind scherverdünnend, allerdings weisen beide unterschiedliche Eigenschaften auf. Die Frage ist nun, wann soll eher das eine, wann das andre eingesetzt werden? Dazu gibt keine klare eindeutige Regel, aber auch hier helfen die physikalischen Eigenschaften weiter. Um diese Frage besser zu verstehen und zu beantworten, muss man wieder die Viskosität als Funktion der Scherraten im Mund und Schlucken betrachten. Beschränkt man sich in Abb. 10.9 auf den Bereich des Schluckens, der oralen und pharyngealen Phasen, lässt sich eine Besonderheit erkennen. Bei kleineren Scherraten im Mund, unter 10 1/s liegt die Viskosität der Xanthantees noch höher als die des gleichen Tees mit Guarkernmehls. Xanthan wirkt daher im Mund fester, das Mundgefühl ist noch »ketchupartiger«. Guarkernmehl ist »flüssiger«, gibt also ein eher »schleimiges« Mundgefühl, auch wegen der höheren Flexibilität und der Verschlaufung der Kettenmoleküle. Bei höheren Scherraten, oberhalb von etwa 50 1/s fällt aber die Viskosität des Xanthantees unter die des mit Guarkernmehl verdickten Getränks. Das heißt während des Schluckvorgans ist Guar im Vorteil, andererseits können sich bei niedrigen Konzentrationen Sekundärtropfen bilden (Abb. 10.14) (Sworn 2000, Nishinari 2011).

Daraus ergibt sich der Schluss, dass mit Xanthan zwar ein Zusammenhalt gewährleistet und auch gut zu Schlucken ist. Guar ergibt zwar ein insgesamt flüssigeres Mundgefühl, kann aber bei Bewohnern mit extremen Schluckbeschwerden im pharyngealen Bereich zu Problemen führen.

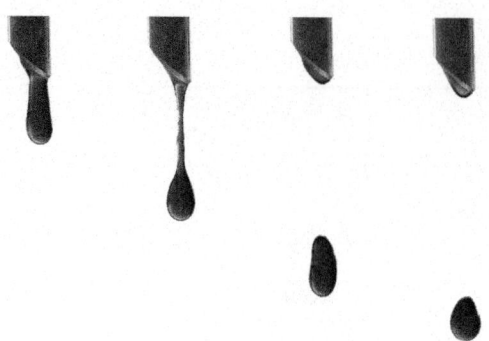

Abb. 10.15 Hagebuttentee mit einer Mischung von 0,5% Guarkernmehl und 0,5% Xanthan verdickt. In diesem Beispiel sind keine Sekundärtropfen zu erkennen (Foto: N. Russ, T.A. Vilgis, MPI für Polymerforschung)

10.6   Xanthan und Guarkernmehl in Kombination

Die Idee diese Eigenschaften zu kombinieren und beide Verdickungsmittel zu mischen, liegt nahe. Dies schlägt auch der Vergleich der Viskosität im Bereich der Scherrates der oralen Phase vor, insbesondere bei den Scherraten während des Schluckens. Ziel ist dabei, zum einen den besseren Zusammenhalt der Flüssigkeit über das Xanthan zu gewährleisten, gleichzeitig aber die Getränke bei den Scherraten in der oralen Phase flüssiger und weniger fest zu gestalten. Physikalisch ist diese Kombination ein Spezialfall, denn es werden elektrisch geladene steife Moleküle mit polaren flexiblen Molekülen vermischt. In der Tropfenbildung ist ersichtlich, was passiert (❐ Abb. 10.15).

Tatsächlich können sich die Eigenschaften bei der Kombination potenzieren. Die Tropfenbildung erfolgt vergleichbar mit Xanthan, allerdings zeigen die Tropfen anhand ihrer Form in der ersten Phase mehr Elastizität, die über das Guarkernmehl zustande kommt. Die Abrissfäden werden dünner und bleiben häufig elastischer.

Andererseits gibt es auch Fälle, bei denen sich ebenfalls Sekundärtropfen während des Abrisses bilden. Allerdings bilden sich wegen des höheren viskoelastischen Anteils über das Guarkernmehl und der Flexibilität seiner Moleküle im Vergleich zum reinen Verdicken mit Guarkernmehl deutlich weniger Tropfen. Die hohe Viskoelastiziät sorgt für ein Zusammenziehen der Fäden beim Abriss und kleine Tröpfchen werden zu größeren vereinigt (❐ Abb. 10.16).

Diese Fälle sind oft bei unzureichender Mischungszeit zu beobachten. Daher ist es ratsam, die Mischungen frühzeitig anzusetzen und etwas ruhen zu lassen, bis sich homogene Lösungen ausbilden können. Es darf nicht vergessen werden, dass die Verdickungsmittel aus relativ großen Molekülen bestehen, die allein deswegen eine lange Zeit benötigen, um sich in den Getränken gleichmäßig zu verteilen. Nur dann sind gute und gleichbleibende Eigenschaften zu erwarten.

Im Vergleich weist das Verdicken mit Xanthan die kleinste Wahrscheinlichkeit auf, eine Aspiration auszulösen, auch wenn dies wegen der starken Scherverdünnung bei hohen Scherraten in der paryngealen Phase vorkommen kann. Für Bewohner mit starken Schluckbeschwerden und asthmatischen Problemen ist daher Xanthan das Mittel der Wahl. Sind Schluckbeschwerden weniger ausgeprägt, können Guarkernmehl oder Mischungen von Xanthan und Guarkernmehl durchaus eingesetzt werden. Sie sorgen für eine weitere Abwechslung im Mundgefühl. So bieten bereits kleine Beimengungen des Guarkernmehls, etwa 1/3 oder bis 1/5 zu Lasten des Xanthans, eine deutliche Veränderung des Fließverhaltens in der oralen Phase ohne starkes Risiko einer Sekundärtropfenbildung.

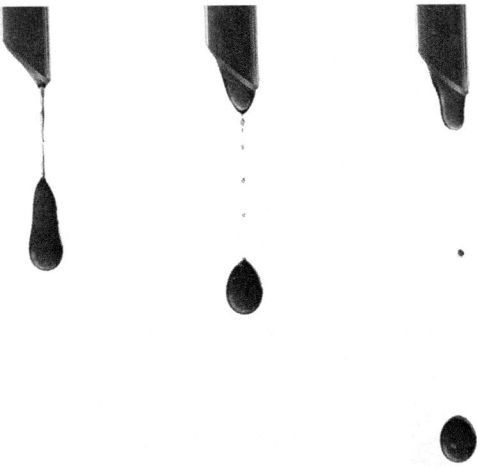

Abb. 10.16 Hagebuttentee mit einer Mischung von 0.5% Guarkernmehl und 0.5% Xanthan verdickt mit Sekundärtropfenbildung (Foto: N. Russ, T.A. Vilgis, MPI für Polymerforschung)

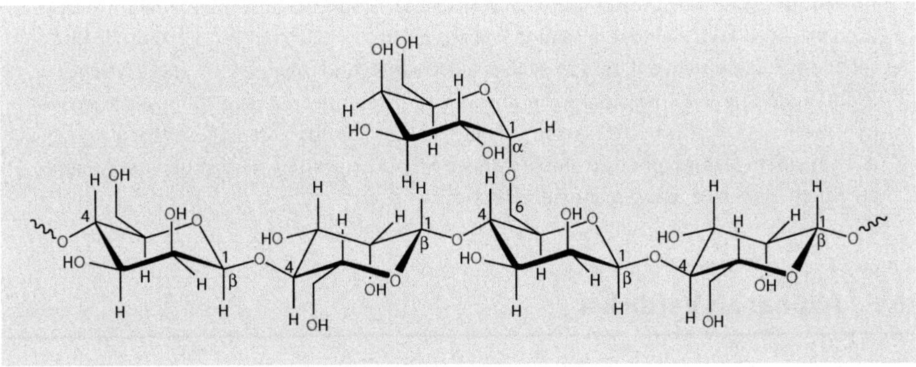

Abb. 10.17 Der Grundbaustein des Johannisbrotkernmehls. Auffallend sind die vielen polaren OH-Gruppen an den einzelnen Zuckereinheiten, die für eine gute Löslichkeit sorgen. Das Molekül ist im Vergleich zu Xanthan und Guarkernmehl relativ flexibel.

10.7 Johannisbrotkernmehl – zwischen heiß- und kaltverdicken

Ein weiteres Verdickungsmittel ist Johannisbrotkernmehl, das auch bedingt bereits kalt löslich ist. Es lässt sich daher ebenfalls in Säfte, Joghurt, Milch usw. einrühren, ohne diese stark erhitzen zu müssen. Für Cremes auf Joghurtbasis ist dies mit Sicherheit ein großer Vorteil, denn jegliche Erwärmung führt dabei zu erheblichen Geschmackseinbußen. Johannisbrotkernmehl ist somit, neben Xanthan und Guarkernmehl, ein nützliches Hilfsmittel für kalte Cremes. Die rheologischen Eigenschaften kommen denen des Guarkernmehls nahe. Johannisbrotkernmehl wirkt allerdings weniger »schleimig«.

Das verdickende Molekül des Johannisbrotkernmehls ist im Vergleich zu Guarkernmehl flexibler und kann in die Klasse der locker verknäuelten Moleküle gesteckt werden. Für Chemiefans ist die Wiederholungseinheit in ■ Abb. 10.17 dargestellt

Die gute Wasserlöslichkeit des Johannisbrotkernmehls wird ähnlich wie beim Guarkernmehl durch die hohe Polarität über die OH-Gruppen bestimmt. Da Johannisbrotkernmehl polar und nicht geladen ist, können keine Ladungen durch Ionen oder Protonen abgeschirmt werden, sodass auch hier nur schwache Abhängigkeiten in der Verdickungswirkung vom pH-Wert zu spüren sind.

Johannisbrotkernmehl gibt ein angenehm weiches, sämiges Mundgefühl. Nach stärkerem Erhitzen bilden mit Johannisbrotkernmehl verdickte Flüssigkeiten sehr weiche Gele.

10.8   Löffelbare Milch mit Xanthan und Johannisbrotkernmehl

Die Kombination Xanthan und Johannisbrotkernmehl ist bekannt für seine Eigenschaft, unter Erwärmung und anschließendem Abkühlen stabile und weiche Gele zu bilden, worauf später noch eingegangen wird. Aber auch im kalten Zustand sind Synergieeffekte zu beobachten, die auf vielfältige Weise einsetzbar sind. Diese Anwendung führt zu sehr weicher gelartiger Struktur, deren Zusammenhalt beim Schlucken gewährleistet ist.

> **Tipp**
>
> **Anwendungsbeispiel:** Die Kombination von Xanthan und Johannisbrotkernmehl ergibt in allen Milchprodukten eine sehr sämige Konsistenz. 100 ml Milch mit je 0.5% Xanthan und Johannisbrotkernmehl mit dem Stabmixer aufschlagen und ruhen lassen. Diese weiche, leicht puddingartige Konsistenz kann sowohl getrunken oder mit dem Löffel gegessen werden. Milch und Milchprodukte lassen sich leicht z.B. mit Sirups süßen. Diese Mischung kann auch in einem Sahnesyphon zu einem stabilen Schaum gesprüht werden und der Appetitanregung dienen (▶ Kap. 7 Mangelernährung).

10.9   Alginat als Verdicker

Alginate, insbesondere Natriumalginat, wird vorwiegend in Verbindung mit Kalziumionen (▶ Abschn. 9.4) als Gelbilnder und Verkapselungsmittel eingesetzt (Vilgis 2010, Vilgis 2012). Alginat kann auch allein als Verdickungsmittel eingesetzt werden. Alginat (meist Natriumalginat) ist ähnlich wie Xanthan in wässriger Lösung hoch geladen, allerdings sind die Moleküle deutlich flexibler und weit weniger steif als Xanthan.

Alginate sind Zellstoffe von Algen, die deren Zellen extrem widerstandsfähig gestalten. Sie sind quasi die »Pektine« der Algen und daher bestehen sie aus ähnlichen Bausteinen. Ihren vielfältigen Einsatzmöglichkeiten verdanken sie der Vielzahl von Guluronsäuren (G) und Mannuronsäuren (M), die in einer so genannten »Blockstruktur« vorliegen, d.h. verschiedene Zuckermoleküle kommen entlang des Molekülfadens immer in Gruppen oder Blöcken vor. So bildet die Natur, d.h. die Algengenetik, Blockstrukturen der einheitlichen Form …GGGGG…, …MMMMM…, aber auch Blöcke der alternierenden Form, …GMGMGM… (◘ Abb. 10.18). Diese abwechselnde Blockstruktur gibt dem gesamten Molekül eine große Flexibilität, auch wenn die (elektrisch geladenen) G-Blöcke relativ steif bleiben.

Die hohe Kettenflexibilität lässt daher auf sehr weiche und wenig thixotrope Verdickung schließen, bei der die Kettenmoleküle sich freier bewegen können und sich nicht wie bei Xanthan gegenseitig den Weg versperren. Andererseits ist die Wasserbindung bei Alginat ähnlich effektiv ausgeprägt wie bei Xanthan. Durch die Flexibilität der Ketten ist die Viskosität in

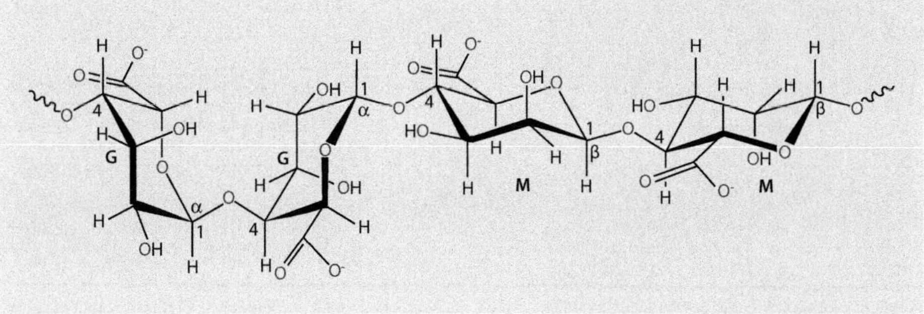

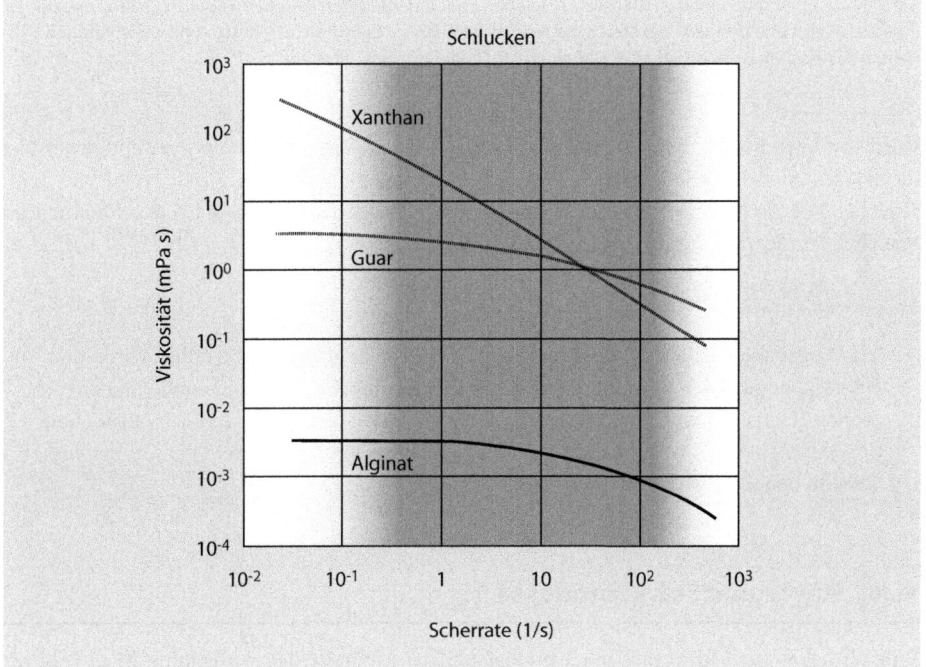

Abb. 10.18 Die beiden »Monomere« Guluronsäure (G) und Mannuronsäure (M) werden über verschiedene Weisen miteinander zu einem Fadenmolekül verknüpft.

Abb. 10.19 Die Viskosität von Alginat im Vergleich mit Xanthan und Guarkernmehl. Alginat-verdickte Flüssigkeiten haben eine weit geringere Viskosität als mit Xanthan oder Guar verdickte.

der oralen Phase und beim Schlucken allerdings weitaus geringer als bei Guarkernmehl und Xanthan. Auch dies lässt sich wiederum einfach verstehen: Zusätzlich zum Guarkernmehl stoßen sich die Alginatketten stark voneinander ab. Sie sind geladen, Guarkernmehl nicht. Also kommen sich Guarketten näher und verheddern sich stärker. Dies erhöht die Viskosität (■ Abb. 10.19).

Da sich die Alginatketten wegen der elektrischen Ladung allerdings stark abstoßen, verheddern sie sich weniger, sie können leichter ausweichen, die Viskosität bleibt niedriger. Ein weiterer wichtiger Punkt in ■ Abb. 10.19 ist der ausgeprägte lineare Bereich, bevor die Scherverdünnung einsetzt. Alginatlösungen werden daher erst bei hohen Scherraten flüssiger. Dies

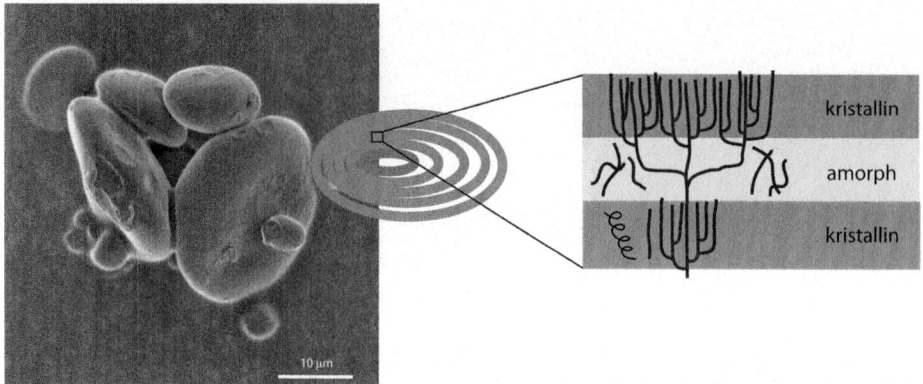

◻ **Abb. 10.20**   Der Aufbau der Stärke. Die Körner (links in einer elektronenmikroskopischen Aufnahme) sind nur 0,000.001 mm groß und bestehen aus kristallinen und ungeordneten amorphen Bereichen. Amylopektin (hochverzweigt und riesige Moleküle) ist dicht gepackt. Amylose drängt sich als Ketten und verschraubten Helices dazwischen Foto B. Zielbauer, T. Vilgis MPI für Polymerforschung

kann von Vorteil sein, denn Alginat kann somit zur »Speichelsimulation« verwendet werden, da bei den niedrigen Scherraten im Mund die Viskosität praktisch gleich bleibt wie beim Speichel. Ebenso ist Wasser um die Alginatketten gebunden, ähnlich wie bei den Mucinen im Speichel. Somit wirkt Alginat als »Schmiermittel«.

> **Tipp**
>
> Mit Alginat angereicherte Flüssigkeiten, wie Tees oder klare Säfte (ohne hohen Kalzium-anteil), können daher zur Mundpflege eingesetzt werden. Die Wasserbindung und benet-zenden Eigenschaften eignen sich dazu bestens. In gewisser Weise lassen sich Alginat und Guarkernmehl bei Speichelmangel als Mundbefeuchter einsetzen, sofern nur wenig (unter 0,5%) zu gegeben wird.

10.10   Stärke und Stärkeprodukte

Eine alt bekannte und immer noch praxistaugliche Methode der Verdickung ist die Stärke. Schon in der Küche wurden Saucen oder Suppen, die ohnehin gekocht werden müssen, mit Stärke angedickt. Die Konsistenz wurde sämiger, das Mundgefühl besser. Stärke muss allerdings, solange sie nicht modifiziert ist, erwärmt werden, damit sie ihre verdickende Wirkung entfalten kann. Auch dafür liegt der Grund im der molekularen Struktur verborgen. Einmal aufgekocht, zeigt sie eine gute Verdickungswirkung, und das Mundgefühl lässt sich ebenfalls über die Menge der zugegebenen Stärke einstellen.

Alle Stärken, ob aus Weizen, Mais, Kartoffeln oder Maniok sind stets ein Gemisch aus Amylose und Amylopektin, zwei unterschiedliche Molekülformen. Dabei hängt das Verhältnis der Mengen von Amylose und Amylopektin vom jeweiligen Lebensmittel ab. Ein grober Richtwert für das Verhältnis ist etwa 15–25% Amylose und 75–85% Amylopektin. Chemisch bestehen alle Stärken aus Zucker. Eine hohe Anzahl von Glukosemoleküle sind chemisch miteinander mit einer glykosidischen Verbindung zu riesigen Molekülen verknüpft (◻ Abb. 10.20).

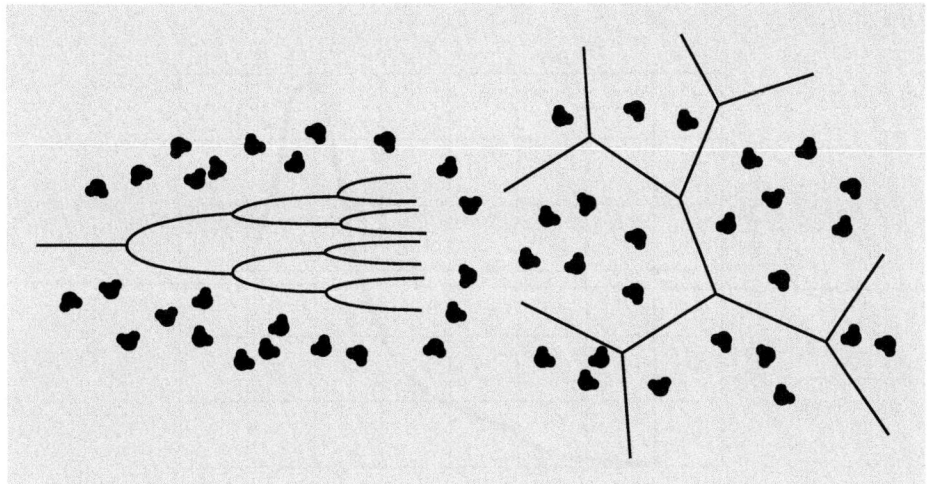

◘ **Abb. 10.21**   Das »Schmelzen« der Amylopektine ermöglicht die Wasserbindung »innerhalb« der hochverzweigten Moleküle.

Dabei unterscheiden sich Amylose und Amylopektin gerade in der Art des Zusammenfügens der Zuckerbausteine. Amylose ist ein lineares Molekül, Amylopektin hochgradig verzweigt. Im Gegensatz zu den bisher behandelten Verdickungsmittel besteht Stärke aus einer Mischung von linearen und verzweigten Molekülen. Dieser fundamentale Unterschied hinterlässt mit Stärke verdickter Speisen andere Eindrücke auf der Zunge.

Stärke besteht aus Körnern, in denen sowohl Amylose als auch Amylopektin gepackt sind. Diese Stärkekörner sind extrem hart, sie werden erst bei Wasserzugabe und Erhitzen weich. Sie quellen auf, d.h., sie vergrößern ihr Volumen um ein Vielfaches (◘ Abb. 10.21). Erst dann kann die Stärke ihre Verdickungswirkung entfalten. In der Küche ist das wohlbekannt: Stärke muss »kochen«, damit Saucen und Suppen dick werden.

Dabei schmelzen die harten kristallinen Bereiche der Stärke, die baumartig nach oben gestreckten Arme können sich nach allen Seiten ausstrecken (Vilgis 2010). Die Körner quellen und füllen sich nach und nach mit Wasser. Die Stärkekörner werden dabei immer größer, dann ist die maximale Verdickung erreicht. Danach zerfallen die Körner in ihre molekularen Bestandteile, die riesigen verzweigten Amylopektinmoleküle verteilen sich in der Suppe. Die Viskosität nimmt wieder etwas ab (◘ Abb. 10.22, nach Rao 2007). Saucen oder Suppen können jetzt gut gelöffelt werden.

Wie dick die Suppe oder Sauce am Ende wird, hängt natürlich stark von der zugegebenen Stärke ab. Zuviel sollte es nicht sein, denn sonst wird die Suppe oder Sauce zu zähflüssig und kann wieder schlechter geschluckt werden (◘ Abb. 10.23).

Wegen dieser verzweigten und raumeinnehmenden Moleküle sind bei üblichen Stärkeverdickungen die Viskositätswerte höher als bei den bisher besprochenen Verdickungsmittel (◘ Abb. 10.24).

Das Bindemittel »Stärke« ist allerdings nicht nur Bindemittel, sondern auch höher kalorischer Nährstoff. Es wird vollständig verdaut und in Glukose umgewandelt. Daher ist das Binden mit Stärke mit einem entsprechenden Kalorieneintrag verknüpft und eignet sich daher sehr gut zur Prävention einer Mangelernährung

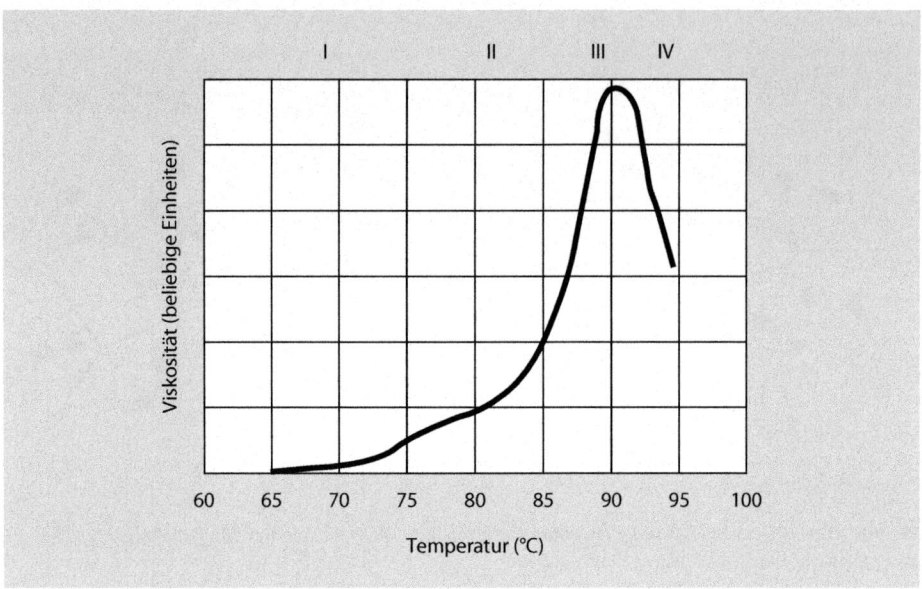

● **Abb. 10.22**   Typischer Verlauf der Viskosität von stärkeverdickten Saucen unter Erhitzen (gilt für alle handelsüblichen Stärken). Das erste Quellen (I), starke Wasseraufnahme (II), die Maximalgröße der Stärkekörner (III) und das Herauslösen der Amylopektinmoleküle (IV) ist am Verlauf angedeutet. Nach Evans und Haisman 1979 mit freundlicher Genehmigung.

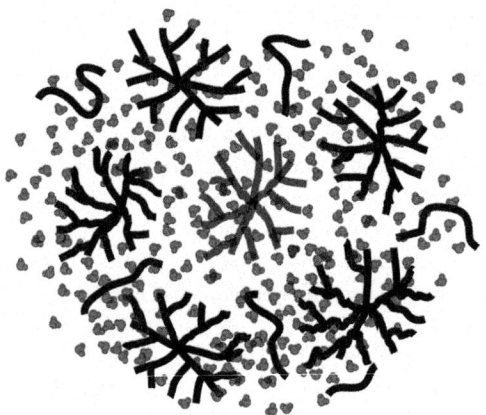

● **Abb. 10.23**   Gibt man zu viel Stärke zu, kommen sich die Amylopektinmoleküle zu nahe, sie verzahnen sich. Die Viskosität wird breiartig und ist für manche Bewohner nur beschwerlich zu schlucken.

Der unterschiedliche Verlauf in der Viskosität im mund- und schluckrelevanten Bereich aus ● Abb. 10.24 lässt sich also im Mund spüren. Lineare und verzweigte Verdickungsmittel haben ein deutlich verschiedenes Verhalten, sobald sie zwischen Zunge und Gaumen gedrückt und geschert werden. Lineare Moleküle können sich verhakeln und verheddern, sie müssen wie Gummi gezogen werden. Die verzweigten Moleküle können nur aneinander abrollen, ein wenig wie Zahnräder. Sie lassen sich daher viel einfacher quetschen, je stärker man drückt, auch wenn die Viskosität wegen der verzweigten Molekülstruktur höher ist (● Abb. 10.25).

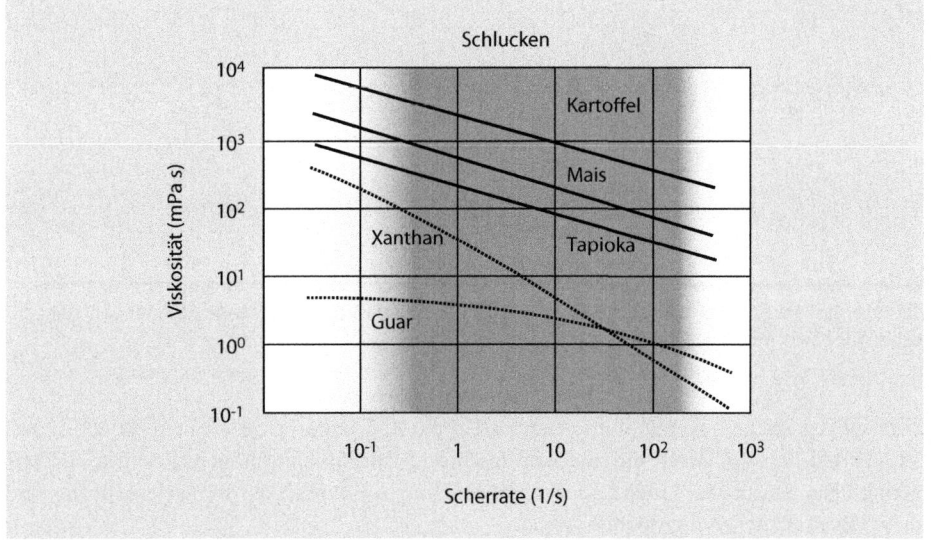

◘ Abb. 10.24　Die Viskosität im schluckrelevanten Scherratenbereich von drei verschiedenen Stärken und Konzentrationen, Kartoffelstärke (2,3%), Maisstärke (4,9%) und Tapiokastärke (2,9%). Zum Vergleich sind Xanthan und Guar als gestrichelte Linien eingezeichnet

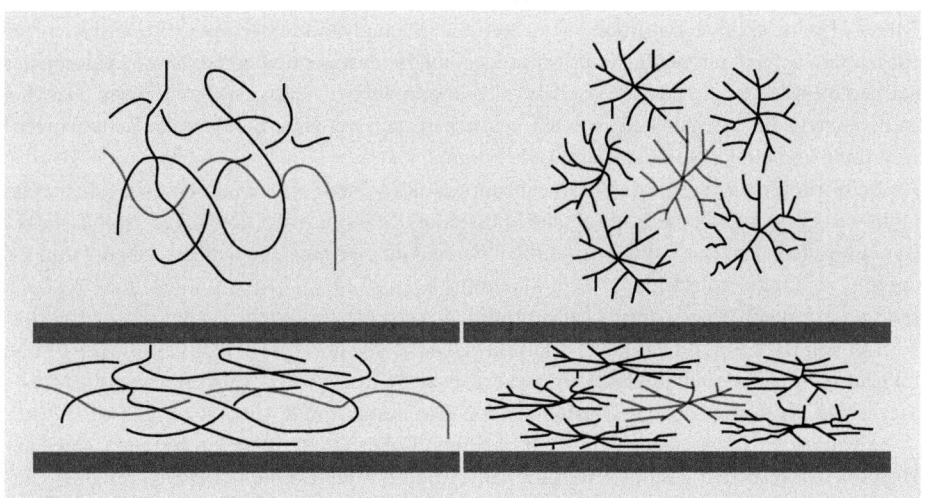

◘ Abb. 10.25　Einfache Darstellung des unterschiedlichen molekularen Verhaltens beim Zerdrücken im Mund bei linearen und verzweigten Verdickungsmitteln.

10.11　Stärkeabbauprodukte

Stärkeabbauprodukte wie Maltodextrin sind wichtige Komponenten in der geriatrischen Ernährung. Zum einen liefern sie wiederum Energie in Form von Kohlehydraten, zum anderen kommen sie auch als leichte nicht-süße Viskositätsstabilisatoren in Trinknahrung zum Einsatz (wie z.B. im Thicken up, das eingangs des Kapitels bereits erwähnt wurde). Aus diesen

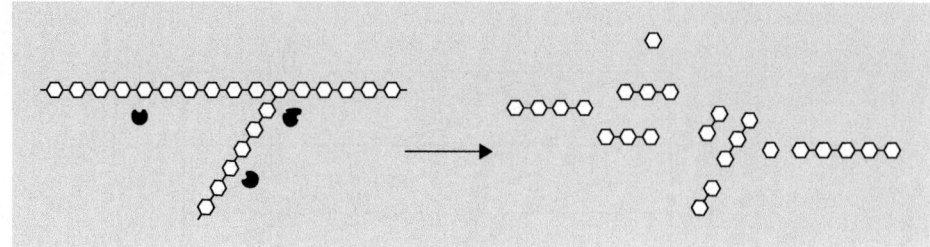

◘ **Abb. 10.26** Vereinfachte Darstellung der Spaltung von Amylopektin. Die verschiedenen Enzyme sind in der Lage, die Verzweigungen und die linearen Teile der Kette zu spalten. In einer Momentaufnahme ergibt sich daher eine bestimmte Verteilung der Länge der Bruchstücke.

kurzkettigen Zuckern werden unter enzymatischem Abbau Stärken gewonnen (◘ Abb. 10.26). Der Vorteil liegt auf der Hand: Sie sind rasch und kalt löslich, erhöhen die Viskosität nur geringfügig, liefern aber einen hohen Energieeintrag. Im Bereich der Mangelernährung sind diese Eigenschaften von großem Vorteil.

Da dieser Prozess kontinuierlich immer weiter fortschreitet, liegt mit der Zeit nur noch Glukose vor. Je nach Enzymaktivität und Zeit kann daher eine bestimmte Verteilung eingestellt werden, sofern die Enzymaktivität zur richtigen Zeit abgebrochen wird. Dann hätte man aus Stärke einen Mischzucker gewonnen, der zum einen viel weniger süß ist, und zum anderen ganz bestimmte physikalische Eigenschaften über die Verteilung der Kettenlänge aufweist. Dieser Mischzucker hat natürlich auch einen niedrigen glykämischen Index im Vergleich zur Saccharose, sofern nur wenige oder gar keine Glukose darin enthalten ist. Diese Spaltung der Stärkemoleküle, deren »Hydrolyse«, lässt sich über mehrere Verfahren durchführen. Das Ziel ist dabei stets die Bereitstellung von Stärkebruchstücken mit einer bestimmten Kettenlängenverteilung und einem wohldefinierten Maximum.

Beispiele für diese Art von »Stärkeabbauprodukten« sind etwa Maltodextrin (oft aus Tapiokastärke) oder Glukosesirup (oft aus Maisstärke). Maltodextrin (häufig aus Tapiokastärke) ist ein Mischzucker, die Anzahl der verbleibenden Glukosemoleküle liegt zwischen 2 und 20, deren Verteilung der Kettenlängen ein Maximum bei $n = 12$ zeigt. Diese Stärkeketten sind noch sehr gut in kaltem Wasser, sprich Milchprodukten oder Säften löslich.

Der von Bäckern und Patissiers verwendete Glukosesirup wird ebenfalls aus (Mais-)Stärke im Hydrolyseverfahren hergestellt. Im Gegensatz zu Maltodextrin dominieren aber die Monosaccharide. Eine schematische Darstellung der Verteilung ist in ◘ Abb. 10.27 gegeben.

Glukosesirup ist weniger süß und hat eine hohe Viskosität, die über den geringen Anteil der längeren Zuckerketten gesteuert werden kann. Die verhaltene Süße kommt daher, dass Glukosesirup eine geringere Süßkraft aufweist als Haushaltszucker. Sowohl Glukosesirup als auch Maltodextrin können daher, sofern es der Ernährungszustand erlaubt oder erfordert, einer mit Hydrokolloiden verdickten Nahrung beigefügt werden.

Dieser Stärkeabbau beginnt bereits auf der Zunge. Dort befinden sich Amylasen, die raschen Zugriff auf die Stärke im Mund beim Kauen haben. Die großen Moleküle werden bereits zerlegt und quasi vorverdaut. Je nach Amylase-Status der einzelnen Individuen geschieht dies mit unterschiedlichen Reaktionsgeschwindigkeiten. Daher sind das Mundgefühl und die Reaktion bei verschiedenen Menschen auf Stärkeprodukten unterschiedlich. Bewohner mit hohem Amylasegehalt im Mund empfinden mit Stärke verdickte Suppen oft als »schleimig« während andere dieselbe Suppe als »angenehm« beschreiben. Dies sind oft keine

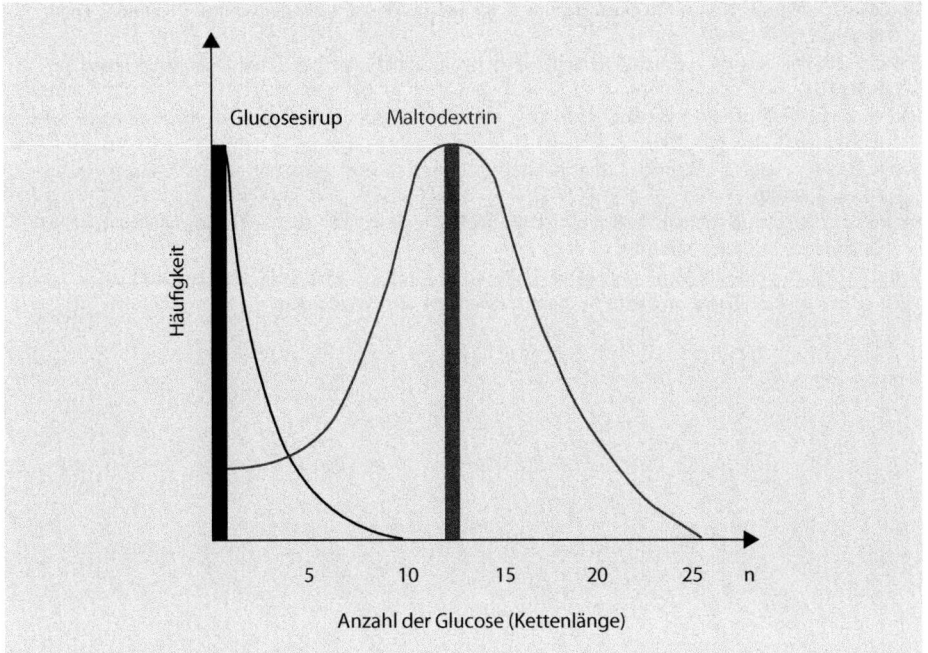

◘ Abb. 10.27 Ein prinzipieller Unterschied von Glukosesirup und Maltodextrin ist die Verteilung der Häufigkeit der Zucker. In Maltodextrtin dominiert ein Vielfachzucker mit etwa n = 12. Im Glukosesirup kommt das Monosaccharid Glukose mit der größten Häufigkeit vor.

Marotten, sondern liegt, wie seit einiger Zeit bekannt ist, an der genetischen Disposition (Mandel et al. 2010)

Literatur

Cook, D.J., et al. (2003) Oral Shear Stress Predicts Flavour Perception in Viscous Solutions, Chem. Senses 28. 11–23

Dintzis F.R., Bagley, E.B- (1995) Shear-thickening and transient flow effects in starch solutions, Journal of Applied Polymer Science, 56, 637–640

Evans, I.D., Haisman, D.R. (1979) Rheology of gelatinized starch suspensions, J. of Texture Studies, 10, 347–370

Gehm, L. (1998) Rheologie - Praxisorientierte Grundlagen und Glossar, Vincentz Verlag, Hannover

Li, J., Renardy, Y. Y. Michael, R. 2000a Numerical simulation of breakup of a viscous drop in simple shear flow through a volume-of-fluid method. Physics of Fluids A 12, 269–282.

Li, J., Renardy, Y. Y. Michael, R. 2000b Shear-induced rupturing of a viscous drop in a Bingham fluid. Journal of Non-Newtonian Fluid Mechanics 95, 235–251

Logigian, E., Hefter, H., Reiners, K., Freund, H.J., 1991, Does tremor pace repetitive voluntary motor behavior in Parkinson's Disease? Ann. Neurol., 30, 172–179

Mandel, A.L, Peyrot des Gachons, C., Plank. K.L., Alarcon, S., Bresin, A.S., Individual Differences in AMY1 Gene Copy Number, Salivary α-Amylase Levels, and the Perception of Oral Starch, (2010) PLoS ONE 5(10): e13352. doi:10.1371/journal.pone.0013352

Nicosa, M.A., (2013) Theoretical estimation of shear rates in the mouth during the oral phase of swallowing. Journal of Texture Studies ISSN 1745–4603, doi:10.1111/jtxs.12005

Nishinari., K., Takemasa, M., Su, L., Michiwaki, Y., Mizunuma, H., Ogoshi, H, (2011) Effect of shear thinning on aspiration - toward making solutions for judging the risk of aspiration, Food Hydrocolloids 25, 1737–1743

Nordqvist, D., Vilgis, (2011) T.A. Rheological Study of the Gelation Process of Agarose-Based Solutions, Food Biophysics, 6, 450–462

Phillips, G.O., Williams, P.A. (eds.) (2000) Handbook of Hydrocolloids, Crc Pr Inc, Woodhead Publishing, Cambridge UK

Rao, M.A., Rheology of fluid and semisolid foods – principles and applications, second edition, Springer Science and Business, New York, 2007

Sattler, R, Gier, S. Eggers, J. Wagner, C. The final stages of capillary break-up of polymer solutions, Physics of Fluids 24, 023101

Sworn, G. (2000), Xantan gum in Phillips, G.O., Williams, P.A., (editors) "Handbook of hydrocolloids, Woodhead. Cambridge. CRC. Boca Raton. UK

Vilgis, T. (2010) Das Molekül-Menü – molekulares Wissen für kreative Köche, S. Hirzel verlag, Stuttgart

Vilgis T, Caviezel R. (2012) Das moderne Küchenhandwerk, Tre Torri, Wiesbaden

Gelieren

Thomas A. Vilgis

T.A. Vilgis et al., *Ernährung bei Pflegebedürftigkeit und Demenz,*
DOI 10.1007/978-3-7091-1603-6_11, © Springer-Verlag Wien 2015

11.1   Warum Gelieren als Alternative zum Verdicken?

Eine alternative Form der Konsistenzveränderung ist durch das Gelieren gegeben. Der Einsatz von Gelen bietet ein breites Spektrum an Möglichkeiten für die Versorgung mit Lebensmitteln in der Pflege. Im Gegensatz zur herkömmlichen »natürlichen« Form der Lebensmittel lassen sich Gele immer in einer Form präsentieren, die den motorischen Fähigkeiten der Patienten angepasst werden kann. Größe und Form der Gele lassen sich in vielfältiger Hinsicht so gestalten, dass Patienten sie greifen und zum Mund führen können. Gelierte Lebensmittel sind natürlich nicht nur verfestigte Flüssigkeiten (◘ Abb. 11.1), sondern sie dienen auch – und vor allem – als Träger für Geschmack. Des Weiteren lassen sich frische Lebensmittel mundgerecht darin einschließen, sodass diese sehr einfach mit den Fingern gegessen werden können, ohne mit möglicherweise gegebenen motorischen Schwierigkeiten zu Gabeln, Löffeln oder anderen »Werkzeugen« greifen zu müssen.

Diese einfachen Ideen zeigen bereits einen bislang wenig beachteten Vorteil dieser Methode: Mittels dieser »festen Suppen« lassen sich die Inhalts- und Nährstoffe von rohem oder nur knapp gegartem Gemüse und in gekochter Form verabreichen. Gerade in der Diskussion um die zugeführten Nährstoffe ist dieser Gedanke entscheidend. Die meisten Gemüse liefern sowohl im gegarten als auch im rohen Zustand ein anderes Inhaltsstoffspektrum. Beide Formen sind für eine ausgewogene Nährstoffzufuhr unerlässlich. Vor allem bei farbstoffreichen Gemüsesorten ist sowohl die gekochte, als auch die rohe Form von besonderer Bedeutung.

Allerdings kommen für das Gelieren eine ganze Reihe weiterer Aspekte hinzu. Durch Verfestigen lassen sich Lebensmittel in leichter handhabbare Formen transformieren, die bei Schluckbeschwerden und Speichelmangel hervorragend eingesetzt werden können. Im Folgenden werden eine ganze Reihe pflanzlicher Geliermittel behandelt, deren Potenzial im Pflegebereich bisher nicht erschöpfend genutzt wird. Dabei liegen die Vorteile auf der Hand. Ähnlich wie beim Verdicken können durch deren Variation auf der molekularen Skala Mundgefühl und Schluckeigenschaften sowie die Brucheigenschaften beim Kauen eingestellt werden. Mehr noch, denn wie beim Verdicken sind Geliermittel grundsätzlich wasserlöslich. Die Moleküle binden damit Wasser auf eine ähnliche Weise wie Verdickungsmittel. Das gebundene Wasser hilft wiederum beim Schlucken. Auch weiche Gele werden in kleine Bruchstücke zerdrückt und zerbissen. Sie bleiben aber wegen des hohen Wasseranteils feucht. Daher kann ein schluckbarer Bolus bei Kaubeschwerden rasch gebildet werden. Wegen der sehr feuchten Bruchstücke bleibt die Gleitfähigkeit auf den Schleimhäuten des Rachenraums und der Speiseröhre hoch.

Bei dem Begriff Gelieren denkt man meist an Gelatine (Veis 1964). Diese ist nach wie vor ein gutes Geliermittel, weist aber einige Eigenschaften auf, die nicht immer als positiv empfunden werden. Zum einen besteht Gelatine aus Proteinen tierischen Ursprungs, was nicht allen ethnischen Gruppen gestattet ist zu essen, zum anderen kommt es für Vegetarier nicht in Frage. Ein großer Nachteil liegt allerdings in der Physik begraben. Gelatine lässt sich nicht warm servieren. Die Gele schmelzen bei Temperaturen über 30–37°C rasch und sind somit auf die kalte Küche beschränkt. Auch kann die Variation der Textur lediglich über die Einwaage und den »Bloomwert« erzielt werden. Bei den breiten Streuungen der Beschwerden ist der ausschließliche Einsatz von Gelatine daher stark eingeschränkt.

> Der Bloomwert der Gelatine bestimmt die »Gelierfähigkeit«. Hohe Bloomwerte über 200 ergeben sehr stabile Gele. Bei niedrigen Bloomwerten um 100 ist die Stabilität geringer. Darüber lassen sich also die »Härte« und Bisseigenschaften der Gelatinegele steuern.

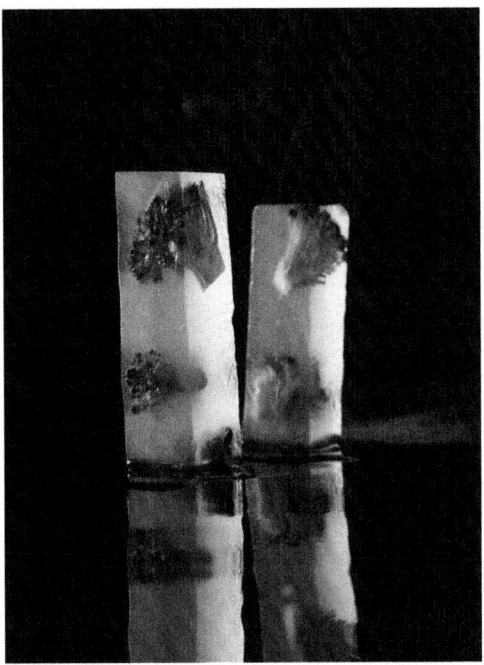

◻ **Abb. 11.1**   Gelieren einer klaren Brühe mit Brokkoli bietet die Möglichkeiten mit den Fingern zu essen, ebenfalls bei eat-by-walking möglich. (Foto: Andreas Thum, mit freundlicher Genehmigung, aus Caviezel 2009)

Ein weiterer Aspekt dieser Kostform ist daher die Hitzestabilität der Gele. Suppen werden in den meisten Fällen mit »heiß« assoziiert. Daher kommt Gelatine für diese Zwecke nicht in Frage. Auch für Vegetarier und Bewohner mit entsprechendem kulturellen Hintergrund ist Gelatine keine Lösung. Um diese Ideen praxisgerecht umzusetzen, werden pflanzliche Geliermittel, die in der molekularen Küche und der Lebensmittelindustrie bereits seit einiger Zeit eingesetzt werden, verwendet. Die Vorteile dieser Geliermittel liegen gerade für den Einsatz in der Pflege, sowohl im Alten- als auch im Behindertenbereich auf der Hand. Mit ihnen lassen sich auf die individuelle Problematik abgestimmte Lösungen realisieren. Dabei stehen die erforderliche Textur und das Verhalten der Gele im Mund bei Kau- und Schluckbewegungen im Vordergrund. Die Esseigenschaften der Gele müssen daher, wie beim Verdicken, einstellbar sein, um den Bewohnern beide wichtigen Standbeine zu bieten: selbstständiges Essen und hohen Genuss.

11.2   Gelieren – mehr als Verdicken

Während beim Verdicken die Fließfähigkeit von Flüssigkeiten in einem breiten Spektrum zu einer besseren Schluckbarkeit verändert wird, geht es beim Gelieren um die systematische Veränderung des Aggregatzustandes. Aus Flüssigkeiten werden feste, mitunter schnittfähige Nahrungsmittel. Dies erfolgt durch die Beigabe von verschiedenen Geliermitteln. Das bekannteste davon ist natürlich die Gelatine, aber es gibt noch eine ganze Reihe weiterer Hilfsmittel, die für den Einsatz im Altersbereich viele Möglichkeiten eröffnen, die es älteren Menschen unterschiedlicher Fähigkeiten ermöglichen, selbstständig zu essen.

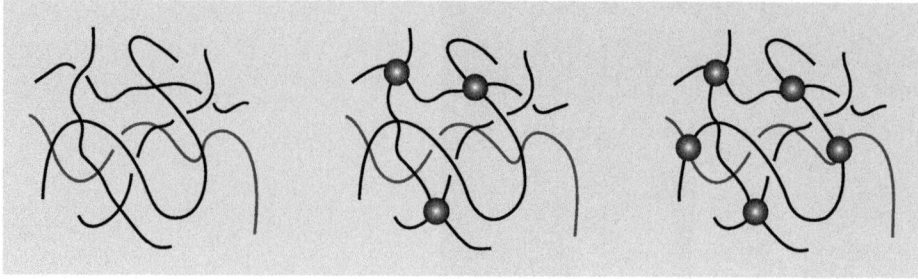

◻ Abb. 11.2 Die Unterschiede beim Verdicken und Gelieren. Gelieren bedeutet molekulares Fixieren der Molekülketten. Bei hoher »Vernetzung« können die Molekülketten nicht mehr aneinander vorbeigleiten.

Beim Gelieren wird Wasser noch fester gebunden als beim Verdicken. Um schnittfeste Gele zu erhalten, muss das Geliermittel daher weiterführende Eigenschaften mitbringen, als Verdickungsmittel. Gelieren gelingt nur, wenn die Moleküle sich permanent miteinander verbinden können, dabei sozusagen ein molekulares »Netzwerk« bilden (de Gennes 1976). Diese Molekülketten haben, ähnlich wie bei Verdickungsmitteln, eine sehr starke Wasserbindung und können daher viel Wasser in den Maschen des Molekülnetzes einfangen und festhalten. Im Vergleich zu verdickten Flüssigkeiten können sich die Moleküle der Geliermittel nicht mehr stark fortbewegen.

Bei verdickten Flüssigkeiten können sich alle Molekülketten bewegen (◻ Abb. 11.2 links). Die grau dargestellte Kette kann sich entlang ihrer Kontur leicht fortbewegen. Werden über wenige Netzpunkte einige der Ketten festgehalten, so wird die Bewegung zwar eingeschränkt, dennoch kann sich die graue Kette noch entlang ihrer Kontur bewegen, in der Fachsprache »diffundieren« (◻ Abb. 11.2 Mitte). Die Zähigkeit der Flüssigkeit nimmt zu. Erst ab einer gewissen »kritischen« Anzahl (Konzentration) der Netzpunkte sind alle Ketten mit einander verbunden, jetzt kann auch die grau dargestellte Kette nicht mehr diffundieren. Aus der Flüssigkeit wurde ein »weicher Festkörper« (Vilgis 2010).

Gelieren

Gelieren bedeutet »verfestigen«. Gelierte Nahrung gehört zur »festen Nahrung«, selbst wenn sie sehr weich ist. Stehende Flüssigkeiten wie Mayonnaisen oder Ketchups sind keine feste Nahrung.

Die »Diffusion« ist durch die »Netzpunkte« verhindert. Die Molekülketten können somit nur noch »wackeln«. Genau dies ist aber zum Verständnis wichtig: Das »Wackeln« der Netzwerkmaschen sorgt für die »Weichheit« und die leichte Essbarkeit, das im Netzwerk bedingte »Festhalten« für die Schnittfestigkeit und die Greifbarkeit. Das Verständnis des Wechselspiels der molekularen Eigenschaften, wird für die Wahl des Geliermittels wichtig.

Physikalisch ist Gelieren daher ein »Phasenübergang« (de Gennes 1976). Aus einer flüssigen Phase, dem Sol wird, meist unter Abkühlen, eine feste Phase, das Gel. Aus einer viskosen oder viskoelastischen Flüssigkeit wird somit ein Material, das gewisse elastische und bruchmechanische Eigenschaften aufweist. Die Biss- und Zungenkraft, die zum Abscheren und Zerdrücken benötigt wird, steigt dabei an (◻ Abb. 11.3).

Der Vorteil des Gelierens ist offensichtlich: Diese wasserreiche, aber feste Phase kann mit den Fingern gegriffen und zum Mund geführt werden. Gele lassen sich im Mund leicht

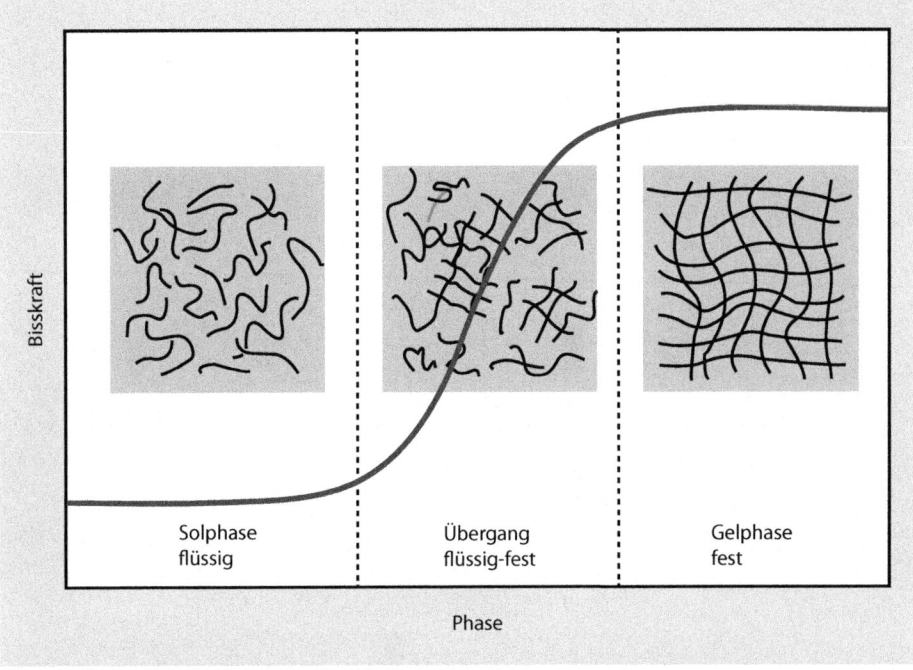

Bisskraft

Solphase
flüssig

Übergang
flüssig-fest

Gelphase
fest

Phase

◻ **Abb. 11.3** Schematische Darstellung des Anstiegs der Bisskraft (durchgezogene Kurve) beim Gelieren. Sole (verdickte Flüssigkeiten) lassen sich bei relativ kleinen Scherkräften deformieren und schlucken (▶ Kap. 10, Verdicken). Gele erfordern höher Kräfte. In den Netzwerkmaschen bleibt die Flüssigkeit »gefangen«.

zerdrücken, dabei werden Geschmack und Aromen freigegeben. Die Brucheigenschaften der Gele und die Größe der Bruchstücke definieren dabei die Schluckbarkeit. Im Allgemeinen sind Gelbruchstücke leicht zu schlucken, ihre Oberfläche ist bei vielen Geliermitteln feucht, daher sind sie auch bei Speichelmangel leichter essbar als pürierte Nahrung. Darauf wird in einem folgenden Kapitel gesondert eingegangen.

11.3 Bruchmechanik: Mundgefühl und Geschmack

Gele sind ein eindrucksvolles Beispiel, denn an ihnen lässt sich der physikalische Einfluss auf die sensorische Empfindung besonders klar nachvollziehen. Jedes Gelieren hat den Zweck, einen Geschmack in einen weichen Festkörper zu verpacken. Dort konzentriert ist er in der Lage, neue Geschmackszusammenhänge herzustellen. Lassen sich diese Gele überdies bei unterschiedlichen Temperaturen servieren, ist der Überraschungseffekt groß. Dazu wird neuerdings eine breite Palette von Geliermitteln angeboten, die auf ganz unterschiedliche molekulare Weise wirken. Damit können eine ganze Reihe geschmacksbestimmende Parameter physikalisch variiert werden. Allein durch die Modifikation der rein mechanischen Tatsachen wie Festigkeit und Elastizität werden bisher unbekannte Geschmackserlebnisse ermöglicht (Vilgis 2009, Vilgis 2010). Allerdings erschwert das Verpacken in feste Gele die Freisetzung der Aromen im Vergleich mit der ungelierten Flüssigkeit. Die Aromen, die durch den Verfestigungsprozess in ihrer Bewegung sehr eingeschränkt werden, stehen den Rezeptoren nicht mehr in vollem Maße zur Verfügung. Daher erfordern Gele immer eine stärkere Würzung. Nichts ist

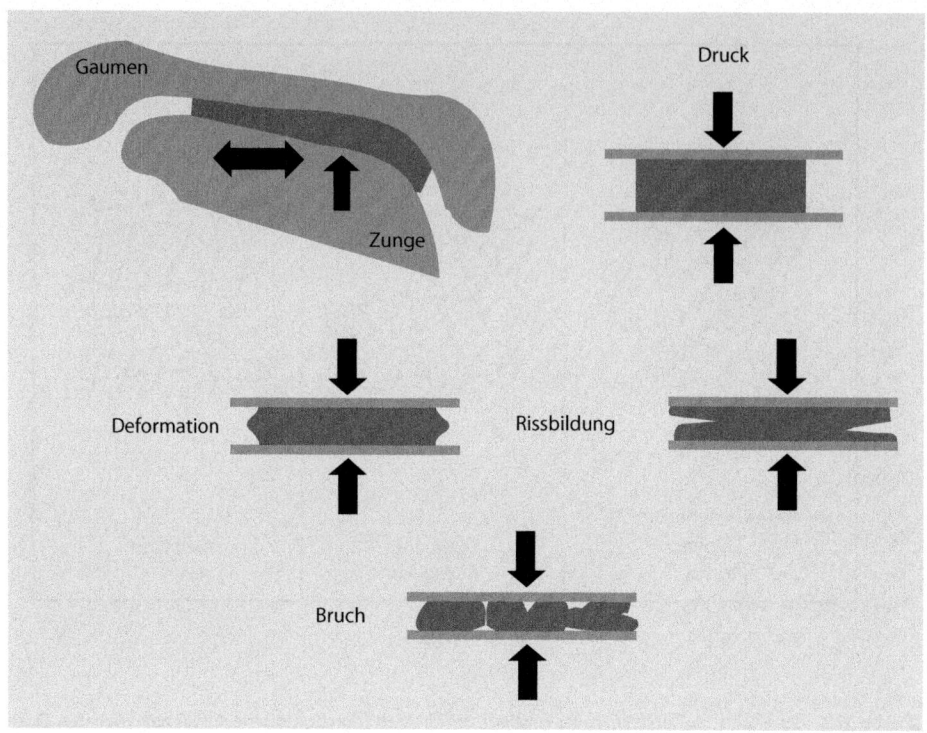

▣ Abb. 11.4   Schematische Darstellung des Brechens für gelförmige Nahrung im Mund. Die Rissbildung und die Brucheigenschaften sind entscheidend für Mundgefühl und Schluckeigenschaften.

schlimmer als ein halbwarmes Gel, das nicht durch seinen Geschmack besticht, sondern nur als weiche, wabbelige Angelegenheit wahrgenommen wird.

Widmen wir uns den physikalisch relevanten Aspekten, also der Geschmacksentfaltung durch die physikalischen Parameter, die den Gelzustand kennzeichnen. Jeder Gelierprozess ist aus physikalischer Sicht ein (thermoreversibler) Phasenübergang von flüssig nach fest. Allerdings mittels vollkommen verschiedener Prozesse als bei den üblichen Flüssig-Festübergängen, etwa von Eis oder Granités, bei denen Wasser bei entsprechenden, von den Inhaltstoffen mitbestimmten Temperaturen gefriert und Kristalle bildet. Bei Gelierprozessen muss, abgesehen von Konfitüren, stets ein Geliermittel hinzugefügt werden, das jedes auf seine spezielle Art und Weise Sensationen auf der Zunge auslöst. Da die meisten Geliermittel geschmacksneutral sind, lässt sich dieser Effekt ausschließlich auf die physikalischen Eigenschaften der Gele zurückführen. Ein weiteres einfaches Experiment verdeutlicht: Stellt man aus ein und derselben Flüssigkeit, etwa eine intensive duftende (und geklärte) Reduktion eines Fonds aus geröstetem rotem Paprika, form- und größenidentische Gele mit verschiedenen Geliermitteln her, so wird das Geschmackserlebnis immer ein anderes sein, selbst wenn alle dieselbe mechanische Festigkeit haben (Vilgis 2008). Diese theoretisch erscheinenden, aber küchentechnisch relevanten Eigenschaften haben im Wesentlichen zwei Ursachen. Zum einen ist die Wasserbindung der unterschiedlichen Geliermittel etwas verschieden. Daher sind wasserlösliche Aromen immer mal mehr, mal weniger schwach gebunden. Zum andere ist aber das Bruchverhalten der Gele entscheidend, das sich je nach Geliermittel vollkommen unterschiedlich gestaltet (Grellmann 2013). In ▣ Abb. 11.4 wird schematisch gezeigt, wie sich Gele im Mund unter Zungendruck

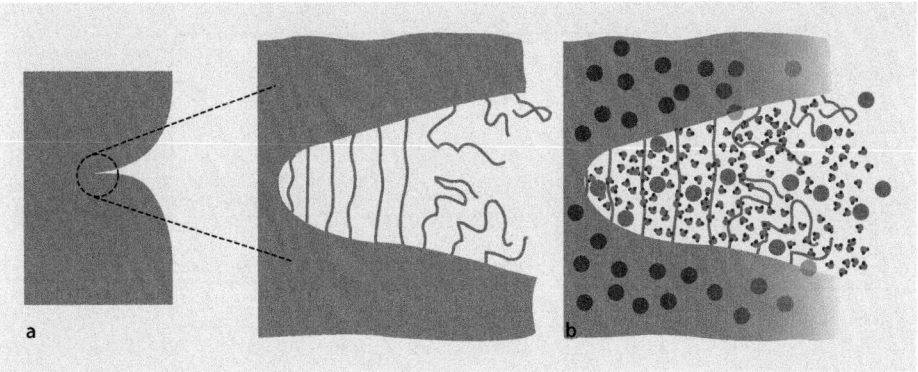

◼ Abb. 11.5 Die makroskopische Rissbildung in Gelen ist mit einem Reißen der einzelnen Molekülketten verbunden. Dies wiederum mit einer raschen Freisetzung von Aroma und Geschmack (symbolisch durch Kreise dargestellt).

verhalten. Bei kleinen Kräften und Deformationen geben die Gele elastisch nach. Bei hohen Kräften brechen sie. Für den Geschmack ist diese Phase entscheidend. Die Rissbildung und die Rissausbreitung sind letztlich für die Geschmacksintensität maßgeblich.

Neben der Greifbarkeit und der mit den bloßen Händen leichten Essbarkeit haben Gele auch noch weitere Vorteile. Geschmack und Aromen lassen sich in den Gelen stark konzentrieren. Beim Bruch der Gele während des Zerdrückens werden Aromen und Geschmack rasch freigeben. Damit erhält man eine schnelle zeitliche Änderung der Aromen, die einen starken Geschmacks- und Aromareiz auslösen (◼ Abb. 11.5).

> ⟩⟩ Gele müssen gebrochen werden, damit sie Geschmack, Aroma und Nährstoffe freigeben. Dieses Brechen und Beißen erfordert nur eine sehr geringe Bisskraft, daher werden Gele als sehr angenehm empfunden.

Jedes makroskopische Reißen beim Zerdrücken der Gele lässt sich mikroskopisch auf das Reißen der Molekülketten zurückführen. Dadurch verändert sich die Wasserbindung, Geschmack und Aroma wird freigesetzt. Die sensorische Wahrnehmung wird dadurch gesteigert. Geschmacksreiche Gele sind damit auch zur Appetitanregung einsetzbar. Im Folgenden werden einige Beispiele von Geliermitteln besprochen. Aus den physikalischen Eigenschaften ergibt sich eine ganze Reihe von neuen Anwendungen für den Pflegebereich.

11.4 Die Geliermittel und ihre Einsatzmöglichkeiten im Pflegebereich

11.4.1 Gelatine

Gelatine ist der Klassiker unter den Geliermitteln. Sie besteht aus Proteinen, dem denaturierten Kollagen, das durch langes Kochen aus tierischen Geweben gewonnen wird, etwa aus den bindegewebsreichen Teilen von Schweinen, Kälbern und/oder Rindern (Veis 1964). Dazu werden die Gewebeteile sehr lange gekocht. Während dieser Zeit wandelt sich das Bindegewebe Kollagen zu Gelatine um. Aus molekularer Sicht besteht Gelatine aus langen Kettenmolekülen, deren Bausteine Aminosäuren sind, die eine relativ gute Wasserlöslichkeit garantieren.

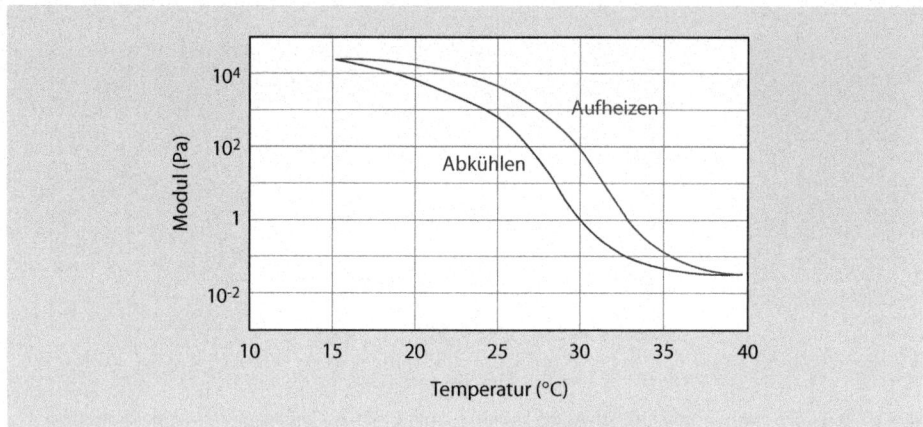

▣ Abb. 11.6   Das Temperaturverhalten von Gelatine. Beim Abkühlen wird das Sol bei ca. 27°C fest, beim Aufheizen bei 32°C wieder weich und flüssig. Die genauen Zahlen hängen allerdings von der Gelatine und ihrem Bloomwert ab.

Anschließend wird die Flüssigkeit gereinigt und getrocknet und zu Blättern gepresst. Gelatine kann daher wieder leicht in warmen, wässrigen Flüssigkeiten gelöst werden. Wurde genügend zugefügt, bildet Gelatine weiche, schmelzende Gele. Gelatine ist verdaulich, da die Molekülketten von Enzymen (Proteasen) zu Aminosäuren hydrolisiert werden (Salleh 2006); Gelatine ist daher ein »Lebensmittel«. Dabei weist Gelatine eine ganze Reihe von Nachteilen auf: Der Gelierprozess ist relativ langsam und erfordert eine entsprechende Kühlung. Wegen der molekularen Eigenschaften der Gelatinegele lassen sich diese nicht warm servieren. Sie verlieren bereits bei ca. 30°C ihre feste Konsistenz (Tanford 1961) (▣ Abb. 11.6).

Im Mund herrschen Temperaturen um 37°C, Gelatinegele beginnen daher bei dieser Temperatur zu schmelzen, was das positive Mundgefühl verstärkt.

Dabei ist die Dosierung von Gelatine zwischen 2 g und 12 g auf 100 ml Flüssigkeit zu wählen. Eine Erhöhung der Konzentration führt zu festeren Gelen, zu mehr Elastizität und damit zu einer höheren Bisskraft. Bei hohen Konzentrationen wird das Mundgefühl allerdings sehr unangenehm. Gelatine bildet also elastische Gele, deren Mundgefühl im Allgemeinen bestens akzeptiert wird. Das Bruchverhalten der Gelatine ist weitgehend elastisch, die Gele brechen leicht. Die Rissbildung in reinen Gelatinegelen ist gleichförmig (▣ Abb. 11.7). Das weitgehend positive Mundgefühl wird durch ein gleichzeitiges Schmelzen der Gelbruchstücke im Mund bei Temperaturen um 37°C begleitet. Dieses physikalische Verhalten ist weitgehend einmalig und ist ein Alleinstellungsmerkmal der Gelatine.

Dieses Zusammenspiel zwischen Brechen und Schmelzen ist ein großer Pluspunkt für den Einsatz von Gelatine im Pflegebereich. Das Schmelzen der Bruchstücke geht langsam von statten, die Flüssigkeit ist leicht verdickt und somit ein Verschlucken kaum möglich.

Gelatine ist in der Kultur und Geschichte der westeuropäischen Gesellschaft stark verankert. Schon seit jeher wird das Geliermittel bei der ganzheitlichen Tierverwertung gewonnen und verarbeitet. Gelatine gilt als Protein nicht als Zusatzstoff. Als Protein ist es vollkommen verdaulich und seine Aminosäuren sind vollkommen verwertbar. Gelatine ist somit kein Zusatzstoff, sondern ein Nahrungsmittel, denn beim Verdauen werden die Gelatineketten von den Enzymen der Bauchspeicheldrüse immer weiter in Bruchstücke zerlegt, bis einzelne Aminosäuren vorliegen. Dabei wird die Wasserbindung immer »schlechter«, ähnlich wie beim Reißen der Ketten im Mund (▣ Abb. 11.5). Das Wasser wird freigegeben und steht somit der Flüssigkeitszufuhr im Darm zur Verfügung.

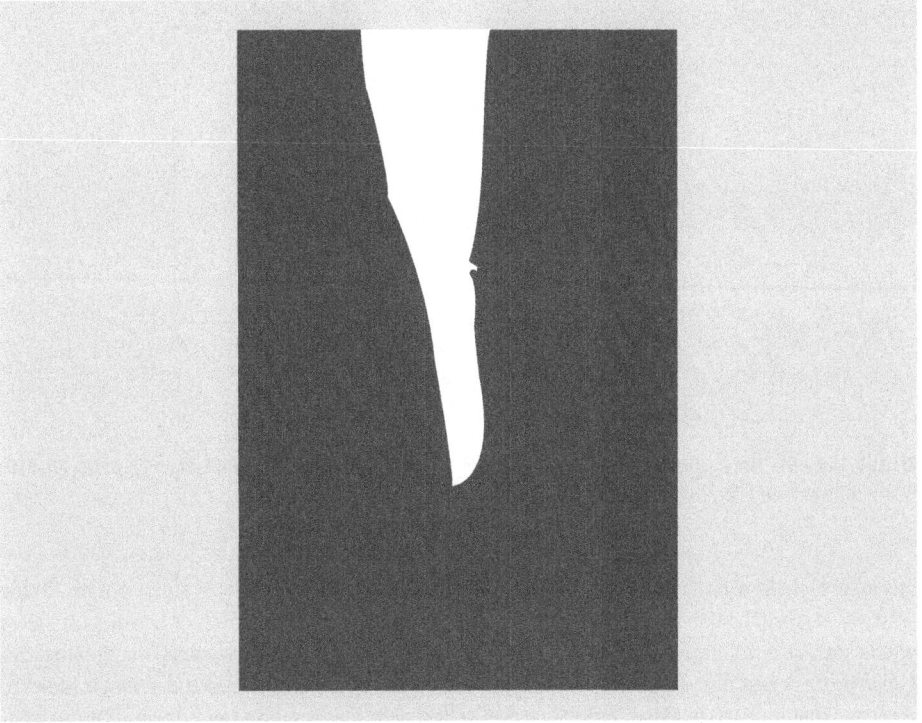

Abb. 11.7 Rissbildung in Gelatine. Der Riss ist gleichförmig und beständig. Geschmack und Geruch der Gele wird gleichförmig freigegeben, was durch ein gleichzeitiges Schmelzen der Gelatinebruchstücke im Mund begünstigt wird.

Für den generellen Einsatz als Geliermittel in der Pflege hat Gelatine allerdings zwei entscheidende Nachteile: Zum einen sind die Gele mitunter sehr weich, sodass sie von Patienten und Bewohnern mit motorischen Störungen nicht gut gehalten werden können, sie brechen leicht, besonders bei kleinen Mengen an zugegebener Gelatine, wenn die Gele leicht brechen können. Zum anderen ist die niedrige Schmelztemperatur der mit Gelatine gelierten Gele ein großes Problem, da sie bei den üblichen Körpertemperaturen der Extremitäten wie Händen und Fingern bereits schmelzen kann, wobei dann der Halt nicht mehr gewährleistet ist. Gelatine kann jedoch in der »Bläserkost«, die auch zur basalen Stimulation und zur Appetitanregung genützt wird, ohne Probleme eingesetzt werden, sofern Bewohner und Patienten keine Abneigung gegen tierische Lebensmittel haben (▶ Kap. 12, Aufschäumen). Des Weiteren wird Gelatine, sofern sie nicht als koscher oder halal deklariert ist, von Bewohnern mit entsprechender Kultur und Religion abgelehnt. Auch für Veganer und Vegetarier kommt Gelatine nicht in Frage. Schon allein deswegen sind im Pflegebereich pflanzliche Alternativen gefragt, die im Folgenden angesprochen werden.

11.4.2 Agar-Agar – Universalgeliermittel

Die einfachste pflanzliche Alternative ist das bekannte Geliermittel Agar-Agar, das schon seit Langem in der vegetarischen Naturkostküche angewandt wird. Agar-Agar ist ein Gemisch

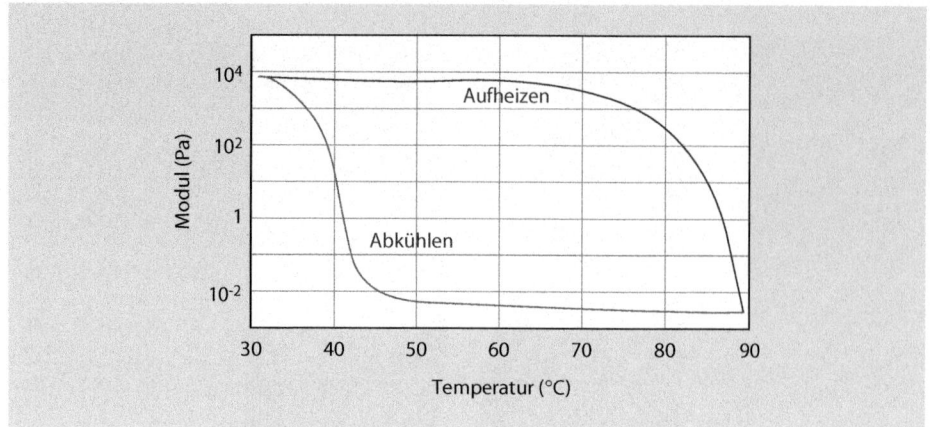

■ **Abb. 11.8**   Der Unterschied der Stabilität (Hysterese) zwischen Aufschmelzen und Erwärmen ist bei Agargelen stark ausgeprägt. So können Agargele heiß serviert werden.

aus zwei löslichen Ballaststoffen, den Polysacchariden Agarose und dem Agaropektin. Beide sind wasserlöslich, können aber anders als Stärke nicht verdaut werden. Agaropektin selbst wiederum ist ein Gemisch aus kleinen Polysacchariden, die allerdings nicht maßgeblich am Gelierprozess beteiligt sind. Die Gelierkraft von Agar-Agar kommt durch das lange Molekül Agarose zustande. Agar-Agar, bzw. Agarose, geliert sehr leicht schon bei höheren Temperaturen zwischen 40°C und 45°C und ist sehr temperaturbeständig. Anders als Gelatine können Agargele ohne Probleme auf 70–80°C erwärmt werden (Nordqvist 2011). Damit sind bereits zwei Vorteile erkennbar. Die Gele schmelzen nicht in der Hand und sie können heiß angeboten werden (■ Abb. 11.8). Der Geschmack ist intensiver, die Bewohner bekommen trotz des gallertartigen Charakters ein »warmes Essen«.

Diese außergewöhnlich starke Hitzebeständigkeit lässt sich wieder auf das molekulare Verhalten der Kettenmoleküle der Agarose zurückführen. Bei hoher Temperatur sind die Ketten quasi als irreguläre Molekülfäden in der Flüssigkeit gelöst, sie bewegen sich schnell und haben keine Zeit, sich aneinanderzulagern. Erst beim Abkühlen nimmt die Molekülbewegung ab. Sie verweilen länger an ihren Berührungspunkten und »erinnern« sich an ihre Gestalt in den Zellwänden der Rotalgen (Normand 2000, Nordqvist 2011). Dort sind sie zu Helices verschraubt, um stabile Zellwände zu bilden. Also verwinden sich wieder zwei Ketten partiell zu einer Helix und verhängen sich. Dies geschieht immer dort, wo sich die Ketten nahe kommen, also bei ausreichender Konzentration (etwa mindesten 0,2 g auf 100 ml Flüssigkeit) an vielen Stellen in der Flüssigkeit. Die Zähigkeit nimmt also zu, es bildet sich ein festeres Netz. Bei weiterem Abkühlen lagern sich verschiedene Helices zu kleinen Aggregaten zusammen. Dabei werden die Ketten immer enger zusammengezurrt, das Gel wird dabei immer fester und stärker (■ Abb. 11.9).

Diese hierarchische Molekülstruktur erklärt zwei wichtige Sachverhalte. Zum einen ist die Festigkeit von der Agarkonzentration abhängig. Bei dem Grenzwert (Gelierungsgrenze) von etwa 0,2% Einwaage ist das Gel extrem weich. Es kann nicht angefasst werden und ist auch nicht schnittfest. Das Wasser wird ebenfalls kaum gehalten. Erst bei Einwaagen ab ca. 0,5–0,6% Agar können sich festere Gele bilden. Als ideal erweisen sich stets 0,8–1,2% Agar für den Einsatz im Pflegebereich. Das Gel lässt sich im Mund leicht beißen und zerdrücken, gleichzeitig ist es bestens schnittfest und kann bequem auch bei feinmotorischen Störungen in den Fingern

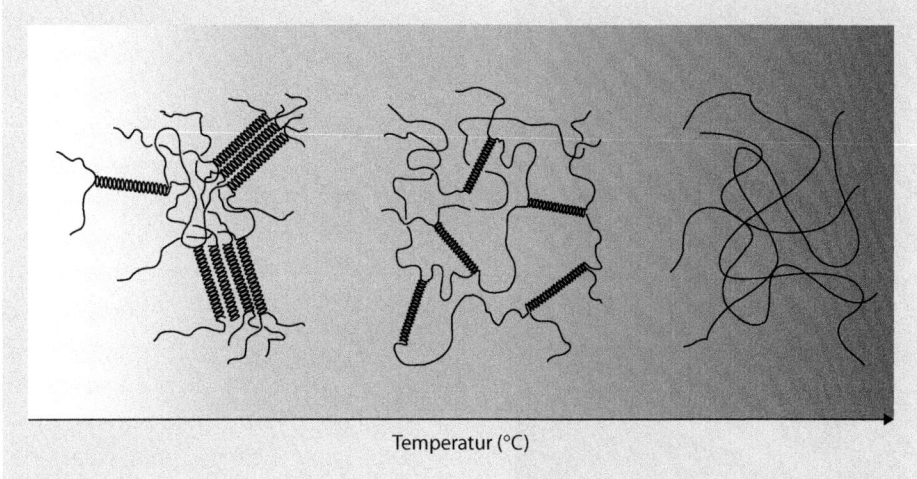

Temperatur (°C)

◘ **Abb. 11.9** Die Molekülstruktur des Agars. Bei hohen Temperaturen (rechts) liegt ein »Sol« vor. Die Ketten sind gelöst und nahezu frei beweglich. Beim Abkühlen bilden sich Verschraubungen, ein Netzwerk bildet sich. Dieses Netz wird durch Zusammenziehen der Helices zu Aggregaten weiter versteift.

gehalten und gegriffen werden. Höhere Werte führen zu sehr festen Gelen, die sich als unangenehm erweisen, da sie eine höhere Bisskraft erfordern.

Die Gelbildungsprozesse benötigen relativ viel Zeit (wenngleich auch viel weniger als bei der Gelatine). Zwar geliert Agarose relativ rasch (10–20 min, ist daher also ideal für die unmittelbare Zubereitung), dennoch sind die dynamischen Prozesse auf molekularer Skala sehr kompliziert. Diese hierarchischen Strukturen sind daher nicht so leicht zu lösen. Dies braucht Energie, also hohe Temperaturen, und darüber hinaus noch Zeit. Daher sind Agarosegele sehr temperaturstabil und können bis 70°C problemlos erwärmt werden.

❯ **Agargele können in allen Temperaturbereichen serviert werden. Im Gegensatz zu Gelatine halten Gele mit Agar-Agar auch warme bis heiße Serviertemperaturen aus. So können sie Teile warmer Mahlzeiten sein, die sehr gut geschluckt und gegessen werden können.**

Wie stark die Temperaturstabilität ist, lässt sich anhand des Beispiels in ◘ Abb. 11.10 zeigen (Vilgis 2009). Dort werden Agargele aus Apfelsaft in einer heißen Pfanne angebraten.

Bei Temperaturen über 90°C schmelzen Agargele wieder vollständig auf und bilden nach dem Abkühlen wieder Gele. Geschmack und Textur können somit leicht korrigiert werden, etwa durch Aufschmelzen, Nachwürzen, Wasserzugabe, Agarzugabe. Nach dem Abkühlen unter 45°C werden die Gele wieder fest. Agarosegele sind daher »thermoreversibel«.

Ein weiterer Vorteil des Agars im Vergleich zur Gelatine ist dessen Unempfindlichkeit Säure gegenüber. Die Gelierkraft von Gelatine nimmt mit zunehmender Säure, d.h. abnehmendem pH-Wert ab. Dies liegt daran, dass sich Gelatine aus Aminosäuren zusammensetzt, die mitunter elektrisch geladen sind. Diese Ladung ist allerdings stark von der Säure abhängig, was sich auf die Gelierkraft auswirkt. Agarosemoleküle sind nicht elektrisch geladen, aber stark polar. Diese Polarität der einzelnen zuckerartigen Bausteine ist allerdings nicht (kaum) vom pH-Wert abhängig. Daher lassen sich auch saure Flüssigkeiten (Fruchtsäfte, Zitronenzubereitungen)

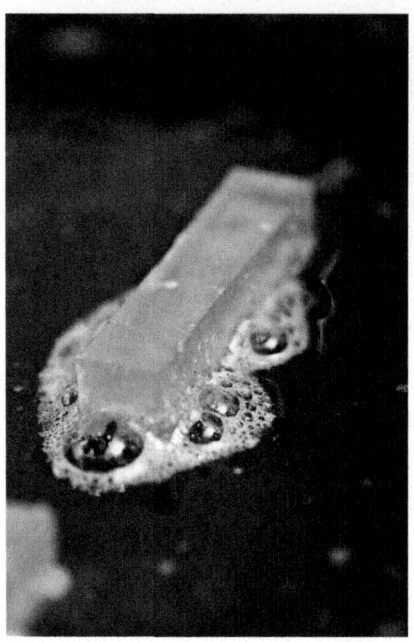

■ **Abb. 11.10** Ein Agargel, z.B. aus Apfelsaft, kann ohne weiteres in einer Pfanne angebraten werden. Dies zeigt die Hitzestabilität auf eindrucksvolle Weise.

bestens mit Agar gelieren, was wiederum gerade im Zusammenhang mit der Speichelanregung und Geschmacksverstärkung bei Appetitlosigkeit von Bedeutung ist.

Agargele sind ebenfalls elastisch, haben aber einen höheren Biss als Gelatinegele. Das Rissprofil ist im Vergleich zur Gelatine etwas elastischer (■ Abb. 11.11).

Die Bisskraft hängt wie bei allen Gelen auch beim Agar von der direkten Einwaage ab. Für die Anwendung im Seniorenbereich sind daher eher geringe Einwaagen zu bevorzugen. Neben der hinreichend geringen Bisskraft sind aber auch das Bruchverhalten im Mund und die Bruchstückgröße von entscheidender Bedeutung. Diese lassen sich zum Beispiel als Funktion der Einwaage bestimmen.

Die Kenntnis des Bruchverhaltens ist für die Essbarkeit und das störungsfreie Schlucken von großer Bedeutung. Zur Visualisierung werden daher Gelstücke von einer bestimmten Größe und Masse zerdrückt. Die Bruchstückgröße sowie deren Oberflächenbeschaffenheit geben dabei erste Hinweise auf die Essbarkeit (■ Abb. 11.12).

> **Die Menge an zugeführtem Agar-Agar bestimmt den Zusammenhalt, das Brechen und somit das Mundgefühl der Gele. Dadurch erhält man eine einfache Kontrolle über individuelle Anforderungen. Da Agar im Gegensatz zu Gelatine sehr schnell geliert, kann man rascher auf die individuellen Bedürfnisse eingehen.**

Dabei ist gut erkennbar, wie sich das Bruchverhalten mit zunehmender Konzentration des Agar-Agars ändert. Bei 0,2% Agar ist das Gel extrem weich. Diese Menge reicht gerade aus, um den Hagebuttentee zu gelieren. Die Flüssigkeit ist kaum gebunden, das Gel, dessen Textur weder flüssig noch fest wirkt, lässt sich fast ohne Widerstand im Mund zerdrücken.

11

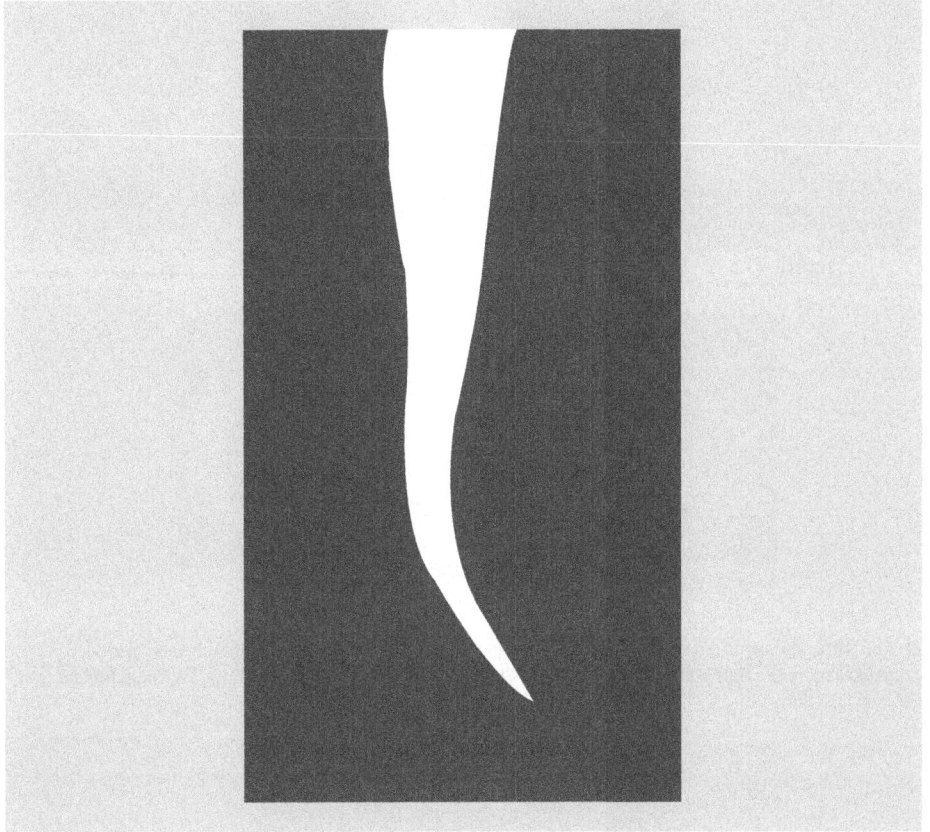

⬭ Abb. 11.11 Typischer Riss in einem Agargel (1%). Der Riss ist glatt, weicht aber »elastisch« aus.

Für Bewohner mit Speichelmangel und Schluckbeschwerden sind Konzentrationen zwischen 0,4% und 0,8% von Bedeutung. Die Wasserbindung ist weniger ausgeprägt, die Oberflächen der Bruchstücke sind daher relativ feucht. Das an der Oberfläche schwach gebundene Wasser wirkt somit reibungserniedrigend. Die Gelbruchstücke sind sehr gut schluckbar. Des Weiteren ist die Elastizität weniger ausgeprägt, die Gele sind leicht deformierbar, zeigen aber dennoch einen guten Zusammenhalt. Auch diese beiden Faktoren kommen den hohen Scherraten und Scherkräften beim Schlucken sehr entgegen. Durch die Variation der Konzentration lassen sich damit einige der Boluseigenschaften kontrolliert einstellen, etwa die Brucheigenschaften, die Schluckbarkeit und den Zusammenhalt des sich bildenden Nahrungsbreis.

11.4.3 Gellan

Gellan ist ein Geliermittel, das mittels Fermentation aus Kohlenhydraten hergestellt wird (Miyoshi 1999). Gellan hat ähnlich dem Agar-Agar eine gute Gelierwirkung und bildet klare, leicht brüchige und damit weniger elastische Gele. Auch die Temperaturbeständigkeit entspricht der des Agar-Agars, die Wasserbindung des Gellans ist deutlich besser. Die höhere Sprödigkeit ist von Vorteil: Die Geschmacksfreigabe aus Gellangelen geschieht daher rascher und intensiver.

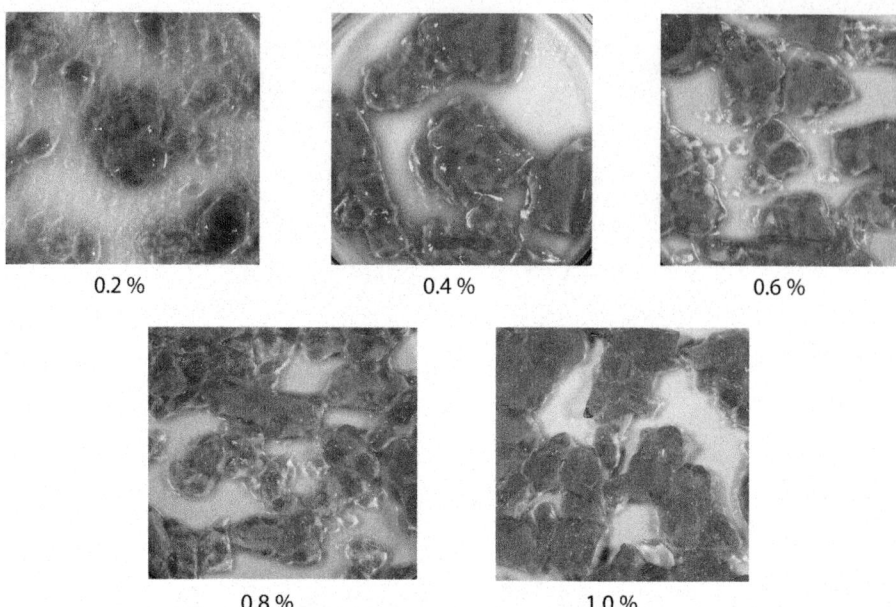

0.2 %   **0.4 %**   **0.6 %**

0.8 %   **1.0 %**

◘ Abb. 11.12   Bruchstücke von einem mit Agar gelierten Hagebuttentee (ungesüßt) mit verschiedenen Agareinwaagen. Die Gele wurden zwischen zwei Glasscheiben zerdrückt (Fotos N. Russ, T.A. Vilgis, MPI für Polymerforschung)

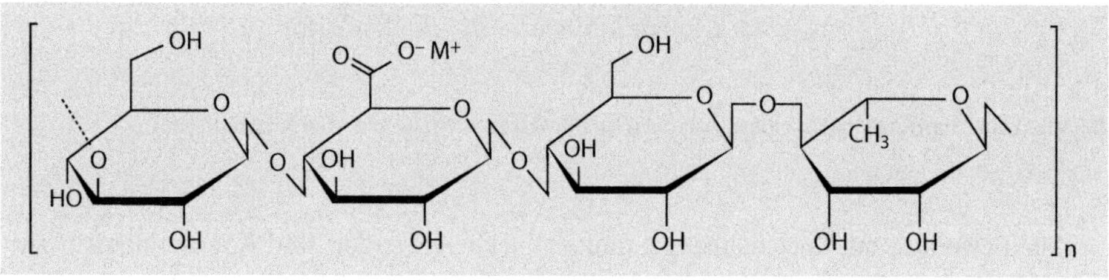

◘ Abb. 11.13   Die Monomereinheit des Gellans mit niedrigem Acylgehalt. Die vier Bausteine Rhamnose, Glucuronsäure und zwei Glukoseeinheiten sind von links nach rechts dargestellt.

Ein großer Nachteil des Gellans ist allerdings die stark pH-abhängige Gelierfähigkeit des Hydrokolloids. Sie nimmt jedoch mit zunehmendem Säuregehalt ab. Stark saure Flüssigkeiten können nur geliert werden, wenn »Säureregulatoren«, wie Natriumzitrat, beigefügt werden. Auch Gellan ist unverdaulich und somit ein löslicher Ballaststoff.

Das Geliermittel Gellan gibt es im Prinzip in zwei Versionen, es kann einen »hohen Acylanteil« (◘ Abb. 11.14) haben oder einen »niedrigen«. Beide haben verschiedene Geliereigenschaften. Die Bezeichnung »Gellan« betrifft meist Gellan mit niedrigem Acyalanteil. Der Unterschied liegt in der chemischen Struktur der Monomereinheit. Der Grundbaustein des Gellans besteht aus vier Zuckern, Rhamnose, Glucuronsäure und zwei Glukoseeinheiten (◘ Abb. 11.13). Diese Moleküle sind natürlich in der Polymerkette festgebunden (Nitta 2005). Da Gellan unverdaulich ist, werden diese nicht frei. Gellan ist daher für Diabetespatienten unkritisch.

☐ **Abb. 11.14**   Gellan mit hohem Acylgehalt. Bei diesem Grundbaustein befinden sich Acyl-Substituenten an der Rhamnose.

Dabei fällt auf, dass beide Strukturen in Wasser sich negativ aufladen können, indem sie die ionische Gruppe M^+ abgeben, also dissoziieren. Dabei steht der Buchstabe M^+ für Natrium⁻, Kalium⁻, Kalzium⁻, oder Magnesiumionen, (die so verteilt sein müssen, dass das gesamte Molekül elektrisch neutral ist). Bei Gellan mit hohem Acylanteil definieren die Seitengruppen der Rhamnose (der erste Baustein) der Monomereinheit eine zusätzliche »Sperrigkeit«. Daher sind die Gele aus Hochacylgellan weicher und elastischer, die anderen eher brüchig und weniger elastisch. Da im Pflegebereich elastische Gele einfacher durch das leicht erhältliche Agar hergestellt werden können, spielt im Folgenden lediglich das Niedrigacylgellan eine Rolle und wir lediglich als »Gellan« bezeichnen.

Die Ladungen der Bausteine sind für eine starke Abhängigkeit der Gelierwirkung vom pH-Wert verantwortlich, wie dies auch bei der Gelatine über die geladenen Aminosäuren der Fall ist. Im sauren Bereich (pH-Wert unter 4) dissoziieren die positiven Ionen des Gellans schlechter bzw. gar nicht. Gellan löst sich dabei nur sehr schlecht und kann daher keine Gele mehr bilden.

Andererseits ist ein Vorteil des Gellans seine Gelierfähigkeit bei Anwesenheit von Salzen, bzw. deren Ionen. Sowohl in Verbindung mit einwertigen Ionen, wie sie bei Kochsalz, Natriumchlorid und bei Salzersatzmischungen zur Kochsalzreduktion (Kaliumchlorid, Glutamat), als auch bei kalziumreichen Lebensmitteln (Nahrungsergänzung, Mikronährstoffe) vorhanden sind, lässt sich Gellan einsetzen, es bildet Gele. Im Falle der zweiwertigen Ionen (Kalzium, Magnesium) stehen diese allerdings nicht mehr im hohen Maße biologisch zur Verfügung.

Im Geriatriebereich ist Gellan von besonderer Bedeutung. Es geliert relativ schnell und liefert dabei klare und nicht getrübte Gele. Von der Haptik insbesondere des Anfassens sind Gellangele sehr ansprechend. Auch die Hitzestabilität ist ausgezeichnet. Es weist somit viele der vom Agar-Agar schon bekannten Vorteile auf. Gellangele sind darüber hinaus im Vergleich zu Agargelen weniger elastisch. Das Mundgefühl wird weit angenehmer empfunden, da die Gele leichter brechen und somit im Mund geringere Kräfte zum Zerkleinern notwendig sind, außerdem ist die Rissausbreitung dadurch weit schneller als in entsprechenden Agargelen, sodass Gellangele von vielen Bewohnern als angenehmer empfunden werden. Die Geschmacksfreigabe der im Gel eingeschlossenen Aromen ist daher ebenfalls rascher.

Die Rissausbreitung in Gellangelen unterscheidet sich deutlich von der des Agars (☐ Abb. 11.15). Der Riss ist glatt, zeigt in die Ausbreitungsrichtung und weicht kaum elastisch ab. Das Bruchverhalten ist daher spröder als bei Agar oder Gelatine (☐ Abb. 11.16).

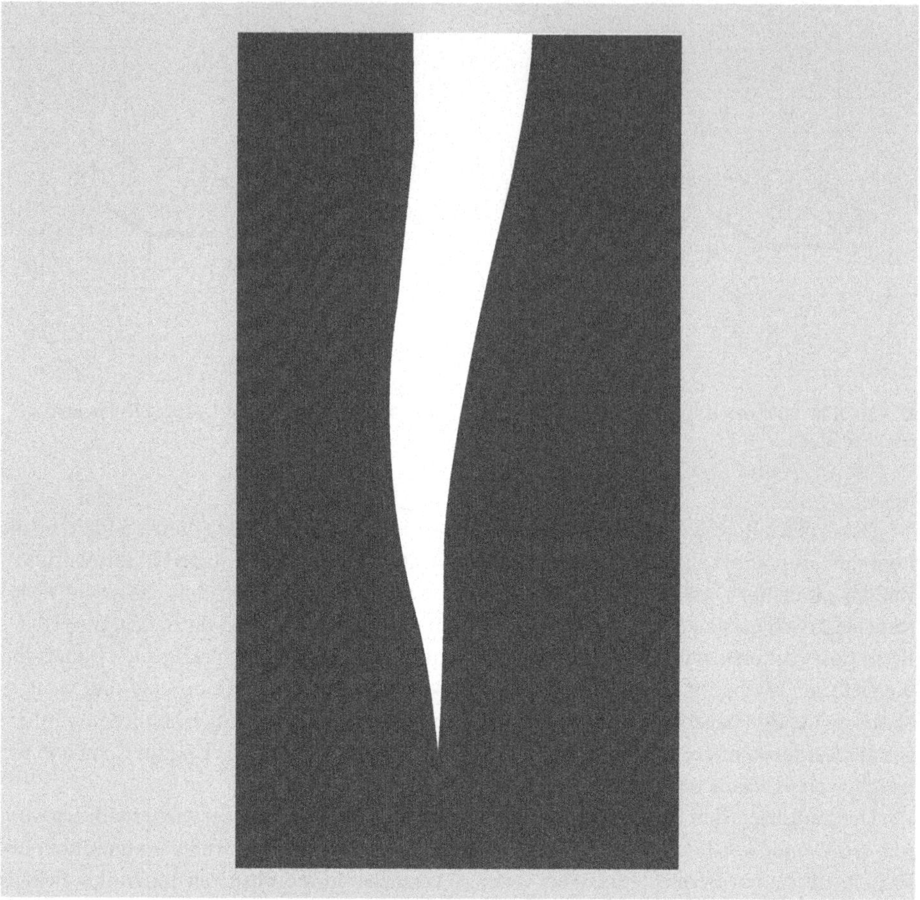

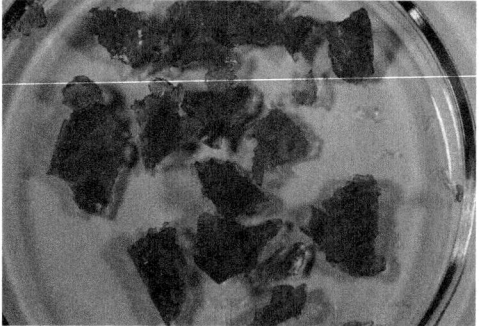

◨ Abb. 11.15   Rissausbreitung in Gellangelen. Der Riss ist gerichtet und wenig elastisch. Auch an den Bruchstücken ist das unterschiedliche Bruchverhalten deutlich zu erkennen.

◨ Abb. 11.16   Gellan im spröderen, trockenen Bruch, Hagebuttentee mit 1% Gellan geliert. Die Brückstücke sind »trockener« und »bröckeliger« (Foto: N.Russ, T.A. Vilgis, MPI für Polymerforschung).

Die Sprödigkeit der Bruchstücke des Gellans ist deutlich zu erkennen. Auch wirken die Oberflächen der Bruchstücke deutlich »trockener«, was auf die höhere Wasserbindung aufgrund der elektrisch geladenen Molekülketten zurückzuführen ist. Gellangele wirken beim Zerdrücken im Mund daher etwas »breiig«. Dennoch ist über die hohen Oberflächenkräfte ein zusammenhängender Bolus leicht zu bilden. Allerdings wirkt der Bolus etwas trockener.

> **Gellan geliert innerhalb von Minuten. Das Mundgefühl ist sehr angenehm. Allerdings können Gellangele kaum bzw. gar nicht mehr aufgeschmolzen werden.**

Die Netzwerkbildung im Gellan erfolgt ähnlich wie bei Agar-Agar über die Ausbildung von paarweisen Helices (◘ Abb. 11.9). Auch können sich Helices zusammenlagern. Wegen der Ladung und der Anwesenheit von vor allem zweiwertigen Kationen werden die Helices bei deren Aggregation ionisch stark vernetzt. Die jeweils negativ aufgeladenen Helices können sich daher mit den zweiwertigen Ionen verbinden. Diese ionische Bindung ist sehr stark, d.h., deren Lösen erfordert eine hohe Energie, sprich Temperatur. Diese Temperatur liegt höher als 120°C. Daher lassen sich Gellangele leicht pasteurisieren, ohne dabei zerstört zu werden. Gellangele sind im Gegensatz zu Agar- und Gelatinegelen allerdings nicht mehr thermoreversibel. Sie können daher nicht wie Gele aus Agarose wieder aufgeschmolzen werden. Daher eignet sich Gellan auch für sehr heiße Zubereitungen. Ein Pasteurisieren der mit Gellan stabilisierten Lebensmittel und Gele ist daher problemlos möglich.

11.4.4 Kappa- und Iota-Carrageenan

Carrageene (oder Carrageenane) sind Extrakte der Rotalge. Allerdings liegen sie in verschiedenen Formen vor, die wiederum vollkommen unterschiedliche Geleigenschaften aufweisen und sich in der klinischen Ernährung nutzen lassen. In der modernen Küche spielen besonders zwei Formen eine große Rolle, das Kappa-Carrageen und das Iota-Carrageen. Die Wiederholungseinheit ist in ◘ Abb. 11.17 dargestellt und auf ersten Blick sind sie gar nicht zu unterscheiden. Betrachtet man aber dieses chemische Suchbild etwas konzentrierter, fällt der wirkungsvolle Unterschied auf: Das Iota-Carrageen hat an der rechten Zuckereinheit eine negative Ladung mehr (Morris 1980). Dies hat nach dem jetzigen Kenntnisstand zwei wesentliche Auswirkungen: Zum einem erhöht die zusätzliche Ladung des Iota-Carrageens dessen Löslichkeit, daher ist dieses Hydrokolloid bereits gut kalt löslich, zum anderen erhöht die Ladung wegen der Abstoßung entlang der Ketten dessen Steifigkeit im Vergleich zum Kappa-Carrageen. Wie sehr sich diese Unterschiede auswirken, lässt sich sehr genau schmecken und fühlen, denn die daraus entstehenden Gele haben vollkommen unterschiedliche Eigenschaften, sowohl physikalisch als auch geschmacklich.

Die Unterschiede in den Monomereinheiten erscheinen marginal, dennoch weisen beide Hydrokolloide vollkommen unterschiedliche Eigenschaften auf. Kappa-Carrageene ergeben sehr spröde, Iota-Carrageene schmelzende Gele. Zudem ist Iota-Carrageen kalt löslich und bereits bei Zimmertemperatur in der Lage, weiche, schmelzende Gele zu bilden. Das Mundgefühl und die Geschmacksfreigabe sind somit vor allem durch die physikalischen Eigenschaften bestimmt.

Die unterschiedlichen Materialeigenschaften und das Mundgefühl beider Carrageene lassen sich wiederum auf die physikalischen Eigenschaften der Ketten zurückführen. Die Sprödigkeit der Kappa-Carrageen-Gele liegt zum einen an der Netzwerkbildung selbst (Foegeding 1987). Immer zwei dieser Moleküle bilden während des Abkühlens eine Doppelhelix aus. Zwei

⬥ Abb. 11.17   Die Wiederholungseinheiten des Kappa und Iota Carrageenans.

Ketten verwinden sich, sodass diese beiden miteinander verknüpft sind. Dies geschieht an vielen Stellen der Lösung, so dass sich nach und nach ein dreidimensionales Netz bildet (Viebke 1995). Die Kettenstücke sind aber geladen, sodass sie sich auch in den Teilen, die nicht in den Helices liegen, stark abstoßen und sehr viel Wasser binden. Somit sind die Ketten stark vorgespannt. Es bleibt daher wenig Raum für deren Bewegung, das heißt wenig Entropie. Somit sind die Netzwerkmaschen stark ausgestreckt und es bleibt kaum Raum weitere für elastische Deformationen. Zwischen Zunge und Gaumen bedeutet dies: Ein leichter Druck genügt und das Gel bricht »spröde« in viele Teile auseinander und gibt so rasch viel Geschmack frei.

Dies zeigt auch die Rissbildung in Kappa-Carrageenan-Gelen. Die Rissspitze wirkt unregelmäßig und spröde. Die Sprödigkeit ist allerdings etwas weicher ausgeprägt als bei Gellangelen (⬥ Abb. 11.18).

Beim Bruch erkennt man den deutlichen Unterschied des Kappa-Carrageenans im Vergleich zu Gellan. Der Bruch ist feuchter, die Bruchstücke sind weniger »scharfkantig«, sie ähneln jenen des Agars, aber die Sprödigkeit sorgt für eine gleichförmigere Verteilung der Bruchstückgröße. Damit erweist sich Kappa-Carrageenan als zuverlässiges Geliermittel für Bewohner mit unzureichenden Koordination im Mund. Die Sprödigkeit sorgt für gleichmäßige Bruchstücke, die sich fast perlenartig darstellen. Die hohe Feuchte an den Oberflächen stellt eine gute Schluckbarkeit sicher (⬥ Abb. 11.19). Das Wasser bleibt im und an den Bolusbruchstücken gebunden. Sekundärtropfen sind daher bei normaler Dosierung des Geliermittels unwahrscheinlich.

Die Gelierkraft von Kappa-Carrageenan ist nicht ganz so stark pH-abhängig wie die des Gellans und ist daher eine gute Alternative zum Agar, wenn kleine und regelmäßigere Bruchstücke erforderlich sind.

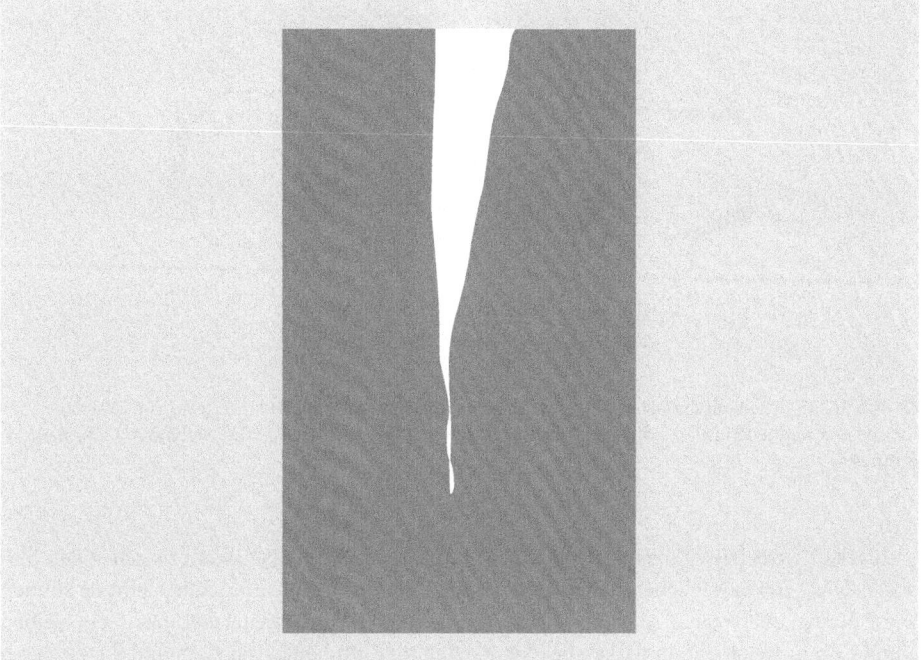

■ **Abb. 11.18** Rissausbreitung und Rissspitze in Kappa-Carrageenan. Der Riss ist spröde, die Elastizität klein.

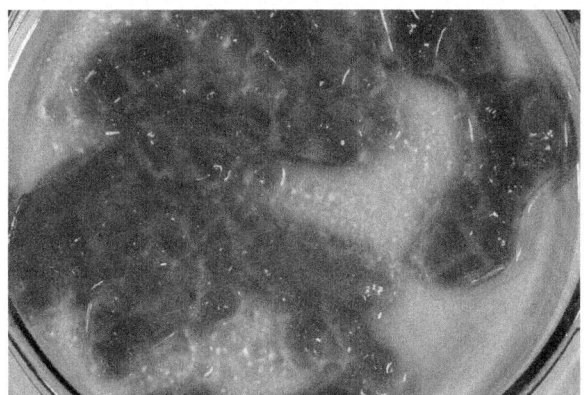

■ **Abb. 11.19** Bruchstücke eines Kappa-Carrageenan-Gels (1% Hagebuttentee). Die Oberflächen sind glatt und feucht.

Iota-Carrageenan verhält sich vollkommen anders, obwohl es aus der gleichen Algenfamilie gewonnen wird und in dessen Zellmaterial zur Stabilisierung der Zellwände dient. Auch in Iota-Carrageenan bilden sich Netzwerke über Helices, aber viele Ketten bleiben unvernetzt in Lösung oder werden nur teilweise in das Netz eingebunden (■ Abb. 11.20). Viele Kettenenden

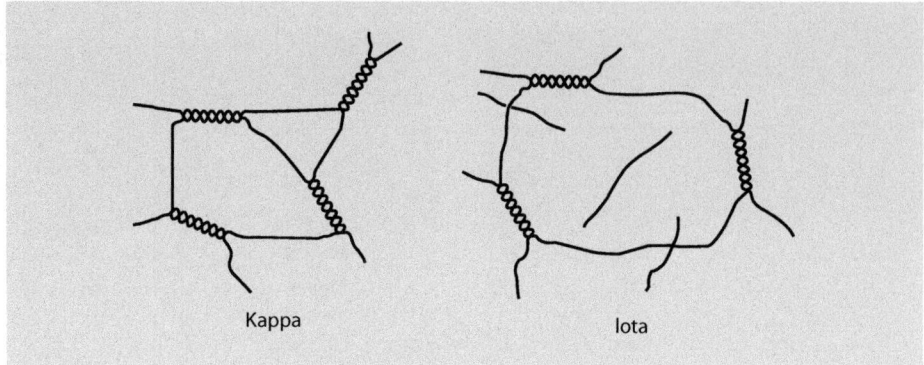

Kappa   Iota

Abb. 11.20 Schematische Darstellung der Kappa- und Iota-Carrageen-Gele im Vergleich. Im Falle des Kappas sind weitgehend alle Hydrokolloidketten vernetzt und wegen der starken Wasserbindung sehr stark gestreckt.

»schlackern« frei beweglich (als dangling ends) unverbunden im Netzwerk zwischen den Maschen. Diese frei beweglichen Ketten haben keinen Einfluss auf die Elastizität, denn sie können keine Kräfte übertragen. Aber sie tragen zur lokalen Viskoelastizität bei. Die Gele bleiben somit extrem weich und in wirken bei den Kräften im Mund quasi plastisch und flüssig. Auch sind die Netzwerkmaschen weiter dehnbar, ohne dass große Kräfte darauf wirken müssen. Die freien unvernetzten Moleküle wirken als »Weichmacher« und internes Schmiermittel, da sie zwischen den Netzwerkmaschen hin und her diffundieren können.

Während es, wie schon beschrieben, beim Kappa-Carrageenan-Gel kaum Raum für zusätzliche Bewegungen und Elastizität gibt, befinden sich beim Iota-Carrageen allerdings noch viele Molekülketten in Lösung, bzw. sind nicht in das Netzwerk eingebunden. Die Gele sind loser vernetzt, damit weicher und wirken schmelzender. Separierte Bruchflächen sind beim Iota-Carrageenan nicht zu erkennen. Die Schluckbarkeit ist damit ganz ausgezeichnet. Dennoch sind Iota-Carrageenan-Gele schnittfest. Die Gelstücke lassen sich aber wesentlich schlechter greifen, als Agar oder Gellangele. Selbst kleine Kräfte mit den Fingern lösen starke, plastische Deformationen aus. Die Formbeständigkeit ist nicht mehr gewährleistet.

Die Rissausbreitung in Iota-Gelen ist daher stark gedämpft. Die nur schwache Elastizität wirkt der Rissausbreitung kaum entgegen. Der Rissfortschritt geschieht langsam. Risse heilen nach einer gewissen Zeit wieder aus (**Abb. 11.21**).

Im Mund lassen sich Iota-Carrageenan-Gele leicht zerdrücken. Einzelne, getrennte Bruchstücke mit klaren Bruchkanten sind im Gegensatz zu den anderen Gelbildnern nicht zu erkennen (**Abb. 11.22**).

Iota-Carrageenan-Gele lassen sich damit bestens in der Altenpflege einsetzen, sofern das Greifen mit den eigenen Händen nicht zu großen Problemen führt. Aus Sicht des Verhaltens im Mund können Iota-Carrageenan-Gele auch noch bei massiven Schluckbeschwerden verabreicht werden. Der Zusammenhalt der schwach gelierten Flüssigkeit ist bei den Scherraten beim Schlucken und Essen gewährleistet. Aufgrund der Weichheit und Plastizität ist der Zusammenhalt der schwachen Gele gegeben, ein Abreißen in Sekundärtropfen ist nicht zu erwarten. Iota-Carrageenan kann daher auch Verdickungsmitteln zugegeben werden, um durch eine schwach elastische Komponente den Zusammenhalt des Bolus besser zu erhalten.

Carrageenan bildet also keine stabilen, leicht greifbaren Gele, ist aber als Texturverfeinerer zur Kontrolle des Bolus bestens geeignet. Dies schließt auch die Mundpflege mit ein. Da

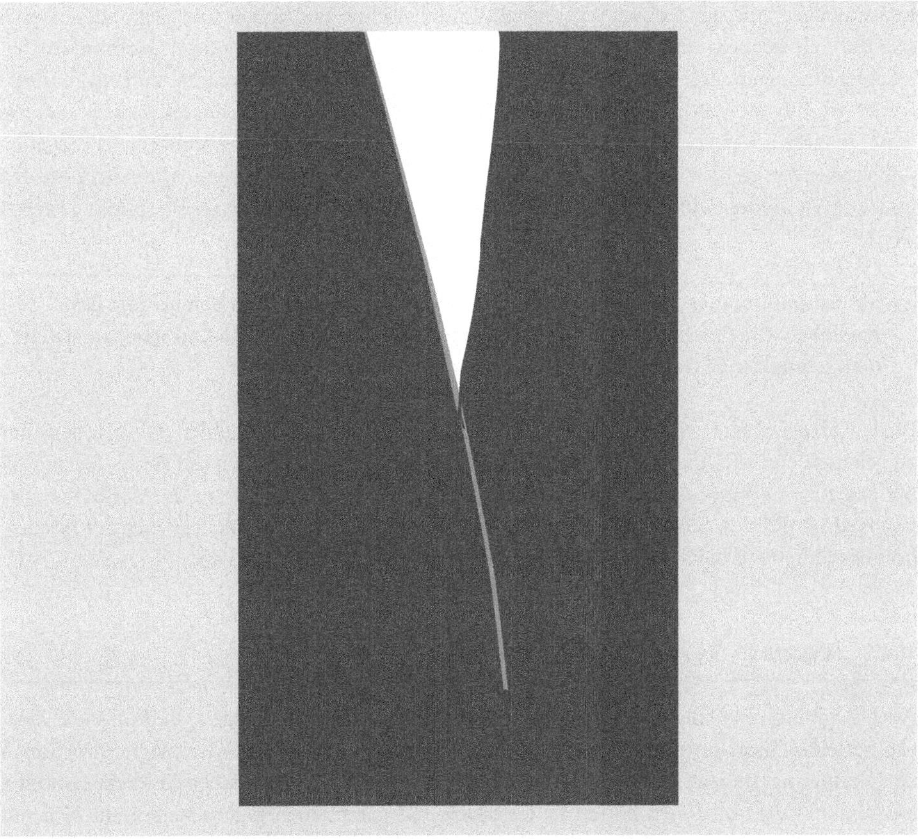

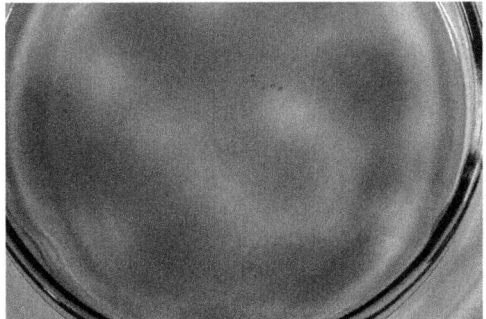

◘ **Abb. 11.21** Rissbildung und Rissheilung in Iota-Carrageenan-Gelen. Der eingebrachte Riss ist deutlich zu erkennen. Allerdings fließt das Material nach einer gewissen Zeit wieder zusammen. Der Riss »heilt« spontan aus.

◘ **Abb. 11.22** Bruch von Iota-Carrageenan-Gelen beim Zerdrücken (Hagebuttentee1 % Iota-Carrageenan). Es lassen sich Bruchstücke anhand der etwas intensiveren Färbung erahnen, klare Bruchkanten gibt es allerdings nicht. Das Gel deformiert sich quasi plastisch unter Zerstörung der Gelstruktur. Foto: N. Russ, T. A. Vilgis , MPI für Polymerforschung.

Iota-Carrageenane quasi einen Aggregatzustand zwischen Flüssigkeit und Gel bilden, lassen sich die Gele bequem im Mund mit Wattestäbchen verstreichen. Die hohe Wasserbindung befeuchtet für längere Zeit die Mundschleimhäute. Im Gel gelöste Geschmacks- und Aromastoffe (Apfelsaft, Zitronensaft …) verbleiben daher länger im Mund, ohne »schleimig« zu wirken, wie es bei manchen Verdickern (Guarkernmehl) empfunden wird. Bei Bewohnern und Patienten mit verminderter Nasenatmung kann daher Iota-Carrageenan-Gel eine Alternative zu den üblichen Methoden sein. Die leicht veränderbare Textur kann ebenfalls als Pluspunkt gewertet werden.

> ❯ Mit Kappa-Carrageenen lassen sich spröde und leicht brüchige, gut befeuchtete Gele herstellen. Die Bruchstücke sind klein und leicht schluckbar. Mit Iota-Carrageenan erzielt man schmelzende Gele.

Beide Carrageenan-Formen sind darüber hinaus noch auf die anwesenden Salze (Ionen) der zu gelierenden Flüssigkeit empfindlich. Kalzium- und Kaliumionen wirken an der Netzwerkbildung mit. Carrageenane sind daher ausgezeichnete Modellsysteme für die Wirkungsweise von Hydrokolloiden. Sie zeigen, wie sich kleine Unterschiede auf der lokalen Skala der Wiederholungseinheit auf die Struktur-Eigenschafts-Texturbeziehung auswirken.

11.4.5 Alginat – Verdicken und Verkapseln

Auch Alginate, ebenfalls Polysaccharide aus dem Zellmaterial von Algen, sind für viele Zwecke perfekte Geliermittel, sofern ausreichend zweiwertige Kalzium- oder Magnesium-Ionen zur Verfügung stehen. Ohne diese Ionen wirken sie als leicht lösliches Verdickungsmittel (▶ Abschn. 10.9), mit Ionen bilden sie feste Gele mit ganz neuen Eigenschaften, die sich mit dem bisherigen Mitteln nicht darstellen lassen.

Natriumalginat, das bekannteste Alginat, ist das Salz der Alginsäure. Alginsäure ist wie das Pektin ein Polysaccharid, das in vielen Braunalgen zur Stabilisierung der Pflanzenzellen vorkommt. Durch Extraktion kann dieses Gelier- und Verdickungsmittel gewonnen werden. Es bildet zusammen mit Kalziumionen durch ionische Bindungen feste Gele (Fu 2011). Der molekulare Mechanismus hierzu entspricht genau der Stabilisierung in den pflanzlichen Zellwänden. Alginate sind unverdaulich und zählen zu den Ballaststoffen. Kalziumlaktat ist das Salz der Milchsäure. Es ist wie jedes Salz wasserlöslich und setzt dabei zweiwertige Kalziumionen frei (Ca^{2+}). Kalziumionen sind in der Lage, mit bestimmten Polysacchariden, wie (Apfel-)Pektin, Alginat oder Carrageenen, Gele zu bilden, indem sie die Moleküle miteinander verbinden. In der Natur geschieht dieser Vorgang in praktisch allen pektinhaltigen Zellwänden.

Dabei spielt die Blockstruktur des Alginats (und des Pektins) eine besondere Rolle. Alginate bestehen aus einer Vielzahl von speziellen Zuckerabkömmlingen, der Guluronsäuren (G) und Mannuronsäuren (M), die in einer so genannten »Blockstruktur« angeordnet sind (▶ Abb. 10.18), die weit über das Verdicken hinausgeht.

Dabei fällt die molekulare »Tasche« auf, die bei der GG-Verbindung gebildet wird (Vilgis 2010). Diese chemische Tasche spielt eine zentrale Rolle bei der Ausbildung physikalischer Strukturen bei der Gelbildung. Hier ist nur ein Beispiel dargestellt. Werden aus den Monomeren größere Blöcke gebildet. Größere GG-Blöcke ergeben viele Taschen, während bei MM-Verbindungen diese nicht entstehen. Auffallend sind auch die negativ geladenen Sauerstoffgruppen entlang der Struktur. Alginate sind daher bei Wasserkontakt Polyelektrolyte. Die molekulare Tasche, die sich bei den GG Verknüpfungen bildet, lässt aber eine starke ionische

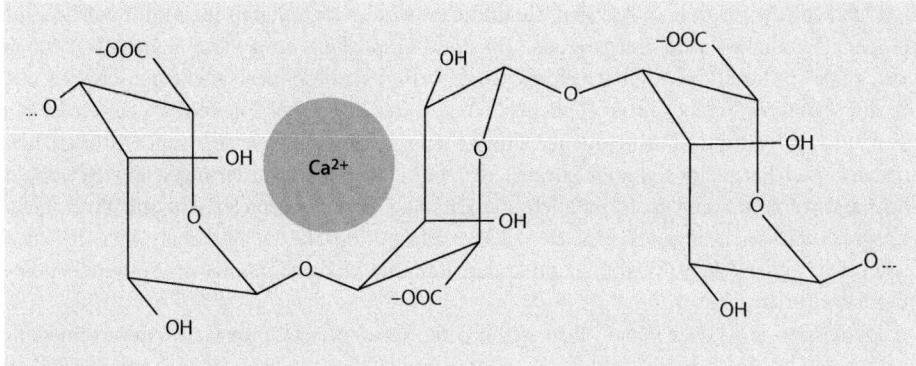

◩ **Abb. 11.23** Ein zweifach positives Kalziumion passt sehr gut in die Tasche, die von der Guluronsäure gebildet wird.

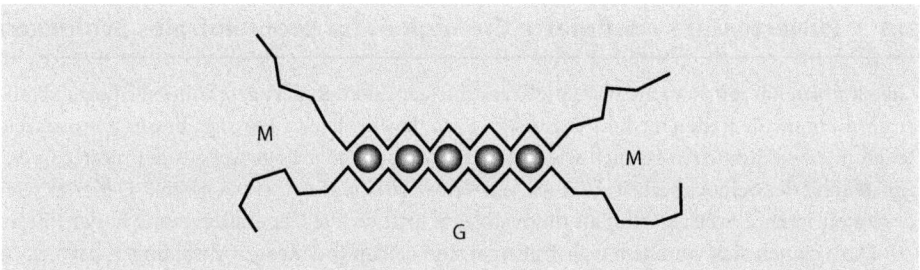

◩ **Abb. 11.24** Kalziumionen setzten sich passgenau in die Guluronsäurenblöcke. So entstehen rasch hitzebeständige Gele.

Bindung von Kalziumionen zu. Das Ion passt sozusagen von seinem Durchmesser genau in diese Tasche. Dabei wird das zweifach positive Kalziumion (Ca^{2+}) von der einfach negativen Ladung »angezogen« und dort fixiert. Dadurch »dreht« sich die Ladung der Kette an dieser Stelle um, da noch eine positive Ladung des Kalziums nicht gesättigt ist (◩ Abb. 11.23).

Sobald allerdings ein zweifach positiv geladenes Kalziumion an die Kette gebunden wird, ist die Kette an dieser Stelle »umgeladen«, denn es verbleibt ja noch eine positive Ladung des Kalziumions. Diese kann somit zugleich eine andere negative Ladung einer anderen Alginatkette binden. Schon sind beide Ketten über eine »ionische Vernetzung« gebunden. Genau dies ist an allen G-Blöcken der Alginate möglich (◩ Abb. 11.24). Es bilden sich daher Gele mit einer sehr starken ionischen Vernetzungen, die durch übliche Temperaturerhöhung beim Kochen nicht mehr gelöst werden. Dieser Mechanismus die Grundlage des »Eierschachtelmodells« oder auf Neuhochdeutsch »eggbox-model«.

Alginate bekommen besonders im Altenbereich, oder besser formuliert in der geriatrischen Versorgung, eine ganz besondere Bedeutung. Mit diesem Hydrokolloid lassen sich Flüssigkeiten verkapseln, die dann in Form von Sphären den Bewohnern zum Essen gegeben werden. Dazu werden entsprechende wässrige Flüssigkeiten mit Alginat versetzt (etwa mit der Konzentration von 0,8–1,0 g auf 100 ml), auf tiefe mundgerechte Löffel gegeben und in ein Bad aus Kalziumlaktat gegeben. Die Oberfläche der alginatreichen Flüssigkeit vernetzt sofort. Es bildet sich eine weiche, »ballonförmige« Haut.

Durch die Verkapselung brechen die dünnen Wände der Sphären im Mund auf und die verdickte Flüssigkeit wird frei gegeben. Da diese Flüssigkeit, etwa Säfte, nahrhafte Brühen usw., zugleich durch das Alginat verdickt sind, weisen sie besondere Fließeigenschaften auf, die ein leichteres Schlucken ermöglichen. Wegen der speziellen Fließeigenschaften ist ein Verschlucken weit unwahrscheinlicher. Ein weiterer Vorteil liegt auf der Hand: Größen, Geschmack und Form der Sphären können den individuellen Anforderungen der Bewohner angepasst werden. Somit ist es möglich, die Flüssigkeitszufuhr »spielerisch« mit ihren Lieblingsgeschmacksrichtungen zu ergänzen. Aber nicht nur das. In den Sphären oder Kügelchen lassen sich wasserlösliche Vitamine und andere ionische Mikronährstoffe wie Spurenelemente oder Salze verkapseln.

Der Einsatz von Gelen in der Pflege ist vielfältig. Sie können als pure Gele – in verschiedene Formen geschnitten – verabreicht werden. Ihre Handhabbarkeit ist ausgezeichnet. Speziell als Fingerfood oder beim »Essen im Gehen« sind sie problemlos in passende Formen zu schneiden, etwa Quader oder Würfel, je nach Wunsch und Vorlieben der zu Pflegenden.

11.5   Pürierte Gele – definierte Cremigkeit für problemfreies Schlucken

Gele müssen allerdings nicht ausschließlich in fester und definiert geschnittener Form verabreicht werden. Sie leisten auch in »pastöser« Form beste Dienste. Flüssige, besser pastöse Gele fallen in einen ähnlichen Bereich wie pürierte Kost, sind allerdings weitaus definierter in der Einstellung der Schluckbarkeit. Was wie ein Widerspruch klingt, etwas gewollt Geliertes wieder zu pürieren, erweist sich oft als innovativer Schritt für die Genusssteigerung in der Pflege.

Dazu eignen sich vor allem Gele mit Agar und Gellan (oder sogar Mischungen davon), da diese eine hohe Wasserbindung aufweisen. Das vollkommen ausgelierte Gel wird dabei, je nach Menge und je nach Festigkeit, mit dem Pürierstab oder einem Standmixer zu einem feinen Püree geschlagen. Diese pastösen Pürees verfügen über eine außerordentlich gute Schluckbarkeit mit bestem Boluszusammenhalt. Beim Mixen bilden sich kleine Gelpartikel mit großen Oberflächen. Da die Gellangrundbausteine elektrisch negativ geladen sind und sich solche Ladungen auch auf der Oberfläche dieser Partikel befinden, stoßen sie sich ab. Gleichzeitig binden die Ladungen Wasser um die Gelpartikel, das wiederum als Lubrikans (Schmiermittel) zwischen den Partikeln wirkt und somit für die Cremigkeit und Mundgefühl sorgt (◘ Abb. 11.25).

Das Wasser um die Gelpartikel wirkt als Schmiermittel. Das pastöse Gel wirkt daher flüssig, ist aber bestens schluckbar. Auch bei Speichelmangel ist dies sehr gut einsetzbar. Das gleiche Prinzip gilt auch für Gele aus Agar-Agar. Dort ist der Wasserfilm schwächer gebunden. Die zerstörten Gele wirken flüssiger. Da sowohl Agar als auch Gellan temperaturstabile Gele bilden, ist diese Methode sowohl für kalte als auch für heiße Zubereitungen geeignet. Die pastösen Gele können daher problemlos erwärmt werden.

Die Methode, Gele zu pürieren, kann daher pürierte Kost sinnvoll ergänzen. Die bietet gegenüber pürierten Nahrungsmitteln eine willkommene Abwechslung auf den Tellern. Es lassen sich damit nicht nur neue, auf die Bewohner individuell abgestimmte Geschmacksrichtungen definieren, sondern auch in Punkto Mundgefühl und Textur spannende Zustände der Kost schaffen, die trotz der pürierten Form die Lust am selber Essen und Probieren erhöhen. Des Weiteren – und das ist ebenso ein großer Vorteil – lassen sich diese Gele mit Mikronährstoffen oder essentiellen Aminosäuren (etwa Leucin) anreichern und geschmacklich in Teller einfügen, ohne dass diese zu sehr einer »künstlichen Astronautennahrung« ins Bewusstsein der Esser und Esserinnen rücken.

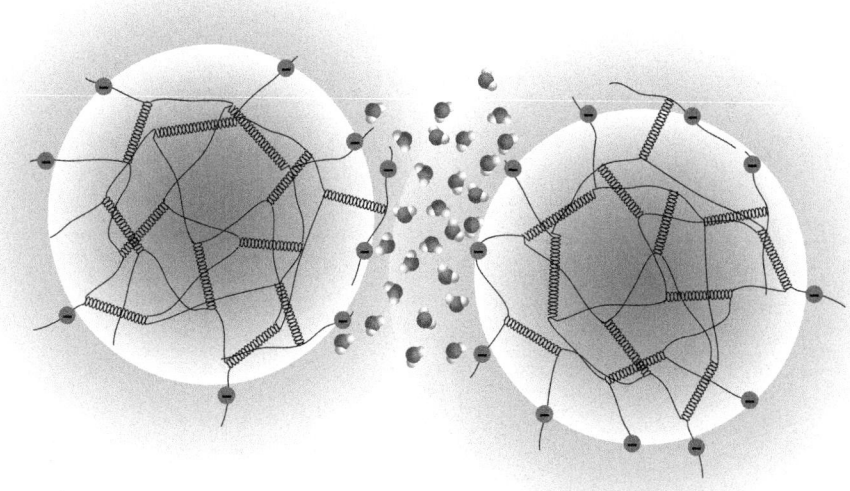

◻ **Abb. 11.25**   Schematische Darstellung zweier Partikel in einem pastösen Gel. Der sich beim Pürieren bildende Wasserfilm um die Partikel ist zugleich ein Schmiermittel und Schluckhilfe.

Literatur

Caviezel, R. (2009) Molekulare Küche – do it yourself, Fona Verlag, Lenzburg,

De Gennes, P.G. (1976) Scaling concepts in polymers, Cornell University Press, Ithaka

Foegeding, E.A., Ramsey, S.R. (1987) Rheological and Water-Holding Properties of Gelled Meat Batters Containing Iota Carrageenan, Kappa Carrageenan or Xanthan gum, J. Food. Sci. 52, 549

Fu, S., Thacker, A., Sperger, D.M., Boni, R.L., Buckner, I.S., Velankar, S., Munson, E.J., Block, L.H. (2011) Relevance of Rheological Properties of Sodium Alginate in Solution to Calcium Alginate Gel PropertiesAAPS PharmSciTech. 12, 453.

Grellmann W. Heinrich, G., Kaliske, M., Klüppel, M., Schneider, K., Vilgis, T. Fracture Mechanics and Statistical Mechanics of Reinforced Elastomeric Blends, Springer, Wien, 2013

Miyoshi, E., Nishinari, K., (1999) Rheological and thermal properties near the sol-gel transition of gellan gum aqueous solutions, Progr Colloid Polym Sci (1999) 114, 68

Morris, E.R., Rees, D.A., Robinson G., (1980), Cation-specific aggregation of carrageenan helices: Domain model of polymer gel structure, J. Mol. Biol. 138, 349

Nitta, Y., Nishinari, K., (2005) Gelation and gel properties of polysaccharides gellan gum and tamarind xyloglucan, J. Biol. Macromol., 5(3), 47

Nordqvist, D., Vilgis,T.A.,(2011).Rheologicalstudyofthegelation process o fagarose based solutions. FoodBiophysics 6, 450.

Normand V, Lootens DL, Amici E, Plucknett KP, Aymard P. (2000), New insight into agarose gel mechanical properties, Biomacromolecules 1, 730

Salleh, A.B., Basri, M. New Lipases and Proteases, Science Publications, Inc.

Tanford, C. 1961, Physical Chemistry of Macromolecules, J. Wiley & Sons, N.Y.

Veis, A. (1964) Macromolecular Chemistry of Gelatin, Academic Press, New York and London, 196, 1964.

Viebke, C., Borgström, J., Piculell, L., (1995), Characterisation of kappa- and iota-carrageenan coils and helices by MALLS/GPC, Carbohydrate Polymers, 27, 145

Vilgis, T. (2008) Molekularküche – das Kochbuch, Tre Torri Verlag, Wiesbaden

Vilgis, T. (2009) Molekularküche – Geschmack, Aromen, Flavour, Tre Torri, Wiesbaden

Vilgis, T. (2010) Das Molekül-Menü – molekulares Wissen für kreative Köche, S. Hirzel Verlag, Stuttgart

Mischungen von unterschiedlichen Gelier- und Verdickungsmitteln

Thomas A. Vilgis

T.A. Vilgis et al., *Ernährung bei Pflegebedürftigkeit und Demenz*,
DOI 10.1007/978-3-7091-1603-6_12, © Springer-Verlag Wien 2015

Die Formen und Ausprägungsgrade von Schluckbeschwerden sind individuell stark verschieden, sodass hin und wieder eine »Feinabstimmung« in der Lebensmittelzubereitung notwendig ist. Um dies zu erreichen, liegt es nahe, Hydrokolloide nach physikalischen Gesichtspunkten gezielt zu mischen. In ► Kap. 10 (Verdicken) wurde bereits gezeigt, wie unterschiedlich die Scherverdünnung bei verschiedenen Scherraten ist. Es lassen sich damit unterschiedliche positive Effekte im Mund erzeugen. So zum Beispiel, wenn man Xanthan mit Guarkernmehl oder Alignat mischt, um das Fließverhalten noch besser zu kontrollieren.

Ähnliche Ansätze gibt es bei Mischungen von Geliermitteln untereinander. Zunächst scheint es ein Widerspruch zu sein, Gelier- und Verdickungsmittel miteinander zu mischen, aber diese Mischungen ermöglichen es, z.B. leicht greifbare Gele zu gestalten, die unter den höheren Scherkräften im Mund quasi flüssige und leicht schluckbare Bruchstücke ausbilden.

In diesem Kapitel werden nur einige dieser möglichen Mischungen angesprochen. Dabei wird auf die Textur, dass Bissverhalten und die Bruchstückformen eingegangen. Die hier getroffene Auswahl ist kein Kriterium, dass andere Kombinationen nicht funktionieren. Im Gegenteil, es lassen sich weitere sinnvolle Texturen mit speziellen Anwendungen herstellen, die vielen Bewohner den Genuss zurückgeben können. Am Ende dieses Kapitels werden die verschiedenen Möglichkeiten in einer Tabelle im Überblick dargestellt.

12.1 Mischungen verschiedener Gelier- und Verdickungsmittel

12.1.1 Guarkernmehl und Geliermittel

Guarkernmehl zeichnete sich durch die ausgeprägte Neigung zur »Schleimigkeit« aus, die sich weitgehend auf die im Vergleich zu Xanthan, weniger ausgeprägte Scherverdünnung und die verhaltene Wasserbindung bei den Scherraten im Mund zurückführen lässt. In Gelen allerdings kommen diese Eigenschaften kaum zum Tragen, denn die Molekülketten sind in den Maschen der Gele gefangen. Guarkernmehl verändert aber die Bruchmechanik der Gele deutlich. Die nicht vernetzenden und flexiblen Molekülketten des Guarkernmehls bremsen die Rissausbreitung und die Ausbreitungsgeschwindigkeit der Rissbildung. Auch wirken die Bruchstücke im Allgemeinen homogener. Die Oberfläche der Bruchstücke ist im Vergleich zu den reinen Geliermitteln mit einem deutlich ausgeprägten Wasserfilm überzogen (◘ Abb. 12.1). Letzteres ist vor allem bei Gellan zu erkennen.

Die Bruchgröße bleibt im Falle einer Mischung von Gellan und Guarkernmehl dem reinen Gellan sehr ähnlich. Allerdings sind die Oberflächen der Bruchstücke deutlich stärker mit Wasser benetzt. Die Schluckbarkeit bei Speichelmangel wird daher stark verbessert. Ebenso wirken die Bruchkanten weniger spröde. Dennoch ist bei kleinen Deformationen, wie sie etwa beim Angreifen ausgelöst werden, die Festigkeit des Gellans bestimmend. Der Bruch wird allerdings weicher und geschmeidiger. Die Bruchstücke sind deutlich weniger spröde und haben wegen der höheren Oberflächenfeuchte bessere Schluckeigenschaften. Sie gleiten sehr einfach in die Speiseröhre.

In der Küchenpraxis sind derartige Mischungen leicht handzuhaben. Da zum Gelieren die Mischungen ohnehin erwärmt werden müssen, können sowohl Gellan als auch Guarkernmehl zusammen zugegeben werden. Am besten ist es allerdings, beide Hydrokolloide kalt in der Flüssigkeit zu dispergieren und dann unter Rühren kurz aufzukochen. Gellan geliert relativ rasch, sodass nach dem Abkühlen eine gute Durchmischung und für das Mundgefühl gute Homogenität der Gele gewährleistet ist.

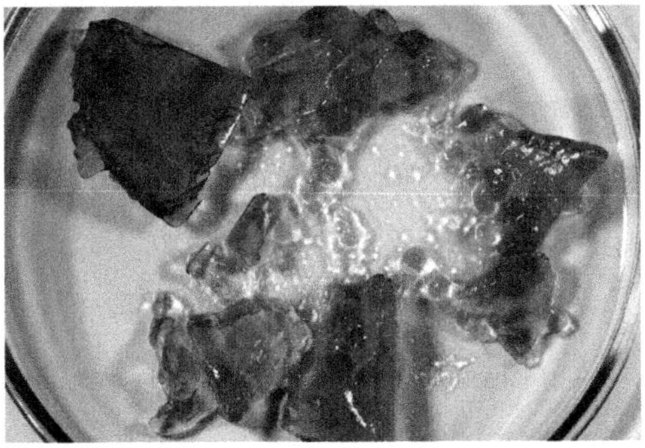

Abb. 12.1 Guarkernmehl und Gellan, Mischungsverhältnis 1:1, Gesamteinwaage 1 g/100 ml.

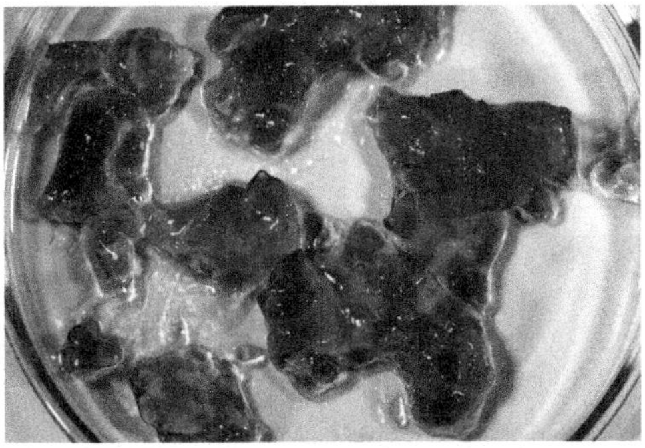

Abb. 12.2 Agar-Ager und Guarkernmehl, Mischungsverhältnis 1:1, Gesamteinwaage 1 g/100 ml.

12.1.2 Guarkernmehl und Agar

Ähnlich sind die Verhältnisse bei Zugabe von Guarkernmehl zu Agargelen. Auch dort beobachtet man weichere Bruchkanten, auch wenngleich auch weniger ausgeprägt (Abb. 12.2).

Die Bruchkanten wirken weicher und sehr feucht. Auch dieses Gel ist extrem leicht zu essen, wenn massive Schluckstörungen vorliegen. Agarosegele verlieren durch die Beigabe des Guarkernmehls einen Teil ihrer elastischen Eigenschaften, sie wirken »plastischer«. Dadurch lassen sie sich, ohne dass mit der Deformation die Bisskraft zunehmen muss, zwischen Zunge und Gaumen praktisch widerstandslos zerkleinern. Dies wird häufig als positives Mundgefühl beschrieben.

12.1.3 Guarkernmehl und Kappa-Carrageenan

Die leichte Sprödigkeit von Kappagelen wird durch die Beigabe des Guarkernmehls quasi aufgehoben. Die Gele wirken fast schmelzend, auch wenn diese nicht mit den Eigenschaften reiner Iotagele vergleichbar sind. Die Bruchstücke sind noch klar zu erkennen, allerdings sind deren Ränder bereits »unscharf« und wirken optisch sehr gallertartig. Dennoch ist an den einzelnen Gallertelementen der starke Zusammenhalt der Gelstücke sichtbar (Abb. 12.3). Auch beim

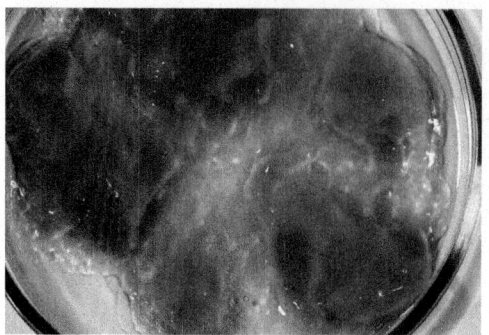

◘ **Abb. 12.3**   Kappagele mit Guarkernmehl (Mischungsverhältnis 1:1). Diffuse Bruchkanten zeigen ein stark plastisches Gel, Gesamteinwaage 1 g/100 ml.

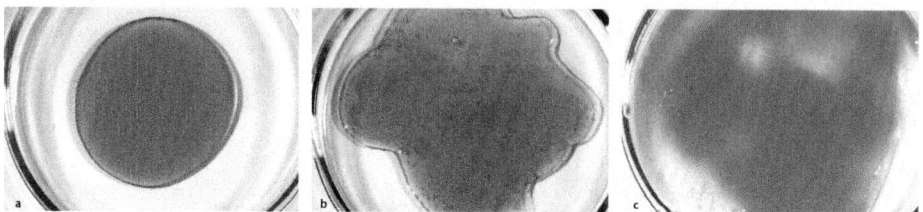

◘ **Abb. 12.4**   **a** Guarkernmehl (1%), **b** Guarkernmehl (0,5%) + Xanthan (0,5%) und **c** Xanthan (1%) im Vergleich, Gesamteinwaage 1 g/100 ml.

Schlucken unter höheren Scherkräften bleibt das Gel zusammenhängend und vor allem leicht schluckbar. Die sehr feuchten Oberflächen ermöglichen eine gute Gleitfähigkeit im Mundraum und während der verschiedenen Schluckphasen.

12.1.4 Guarkernmehl und Xanthan

Wie bereits in den Tropfbildern in ▸ Kap. 10 (Verdicken) gezeigt, lassen sich auch durch Mischen verschiedener kaltlöslicher Hydrokolloide die Fließeigenschaften der Gele einstellen. Das Mundgefühl dieser viskoelastischen und thixotropen Flüssigkeiten lässt sich auch im Rahmen der in diesem Kapitel vorgestellten Methode verdeutlichen.

In ◘ Abb. 12.4a-c wird auf eine ganz andere Art und Weise deutlich, wie unterschiedlich sich verdickte Flüssigkeiten unter Druck und niedrigen Scherraten verhalten. Guarkernmehl fließt unter konstantem Druck gleichförmig auseinander (◘ Abb. 12.4a). Bei Xanthan hingegen bleiben Unregelmäßigkeiten sichtbar bestehen. Diese rühren von unterschiedlichen Höhen beim Auftragen her und verdeutlichen auch eine reale Situation im Mund. Xanthan ist stärker thixotrop und beim sehr langsamen Zerdrücken der mit Xanthan verdickten Flüssigkeit, was sehr niedrigen Scherraten entspricht, erscheint Xanthan unterhalb des »yield stress« als weicher Festkörper. Daher lassen sich die Abgrenzungen erkennen. Bei der Kombination von Xanthan und Guarkernmehl sind diese verschwunden. Die verschiedenen Eigenschaften sind in diesem Fall bestens kombiniert. Je nach Konzentrationsverhältnis lässt sich das Mundgefühl zwischen den beiden Extremen einstellen.

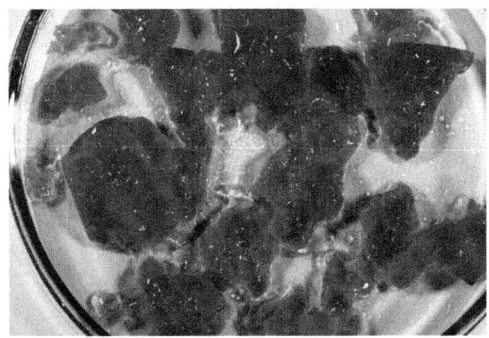

◘ Abb. 12.5 Agargele mit Xanthan, Mischungsverhältnis 1:1, Gesamteinwaage 1 g/100 ml.

12.1.5 Xanthan und Agar

Im Gegensatz zu Guarkernmehl ergibt Xanthan eine zusätzliche Festigkeit beim Zerdrücken. Gleichzeitig zeichnet sich Xanthan aufgrund seiner hohen Ladung als ausgezeichneter Wasserbinder aus, ohne dass dabei die Oberflächen der Bruchstücke weniger befeuchtet sind (◘ Abb. 12.5).

Xanthan nimmt dem Agar einen Teil der Elastizität. Daher wirkt der Bruch weicher, das Zerdrücken wird plastischer. Die Bruchstückgrößenverteilung verändert sich nicht maßgeblich bei den größeren Stücken. Allerdings wird die Wasserbindung vor allem bei den kleineren Bruchstücken höher. Die zerdrückten Gele sind daher weniger gallertartig. Daher eignen sich Mischungen von Xanthan und Agar für Gele, die eine hohe Festigkeit benötigen, um gut gegriffen zu werden, etwa bei Bewohnern mit Störungen in der Feinmotorik und gleichzeitig auftretenden Schluckbeschwerden.

Höhere Festigkeiten könnt man zwar durch eine Erhöhung der Konzentration des Agars erreichen, allerdings zu Lasten des Mundgefühls. Eine höhere Biss- und Zungenkraft wären die Folge. Die Zugabe des Xanthans allerdings erhöht die Gelsteifigkeit bei Druck und Scherbelastung. Ist das Gel im Mund bereits gebrochen, wird die Scherrate im Mund intuitiv erhöht, dann wirkt die Scherverflüssigung des Xanthans in den Gelbruchstücken, das Gel wird weicher und bricht dabei plastischer.

12.1.6 Xanthan und Kappa

Die Kombination von Xanthan und Kappa besticht durch eine ganz besonders feuchte, glatte und runde Oberfläche der Bruchstücke, wie sie beim Zerdrücken bestehen. Ein störungsfreies Schlucken ist somit leicht gewährleistet.

In der Tat kann Xanthan bei allen Kombinationen die Rolle des »Stabilisators« spielen. Die Verdickungs- und Wasserbindungseigenschaften des Moleküls sind, wie bereits angemerkt, vom Gehalt an Salz und Zucker unabhängig, wie auch vom pH-Wert. Xanthan bindet daher in den meisten Fällen, sodass sich die Kappa-Carrageenan-Moleküle noch zu einem weichen Netzwerk verbinden können.

Vergleicht man dazu etwa das Bruchverhalten des Guarkernmehls mit Kappa-Carrageenan lassen sich deutliche Unterschiede für das Verhalten im Mund beider Kombinationen ableiten.

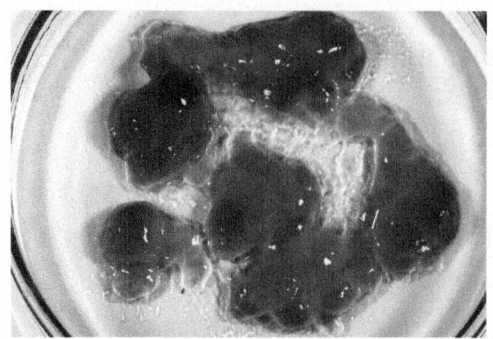

◨ **Abb. 12.6**   Ein Gel aus Xanthan und Kappa, Mischungsverhältnis 1:1, Gesamteinwaage 1 g/100 ml.

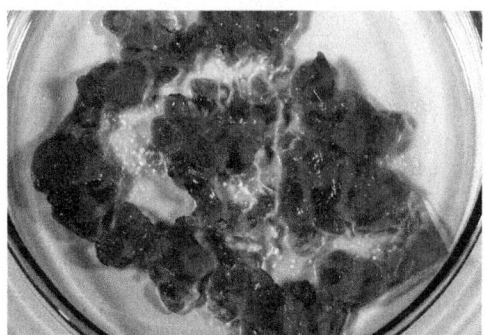

◨ **Abb. 12.7**   Die Geliermittelmischung Iota-Carrageenan und Gellan (Mischungsverhältnis 1:1), Gesamteinwaage 1 g/100 ml.

Im Falle der Stabilisierung mit Guarkernmehl ist die Gallertartigkeit deutlich stärker ausgeprägt. Ebenso sind die Bruchstücke von deutlich anderer Form (◨ Abb. 12.6).

12.1.7 Iota und Gellan

Mit Iota-Carrageenan und Gellan werden zwei sehr unterschiedliche Geliermittel kombiniert. Gellan bildet spröde, sehr stark temperaturbeständige und fast trocken brechende Gele aus, Iota-Carrageenan eher sehr weiche und schmelzende Gele. Die Kombination dieser starken Gegensätze verspricht daher neuartig wirkende Texturen, die sehr fein auf die Mundmotorik abgestimmt werden können.

Die Beigabe des Iota reduziert einen großen Teil der Sprödigkeit des Gellans. Gellangele brechen unter dem Einfluss des Iota-Carrageenans in viel kleinere Stücke. Häufig sind die Bruchstücke von einer ähnlichen Größe. Im Gegensatz zu den Bruchstücken des reinen Gellans sind in diesem Fall die Oberflächen der Bruchstücke glatt und stark befeuchtet. Die quasi einheitlich großen Bruchstücke sorgen für ein Mundgefühl, das etwa Tapiokaperlen oder dem »Kaviar« der Alginate entspricht. Die Bruchstücke wirken leicht gallertartig, die Schluckbarkeit ist ausgezeichnet (◨ Abb. 12.7).

Dies liegt auch an dem guten Zusammenhalt der Bruchstücke. Dafür sind die adhäsiven Eigenschaften des Iota-Carrageenans verantwortlich, wie sie auch in den »selbstheilenden«

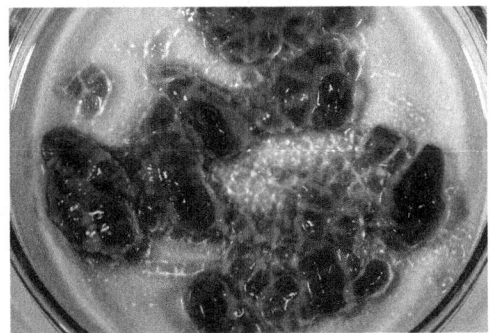

☐ **Abb. 12.8** Iota und Agar (Mischungsverhältnis 1:1), Gesamteinwaage 1 g/100 ml ergibt leicht schluckbare, hoch befeuchtete Bruchstücke.

Rissen (▶ Abb. 11.21) veranschaulicht wird. Die sich an den Oberflächen der Bruchstücke befindenden Iota-Carageenanmoleküle »kleben« sozusagen auch die Bruchstücke während des Zerdrückens zusammen und sorgen damit für eine gute Schluckbarkeit des Bolus.

12.1.8 Iota und Agar

Die Kombination aus Iota und Agar erweist sich ebenfalls als sinnvolle Kombination zur Texturabstimmung bei Schluckbeschwerden. Die Elastizität wird durch das Iota stark vermindert. Da Agar im Vergleich zu Gellan weniger sprödbrüchig ist, bleibt die Bruchstückverteilung eher heterogen. Die Oberflächen der Bruchstücke sind ebenso stark befeuchtet (☐ Abb. 12.8).

Iota-Agar Mischungen wirken daher weicher. Die Biss- und Zungenkraft wird ebenfalls reduziert. Die Bruchstücke sind auch hier stark zusammenhängend, was eine bessere Schluckbarkeit ermöglicht.

12.1.9 Iota und Kappa

Die reine Mischung zweier gelierfähiger Carrageenane definiert ebenfalls eine neue Art der Textur. Die weiche Sprödigkeit der Kappa-Gele wird durch die Schmelzeigenschaften der Iota-Carrageenan-Moleküle weiter abgeschwächt. Als Resultat ergibt sich somit ein der Gellan-Iota-Mischung ähnliches Verhalten, allerdings mit einem deutlich weicheren und plastischeren Zusammenhalt. Auch wirkt der daraus entstehende Modelbolus gallertartiger und extrem weich (☐ Abb. 12.9). Auch in diesem Fall ist eine leichte Schluckbarkeit garantiert.

12.1.10 Iota und Xanthan

Iota und Xanthan ergeben im Bereich der Seniorenernährung eine besonders relevante Kombination (☐ Abb. 12.10). Zum einen bleibt die schmelzende Textur der schwachen Iota-Gele erhalten, zum anderen sorgt die starke Thixotropie und die hoch ausgeprägte Scherverflüssigung des Xanthans für ein besonders angenehmes, etwa Joghurt-artiges Mundgefühl.

Derartig weiche Texturen, wie sie durch die Beigabe von Iota-Carrageenan erzielt werden, sind im Einzelnen nicht mehr mit den Händen und Fingern unter Druck greifbar. Sie sind zu

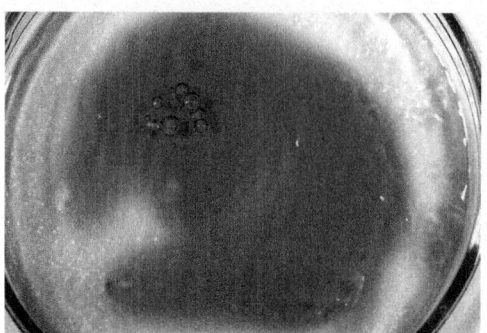

◘ **Abb. 12.9**   Die Mischung der Carrageenane ergeben schwach bzw. keine ausgeprägte Bruchstücke mit sehr weichen, aber zusammenhängenden Oberflächen.

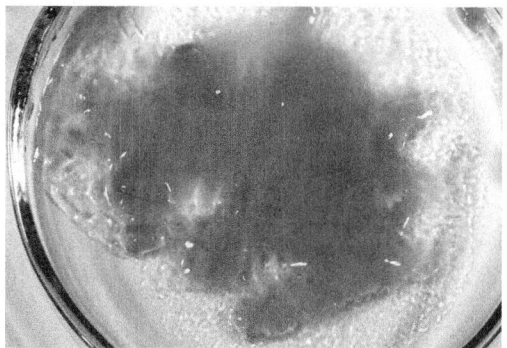

◘ **Abb. 12.10**   Die sehr weichen Bruchstücke der Iota-Xanthan Mischung ergeben eine Joghurt ähnliche Struktur.

weich. Allerdings eignen sich diese Kombinationen sehr gut zum Löffeln. Die Lebensmittel bleiben auf den Löffeln auch bei relativ hochfrequentem und mit größeren Amplituden ausgeprägtem Tremor fest stehen. Im Gegensatz zu reinen Xanthan-verdickten Flüssigkeiten haben mit Iota und Xanthan angereicherte Flüssigkeiten einen noch besseren Stand. So eignet sich diese Mischung auch für Patienten und Bewohner mit stark ausgeprägtem Parkinson. Die leichte Schluckbarkeit bleibt über die sehr schwach vernetzten Gele bestehen. Die Mischungen lassen sich sehr leicht im Mund zerdrücken und anschließend ohne ausgeprägtes Kauen schlucken.

Für alle Mischungen, die Carrageenane enthalten, ist allerdings der Gehalt an freien Kalziumionen zu beachten. Ähnlich dem Beispiel des Alginats helfen freie Kalziumionen, Carrageene (Kappa und Iota) ionisch zu vernetzten, was hin und wieder zu stärkeren Gelen mit leicht höherer Festigkeit führen kann. Insbesondere bei Milchprodukten kann dies eine Rolle spielen. Der Effekt bleibt in der Regel allerdings schwach.

12.1.11 Xanthan und Johannisbrotkernmehl

Die Mischung Xanthan-Johannisbrotkernmehl ist ein ausgezeichnetes Beispiel für eine temperatursteuerbare Konsistenz, die wegen ihrer unproblematischen Handhabung besonders für die Altenpflege besonders geeignet ist. Diese Mischung lässt sich ohne Weiteres in Flüssigkei-

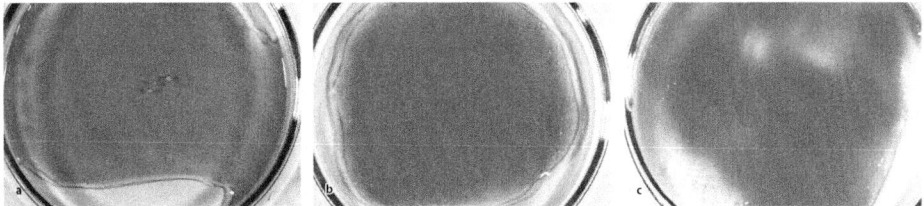

⬛ Abb. 12.11   a Joahnnisbrotkernmehl, **b** Xanthan-Johannisbrotkernmehl und **c** Xanthan im Vergleich. Die Konzentration ist jeweils 1 g auf 100 ml, Mischungsverhältnis 1:1.

ten einrühren. Auch Johannisbrotkernmehl ist im kalten Zustand bedingt wasserlöslich. Nach kurzen Ruhezeiten bildet sich eine »wabbelige« Konsistenz, die sich etwa als »zwischen fest und flüssig« bezeichnen lässt, ohne dass sie schleimig wirkt (⬛ Abb. 12.11).

Der Vorteil von kalt gemischten Xanthan- und Johannisbrotkernmehlmischungen liegt auch in der Aufschlagbarkeit zu einer sahneartigen Konsistenz, etwa mit einem Sahnesyphon, ohne dass Milchprodukte oder andere tierische Lebensmittel verwendet werden müssen.

Aufgeheizt bis ca. 90°C ergibt die Mischung ein schnittfestes, elastisches, aber dennoch leicht brüchiges Gel, dessen Bruchstücke ein schmelzendes Mundgefühl ergeben. Diese Mischung ist ebenfalls temperaturstabil und kann warm serviert werden. Wegen der hohen elektrischen Ladung der Xanthanmoleküle ist die Wasserbindung besonders ausgeprägt. Daher können diese Gele auch ohne jegliche Klebrigkeit mit den Fingern gegriffen werden.

12.1.12 Xanthan – Johannisbrotkernmehl – Carrageenane – Milchprodukte: Spezialfälle

Die Mischung Xanthan, Iota-Carragenane und/oder Johannisbrotkernmehl leisten insbesondere bei der Kombinationen mit Milchprodukten ausgezeichnete Dienste. Dort helfen die Kalziumionen der Milchprodukte bei der Bindung mit und geben ein weiteres Plus bei der jeweiligen Konsistenz.

Natürlich ist man in der Küchenpraxis nicht nur auf das Herstellen von eigenen Mischungen angewiesen. Es gibt eine ganze Reihe von Produkten auf dem Markt, die sich zur weiteren gezielten Gelierung eignen.

12.1.13 »Vegetarische Gelatine« – ein Multikomponenten-Mischprodukt

Vegetarische Gelatine ist ein von verschiedenen Herstellern angebotenes *ready-to-use*-Mischprodukt aus Maltodextrin (enzymatisch gespaltene Stärke), Traubenzucker, Carrageenan, Johannisbrotkernmehl und Natriumzitrat (das als Säureregulator eingesetzt wird). Die Zusammensetzung wurde so gewählt, um den Eigenschaften von tierischer Gelatine möglichst nahe zu kommen, was allerdings nur in den seltensten Fällen wirklich gelingt, da jedes der eingesetzten Hydrokolloide mit Molekülen der zu gelierenden Flüssigkeit auf seine Weise reagiert. Daher können die Eigenschaften der Gele deutlicher von der Zusammensetzung der zu gelierenden Flüssigkeiten abhängen, etwa Salzgehalt, Zuckergehalt, Kalzium bei Milchprodukten. Vegetarische Gelatine erzeugt jedoch im Allgemeinen ausgewogene Gele, die sich durch ein schmelzendes Mundgefühl auszeichnen.

Diese Produkte sind quasi leicht in einem breiten Spektrum an Lebensmitteln einsetzbar und nützen die molekularen Eigenschaften und Synergien wie sie in ▶ Kap. 6, ▶ Kap. 7 und ▶ Kap. 8 angesprochen wurden. Es ist allerdings immer besser zu wissen, was man tut und warum etwas diese oder jene Textur, Mundgefühl und Schluckverhalten hat. Daher lohnt es sich immer, selbst einige Experimente mit einer oder zweien Komponenten an sich selbst durchzuführen, bevor Bewohner und Patienten an diese, ihnen angepassten Konsistenz herangeführt werden.

12.2   Hydrokolloide bei der Magen-Darm-Passage

Verdickungs- und Geliermittel sind immer wieder Gegenstand vieler Diskussionen. Schaden diese Mittel, sind sie »künstlich«, heiligt der Zweck die Mittel oder schaden sie auf längere Sicht? Diese Diskussionen sind meist überfrachten von Unwissen und Spekulationen. Zunächst sind alle Geliermittel, bis auf Xanthan und Gellan Polysaccharide aus pflanzlichen Zellwänden, ähnlich wie Pektin, das sich in Gelierzucker oder vielen Konfitüren befindet und aus Früchten extrahiert wird. Tatsächlich sind die Molekularbausteine dem Pektin sehr ähnlich, oft gar baugleich. Diese Polysaccharide sind demzufolge als »lösliche Ballaststoffe« einzuordnen. Es gibt in den Medien immer wieder Berichte, die vor Carrageenan als möglichem Auslöser von Magen-Darm-Entzündungen oder gar Zellveränderungen warnen. Auslöser war eine Studie (Tobacman 2001), die allerdings nicht von anderen Forschergruppen bestätigt wurde. Dazu sind allerdings eine hohe Dosis und ein regelmäßiger Verzehr nötig, sollte diese Studie bestätigt werden. In üblich angewandten Konzentrationen ist dies kaum möglich. Vor allem im hohen Alter ist der Nutzen gegenüber einem möglichen Schaden abzuwägen. Für alle anderen Hydrokolloide gibt es bisher keine Hinweise auf mögliche negative gesundheitliche Auswirkungen.

Ein wichtiger Aspekt zum Verständnis und der Anwendung von Hydrokolloiden ist allerdings das Verhalten der Gele und verdickten Flüssigkeiten während der Magen-Darm-Passage. Eine wichtige Frage lautet: Was passiert mit dem gebundenen Wasser? Wird es im Magen und Darm freigegeben und steht es mit den darin gelösten Inhaltsstoffen, wie Aminosäuren, Mineralien oder anderen Mikronährstoffen, überhaupt physiologisch zur Verfügung? Obzwar derartige Fragen wenig mit physikalischen Eigenschaften verbunden werden, ist indes das Verhalten der Hydrokolloidsysteme mit ihrer pH-Abhängigkeit während der Magen Darm Passage relativ einfach zu verstehen.

Die Moleküle der Hydrokolloide sind in aller Regel polar oder elektrisch geladen, sobald sie in Wasser gelöst sind. Sie bilden daher mehr oder weniger starke Hydrathüllen und binden darin Wasser. Vor allem aber bestimmt der Ladungszustand die Gestalt und die räumliche Ausdehnung der Moleküle. Bei der Zubereitung liegt der pH-Wert der Gele und der Cremes immer im leicht sauren Bereich, also bei einem pH-Wert zwischen sechs und vier. Dieser pH-Wert bestimmt nun die Größe der Moleküle und die Menge an aufgenommenem Wasser über das Quellvermögen.

Wenn wir Gele zubereiten, sind diese normalerweise etwa pH-neutral, wohlgewürzt, wohlschmeckend. Im Magen selbst sinkt der pH-Wert auf den Wert pH = 1, Magensäure ist sehr sauer (Marieb 2010). Im Magen befinden sich daher viele Protonen, positiv geladene Wasserstoffkerne (Hydrogeniumionen). Die hier verwendeten ionischen Hydrokolloide sind negativ geladen, also schirmen die Protonen diese Ladungen ab, das Quellverhalten sinkt, das Gel oder die Verdickungsmittel schrumpfen. Bislang ist das kein Problem. Jetzt wandern die Hydrokolloide in Richtung Darm. Dort nimmt die Säure ab, das Milieu wird eher basisch, der

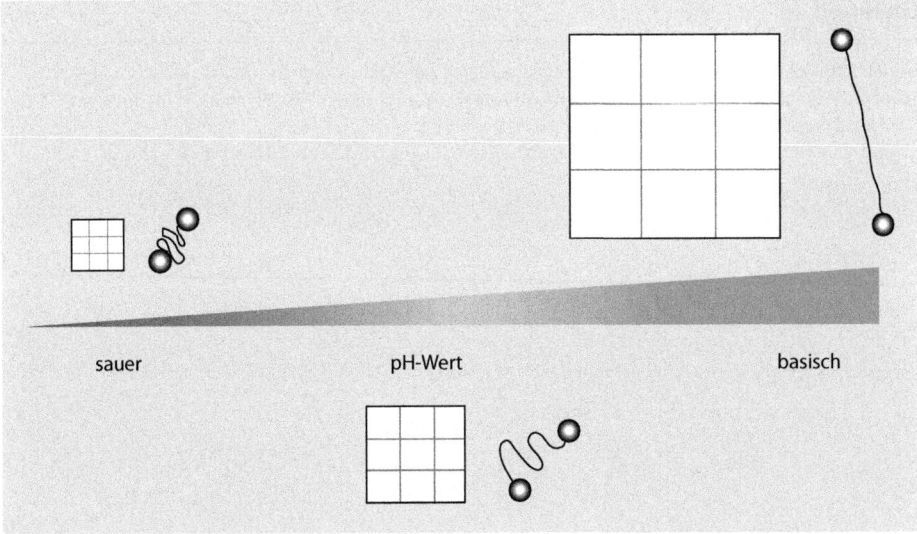

sauer   pH-Wert   basisch

◻ Abb. 12.12 Anschauliche und nicht maßstabsgerechte Darstellung der pH-abhängigen Größenverhältnisse von Gelen und Hydrokolloiden aus ionischen Ketten während der Passage vom Magen in den Darm. Bei polaren Hydrokolloiden ist der Effekt etwas schwächer.

pH-Wert steigt bis ca. pH = 8 an. Dies wiederum aber bedeutet eine Abnahme der Protonen und eine Zunahme der negativ geladenen OH^--Gruppen. Die Ladungen in den unverdauten Gelbruchstücken oder den Polymerketten wird jetzt nicht mehr abgeschirmt, die Kettenladungen kommen damit zum Tragen, die Ladungen entlang der Molekülketten stoßen sich wieder stark ab. Die Ketten dehnen sich daher aus, die Netzwerkstücke quellen sie wieder auf. Auch wird die Wasserbindung wieder höher. Höhere Wasserbindung aufgrund der neuen Ladungsverhältnisse im Darm lassen also das effektive Volumen der Gelstücke und der Ketten wieder zunehmen. Das effektive Volumen im Darm steigt daher durch Quellung wieder an. Dieser Effekt fördert bei Bewohnern mit Darmträgheit den Stuhlgang, was in vielen Fällen als positiv gesehen wird.

---
pH-Wert

Der pH-Wert beschreibt die Säurehaltigkeit eines Stoffes. Die Skala reicht von 0 (sehr sauer, Salzsäure) bis 14 (sehr alkalisch, seifig). Im Magen herrscht ein pH-Wert von etwa 1, Wasser (ohne Kohlensäure aus der Umgebung) ist neutral mit pH = 7. Lebensmittel haben einen pH-Wert von 3–4 (Sauerkraut, Zitronensaft, Essig), bis etwa 5–6 (Fleisch, Wurst, Gemüse).

Veranschaulichung der Größe von Verdickungsmitteln und Gelbruchstückchen während der Magen-Darm-Passage: Die gegessenen Gelstücke sind meist pH-neutral (◻ Abb. 12.12 Mitte) und haben ein gewisses Volumen. Im Magen selbst ist das Milieu sehr sauer. Die Gele und Polymere schrumpfen (◻ Abb. 12.12 links). Im Darm quellen sie wegen der basischen OH-Gruppen wieder auf (◻ Abb. 12.12 rechts). Eine Ausnahme ist Xanthan (Vilgis 2010). Dieses Molekül ist aus physikalischen Gründen wenig empfindlich auf pH-Wert-Änderungen, es verändert seine Größe praktisch nicht. Das »Rückgrat« des Moleküls ist extrem steif.

Literatur

Marieb E.N., Hoehn K. (2010). Human anatomy & physiology. Benjamin Cummings, San Francisco

Tobacman, J.K. (2001) Review of harmful gastrointestinal effects of carrageenan in animal experiments. Environ Health Perspect. 109, 983–994.

Vilgis, T. (2010b) Das Molekül-Menü – molekulares Wissen für kreative Köche, S. Hirzel Verlag, Stuttgart, 2010

Schäume, Airs, Aerosole

Thomas A. Vilgis

T.A. Vilgis et al., *Ernährung bei Pflegebedürftigkeit und Demenz*,
DOI 10.1007/978-3-7091-1603-6_13, © Springer-Verlag Wien 2015

13.1   Sinn, Physik, Sinnlichkeit

Leichte luftige Schäume gehörten zu den Standardtexturen in der geriatrischen Ernährung. Die leichten Gebilde erlauben neue Methoden der Appetitstimulation, dienen aber auch zur Essenstherapie, wenn Ängste gegenüber bestimmten Lebensmitteln und Texturen vorliegen, die nicht mehr geschluckt oder gekaut werden können. In vielen Fällen haben Bewohner auch Angst bei der Bolusbildung, wenn scheinbar das Volumen beim Kauen zunimmt und Schluckbeschwerden überwiegen. Schäume dienen dann zur kontrollierten Therapie, denn die scheinbar großen Gebilde fallen widerstandslos im Mund zusammen. Aufgrund ihrer Luftigkeit hinterlassen sie kein nennenswertes Volumen im Mund. Sie transportieren vor allem Geschmack und Aroma der Speisen. In der geriatrischen Ernährung steht daher das Ziel der Stimulation mit Schäumen im Vordergrund. Zur Ernährungsbilanz tragen Schäume auf direktem Wege nur wenig bei. Indirekt allerdings schon, wenn sich über basale Stimulation und Appetitanregungen wieder neue Lust am Essen und eine Verbesserung des Lebensgefühls erreichen lässt. Zu diesem Ansatz zählen auch Duftsprays, über die schmackhafte Essensdüfte aus den Lieblingsspeisen der Bewohner ihrer Essbiografie versprüht werden können. Diese Erinnerungen können wiederum zur Appetitsteigerung eingesetzt werden. Trotz ihres geringen Nährwerts lassen sich daher Schäume zur sinnlichen Wahrnehmung nutzen.

Nichts wäre aber kontraproduktiver als geschmacklose Schäume, der therapeutische Nutzen wäre verfehlt, die Menschen hätten keinen Nutzen, keine Stimulation. Damit aber Schäume und Duftsprays überhaupt mit einer deutlichen Freigabe von Aromen und Geschmack wahrgenommen werden können, müssen einige physikalische Regeln beachtet werden. Dies ist vor allem im geriatrischen Bereich von Bedeutung, wenn Riech- und Geschmacksvermögen altersbedingt eingeschränkt sind. Der Löwenanteil der Schäume ist Luft, daher ist es gar nicht so einfach, Geschmack und Aroma auszubalancieren. Führt man sich die Struktur von Schäumen vor Augen, lassen sich diese Schwierigkeiten sofort erkennen. Dabei wird ersichtlich, dass der »Geschmack«, also wasserlösliche Bestandteile wie Salze, Säuren oder Glutmaninsäure, für umami sich ausschließlich in den Schaumwänden konzentriert sind, während flüchtige Aromen in den Schaumbläschen eingesperrt werden. Da die Wasserstege allerdings sehr dünn sind, muss die aufzuschäumende Flüssigkeit stark gewürzt werden, damit die Zunge überhaupt etwas vom Geschmack erkennt (◨ Abb. 13.1).

13.1.1   Von Schaumbildnern und Emulgatoren

Schäume unterschiedlicher Art zu bereiten, setzt etwas Physik – in Verbindung mit den Pflegeanforderungen – voraus. Die Blasen der Schäume bestehen lediglich aus »Luft«, die durch Wasserstege voneinander getrennt sind (Drenckhan 2009). Reines Wasser reicht allerdings nicht, um daraus einen Schaum zu schlagen. Blasen lassen sich zwar erzeugen, allerdings nur für eine sehr kurze Zeit, sie fallen sofort wieder zusammen. Die Oberflächenspannung des Wassers ist viel zu hoch, jede Blase reißt sofort. Daher muss die Oberflächenspannung, dies ist die Grenzflächenspannung an der Grenzfläche Wasser/Luft, gesenkt werden, so dass runde Blasen überhaupt gebildet werden können und für eine gewisse Zeit stabil bleiben. Emulgatoren nennt man Moleküle, deren chemische Struktur es erlaubt, sich vorwiegend an der Grenzfläche aufzuhalten. Befinden sich ausreichend Emulgatoren an den Grenzflächen, wird die Grenzflächenspannung stark herabgesetzt, die Grenzflächen lassen sich »biegen«, ohne

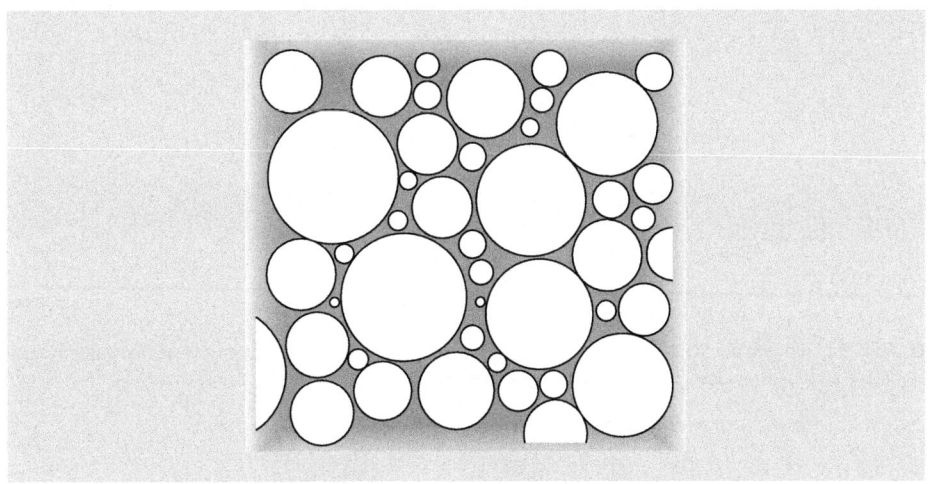

◘ Abb. 13.1 Schäume sind luftige Gebilde. Geschmack kann lediglich in dem wenigen Wasser (das die Bläschen umgibt) eingefangen werden. Aromen bleiben in den Bläschen eingesperrt.

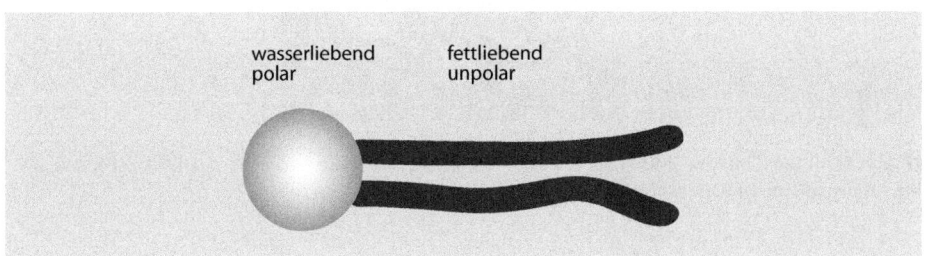

◘ Abb. 13.2 Eine Grundstruktur von Emulgatoren. Sie bestehen aus einen wasserlöslichen Kopf und einem fettlöslichen Teil). In diesem Fall sind zum Beispiel zwei Fettsäuren durch die Stränge angedeutet.

zu zerreichen und schon können Schäume gebildet werden, die für längere Zeiträume stabil bleiben. Daher werden immer Emulgatoren benötigt, um Schäume stabil zu halten. Die Aufgabe dieser Moleküle ist es, zwischen den Phasen Wasser und Luft zu vermitteln, sich an diese Grenzflächen zu setzen, um so Schäume zu stabilisieren.

Damit Emulgatoren an den Grenzflächen zwischen wässrigen und nicht-wässrigen Bestandteilen wie Luft oder Öl Platz nehmen können, müssen die Moleküle einen wasserlöslichen und einen fettlöslichen Teil aufweisen, Standardbeispiele sind etwa Lecithin (Phospholipide) oder Mono- und Diglyceride, wie sie in der Natur an vielen Stellen vorkommen. Auch sogenannte Zuckerester gehören in diese Klassen von Emulgatoren. Dies sind auch jene Emulgatoren, die leicht zugänglich, leicht handhabbar und daher in der Seniorenernährung gut einsetzbar sind. Diese Emulgatoren sind sich von ihrem chemischen Aufbau sehr ähnlich. Sie besitzen einen hydrophilen, wasserlöslichen Kopf und einen fettlöslichen Teil (◘ Abb. 13.2).

Ist der hydrophile Kopf gut wasserlöslich, gelingt es, eine ausreichende Menge des Emulgators (z. B. Lecithin) in Wasser, also etwa in Kraftbrühe, in Saucen oder intensiven Fruchtsäften, zu lösen (Vilgis 2008, Vilgis 2010). Durch Rühren oder Aufschlagen mit dem Stabmixer wird Luft in die Flüssigkeit geschlagen. Deren Grenzflächen sammeln aber schnell die im Wasser gelösten Emulgatoren auf. Dort ordnen sich die Emulgatoren und senken die

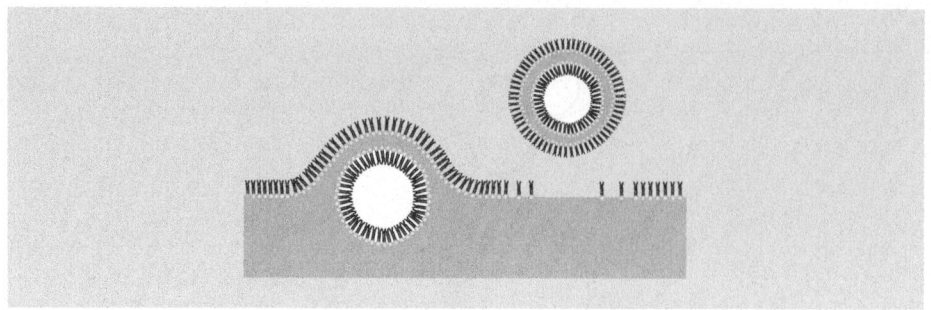

▢ Abb. 13.3   Beginn der Schaumbildung. Luftblasen umgeben sich mit Emulgatoren. Sie steigen auf und sind stabil. Die Emulgatorenlücke wird rasch wieder geschlossen.

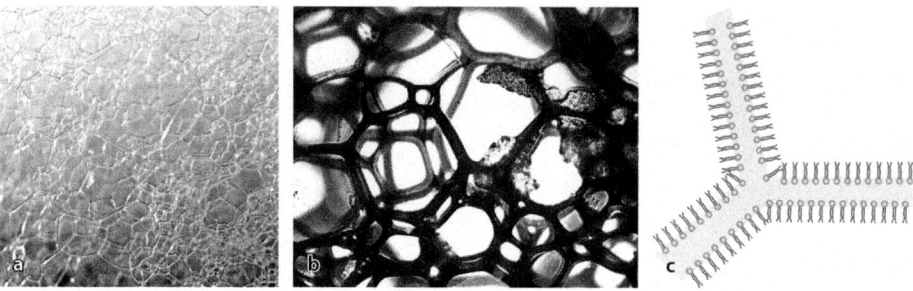

▢ Abb. 13.4   Die Hierarchie in Schäumen: **a** der mit dem Auge sichtbare Schaum, **b** in der Mikroskopaufnahme, **c** schematische Darstellung des Emulgators in den Wasserstegen.

Grenzflächenspannung herab. Die Bläschen werden stabil. Sie sind allerdings nur mit Luft (und Aroma) gefüllt, haben daher ein geringeres spezifisches Gewicht als das die Bläschen umgebende Wasser, sie steigen nach oben. Die Oberfläche der Flüssigkeit ist allerdings auch mit Emulgatoren belegt. So kann jede der sich bildenden flüssigen Grenzflächen immer von ausreichend Emulgatoren umgeben (▢ Abb. 13.3). Die Blasen bleiben durch die Emulgatoren stabil.

Nach und nach stoßen die vielen Blasen an der Grenzfläche zusammen und bilden einen Schaum (Boys 1990). Wegen des Drucks in der Blase und des Zusammenschiebens durch die vielen anderen Blasen wird jede einzelne Blase stark gedrückt. Die Berührungsflächen der kugelförmigen Blasen werden immer größer, sie müssen sich daher begradigen. So entsteht ein sehr stabiler »Tetraederschaum« mit sehr dünnen Wasserstegen.

Dabei gelten für die Schaumbildung einfache Regeln (Plateaus Regeln), die sich in ▢ Abb. 13.4 sehr gut erkennen lassen (Weire 1999): In jeder Kante treffen stets drei Flächen in einem Winkel von 120° aufeinander und bilden so eine Plateau-Kante. An einem Knoten treffen jeweils vier Plateau-Kanten unter einem Winkel von etwa (in ▢ Abb. 13.4 sind wegen der zweidimensionalen Darstellung nur drei Kanten gezeichnet).

In der Abbildung ist auch die Leichtigkeit und die Luftigkeit der Schäume gut zu erkennen, wie sie für die basale Stimulation (Biedermann 2011) im Mund erforderlich ist, ohne dass dabei Ängste vor zu großem Bolus und Schluckbeschwerden ausgelöst werden.

13.2 Warum verschiedene Emulgatoren?

Für verschiedene Zwecke stehen unterschiedliche Emulgatoren zur Verfügung (Dörfler 2002). Deren Gebrauch ist in der geriatrischen Ernährung durchaus sinnvoll, da sich verschiedene Schaumstrukturen und Möglichkeiten anbieten, um Bewohnern das Selberessen leichter zu gestalten (Vilgis 2010). Wie Emulgatoren in der Heimküche eingesetzt werden, entscheidet deren Löslichkeit in dem jeweiligen Medium, sei es eine wässrige Flüssigkeit oder Öl.

Die Löslichkeit der Emulgatoren wird durch die Balance der Wasserlöslichkeit der hydrophilen Gruppe und der Fettlöslichkeit der hydrophoben Gruppe definiert. Überwiegt, vereinfacht gesprochen, die Wasserliebe gegenüber dem »Wasserhass«, löst sich der Emulgator noch im Wasser. Wird die Wasserlöslichkeit durch eine andere chemische Struktur schlechter, so löst sich der Emulgator eher in Fett. Genau dies ist bei Lecithin und Mono-und Diglyceriden der Fall, wie gleich in den Anwendungsbeispielen erklärt und ersichtlich wird. Auch bei den Emulgatoren ist daher ein wenig Wissen um die physikalisch chemischen Eigenschaften wichtig, um für die bestimmten Anwendungen den richtigen Emulgator zu verwenden (Friberg 2003).

13.3 Anwendungsbeispiele

13.3.1 Lecithin: gute Wasserlöslichkeit

Lecithin, meist Sojalecithin, gehört zu der Gruppe der sogenannten Phospholipiden. Die Moleküle besitzen eine sehr starke polare Gruppe, daher löst sich Lecithin relativ gut im Wasser (◘ Abb. 13.5).

Der hydrophile Kopf (großer Kreis in ◘ Abb. 13.5) zieht sozusagen den hydrophoben Schwanz mit ins Wasser. Lecithin eignet sich daher für wässrige Schäume, wie bereits in ◘ Abb. 13.4 gezeigt, bestens. Die sogenannte »Airs« sind leicht und, wenn sie gut gewürzt sind, sehr geschmacks- und duftintensiv.

> **Tipp**
>
> Ein typisches Beispiel wäre ein umami-Schaum zur Geschmacksstimulation. Dazu wird reifer Käse, etwa Parmesan oder Greyerzer, gerieben und in einer stark würzigen Fleisch- oder Gemüsebrühe gekocht. Fett und Protein wird abgefiltert und es verbleibt eine intensiv nach Parmesan duftende Brühe. Nach dem Erkalten kann diese mit Lecithin (etwa 1–1,5 g pro 100 ml) versetzt werden und mit dem Stabmixer in einer breiten Schüssel geschlagen werden. Der entstehende Schaum wird abgeschöpft und auf Löffel serviert. Genauso lässt sich mit Schinkenbrühen, Spargelbrühen, Gemüsefonds oder Saucen verfahren, solange sie entfettet sind.

Auch stark mit Kräutern gewürzte Gemüsebrühen, etwa mit Petersilie, Thymian oder Rosmarin, oder die in Brühe gekocht, gemixt und gefiltert wurden, lassen sich zu luftig-leichten, intensiven Airs aufschlagen. Für Menschen mit stark eingeschränktem Riechvermögen können die Brühen noch mit einigen Tropfen ätherischer Öle angereichert werden. Bekannte ätherische Öle, wie Zitrus- oder Orangenöl, sind wegen ihres frischen Charakters sehr beliebt. Aber auch ätherische Öle von Kräutern und Gewürzen können bei diesen Bewohnern Positives bewirken. Wird davon nur wenige Tropfen dazugeben, stört das Fett die Schaumbildung nicht.

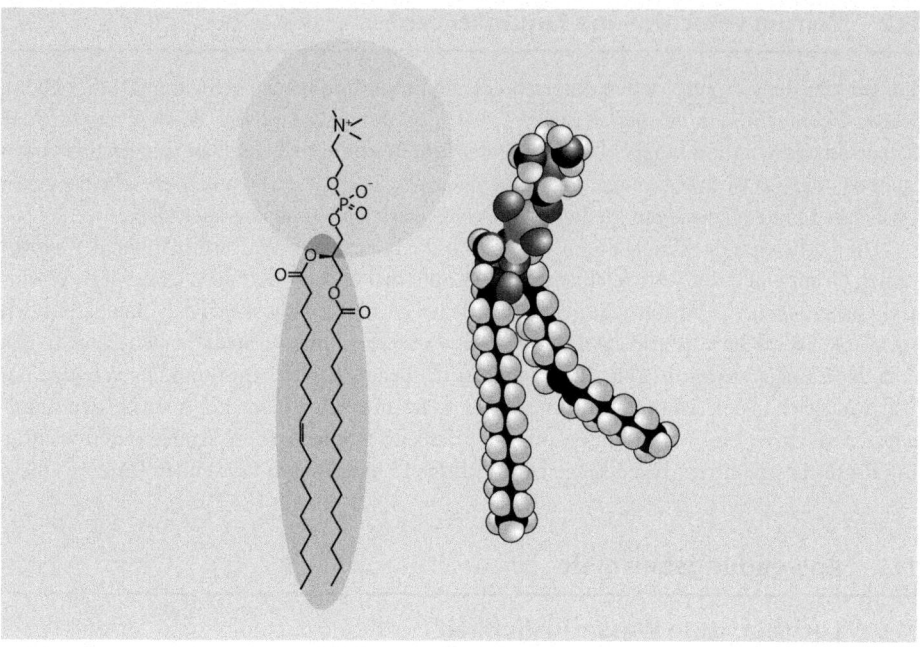

◘ Abb. 13.5   Beispiel für ein Phospholipid (Lecithin). Die stark polare hydrophile Gruppe (Cholingruppe) sorgt für eine ausreichende Wasserlöslichkeit und zieht bei beiden Fettsäuren mit ins Wasser. Die Balance liegt auf der Seite der Wasserlöslichkeit.

13.3.2 Zuckerester: wasser- und fettlöslich

Der Name Zuckerester bedeutet nichts anderes, als dass der wasserliebende Teil ein Zuckermolekül ist, das mit einer oder zwei Fettsäureketten über Estergruppen verbunden ist. Zuckerester haben daher je nach Zusammensetzung eine hohe Wirkung auf die Balance zwischen Fett- und Wasserlöslichkeit. Die Wasserlöslichkeiten lassen sich durch die Art und Größe der Zuckermoleküle, Fruktose, Glukose, Saccharose oder Zuckeralkohole steuern, die Fettlöslichkeit über die Anzahl, Länge und den Sättigungsgrad der Fettsäuren. Zuckerester gibt es daher in vielen Variationen, die praktisch maßgeschneidert zur Verfügung stehen (◘ Abb. 13.6).

Handelsübliche Zuckerester sind meist ein »breites« Gemisch, sodass die Handhabung in der Pflegeküche sehr einfach wird. Mit Zuckerester lassen sich daher auch aus Flüssigkeiten Schäume schlagen, die einen etwas höheren Fettanteil aufweisen. Des Weiteren sind Schäume aus Zuckerester auch bis zu einem gewissen Grad temperaturstabiler.

Tipp

Typische Anwendungen sind Schäume aus Bratensaucen, die noch einen gewissen Teil Butter oder Öle besitzen. Die Blasenstruktur dieser Schäume ist nicht ganz so fein, wie bei reinen Lecithin-Wasserschäumen, nehmen aber auch im Mund kein raumfüllendes Volumen ein, sondern zerplatzen leicht und können problemlos geschluckt werden.

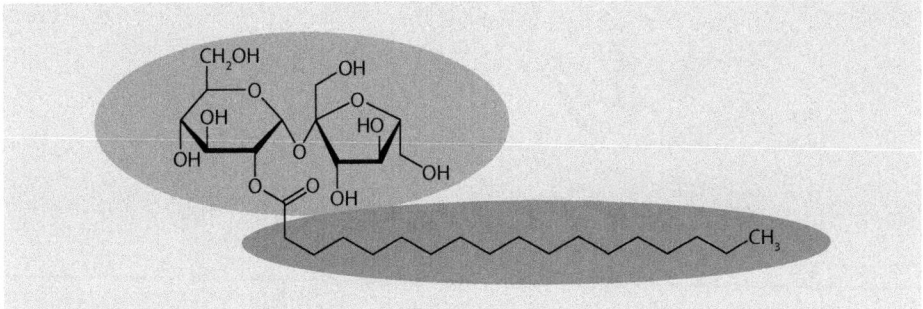

◘ **Abb. 13.6**   Ein Beispiel für einen Zuckerester. Der Saccharoseteil (Zucker, oben) ist wasserlöslich, die Fettsäure (unten) ist fettlöslich. Die Balance ist hier in etwa ausgeglichen, wenn auch die Wasserlöslichkeit noch dominiert.

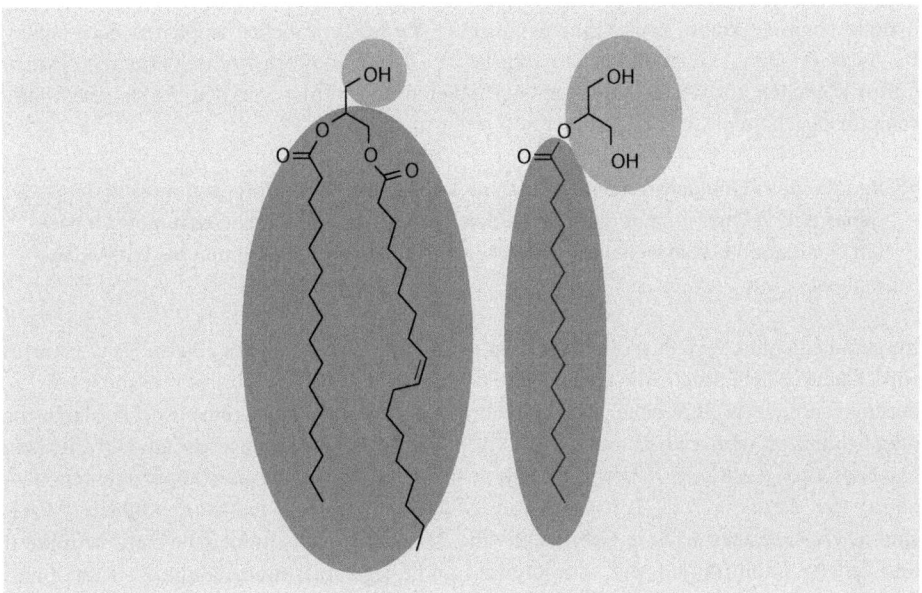

◘ **Abb. 13.7**   Beispiele für Mono- und Diglyceride. Sie entstehen über den enzymatischen Abbau von Fetten. Von Fettmolekülen (Triacylglycerolen) werden durch Enzyme (Lipasen) eine oder zwei Fettsäuren abgespalten. Hier überwiegt die Fettlöslichkeit.

13.3.3 Mono- und Digliceride: verdicktes Öl und Ölschäume

Mono- und Diglyceride entstehen aus Fetten, denen eine oder zwei Fettsäuren enzymatisch entfernt wurden. Diese Emulgatoren sind etwas stärker fettlöslich, da die Wasserlöslichkeit auf den verbliebenen Hydroxylgruppen (OH) des Glycerinrestes beruht. Auch diese Emulgatoren lassen sich in der Pflegeküche leicht handhaben (◘ Abb. 13.7).

Diese unterschiedlichen Eigenschaften im Vergleich zu Lecithin erlauben neue Strukturen, die in der Pflegeküche genützt werden, wie es in ◘ Abb. 13.8 angedeutet ist. Löst sich Lecithin im Wasser bei genügend hoher Konzentration bilden sich Mizellen. Dabei werden die

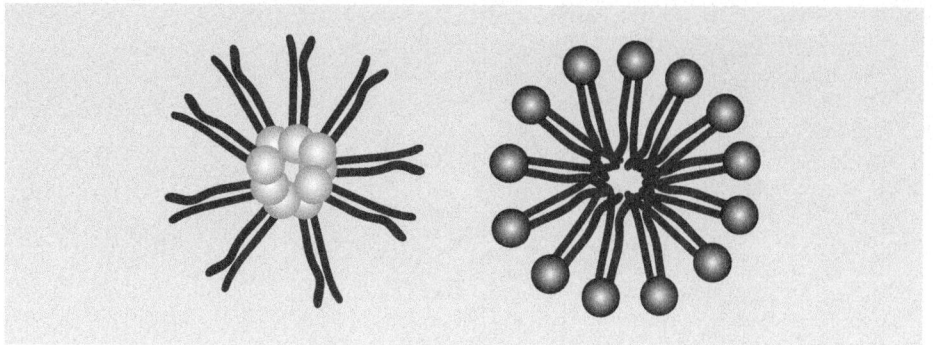

◘ Abb. 13.8   Verschiedene Emulgatortypen mit unterschiedlicher Mizellenbildung der Emulgatoren ermöglichen gezielte Anwendungen in der Pflegeküche.

hydrophoben Fettsäuren nach »innen« gestreckt, die wasserlöslichen Köpfchen nach außen. Bei Diglyceriden im Öl ist dies genau umgekehrt. Die nur schwach wechselwirkenden hydrophilen Köpfchen können sich zusammengruppieren und werden von den Fettsäureschwänzchen im Öl gehalten.

> ❯ Verschiedene Emulgatoren ermöglichen es, unterschiedlichen Anforderungen in der geriatrischen Ernährung gerecht zu werden: von leichten wässrigen Schäumen zur basalen Stimulation bis hin zu kalorienreichen Schäumen und Emulsionen bei Ernährungsmangel.

Ihr entscheidender Vorteil ist die Löslichkeit in Öl, sofern dieses auf etwa 50 bis 60°C erwärmt wird. Dadurch lassen sich eine ganze Reihe von für die Pflegeküche sinnvollen Konsistenzänderungen erreichen. Zum einen lässt sich damit, abseits von Sahne, Crème fraîche, Margarine oder Schmalzen schmackhaft und auf die Vorlieben der Bewohner abgestimmt, Öl verdicken. Die Fettsäuren der Mono-/Diglycxeride lösen sich in Öl, die Glycerinrestköpfchen nicht. Daher werden diese durch die Fettsäuren vom Öl »geschützt«. Die Emulgatoren bilden »Mizellen«. Diese sind aber größere Gebilde, die die Bewegung der Fettmoleküle stark behindern und verlangsamen (◘ Abb. 13.9). Das Öl wird zähflüssiger, fast streichfähig, z.B. Kernöl und Olivenöl, wenn es etwa auf 10°C leicht abgekühlt wird.

Die kugelförmigen »Fettsäurestacheln« der Emulgatoren haben beim Abfühlen eine Fernwirkung, indem sie den Trygliceriden der Öle ihre Richtung aufzwingen können. Dann entsteht eine Art Zahnradeffekt. Die Fließeigenschaften des Öls werden stark gebremst.

Gerade im Bereich der Mangelernährung bietet die Verwendung von Mono-und Diglyceriden eine weitere sensorische Abwechslung. Angesehen von Haselnuss-, Walnuss- oder Olivenöl können auch zum Beispiel Kürbiskernöle oder Öle, denen mit ätherischen Ölen andere Geschmacks-, bzw. Duftrichtungen gegeben wurden, eingesetzt werden. Auch fettlösliche Mikronährstoffe, wie die Vitamine A (Retinol), dessen Vorstufe (β-Carotin), Vitamin D (Cholecalciferol), Vitamin E (Tocopherol) und die Vitamine der K-Gruppe, aber auch fettlösliche Farbstoffe, Carotinoide oder Aromastoffe lösen sich im Öl.

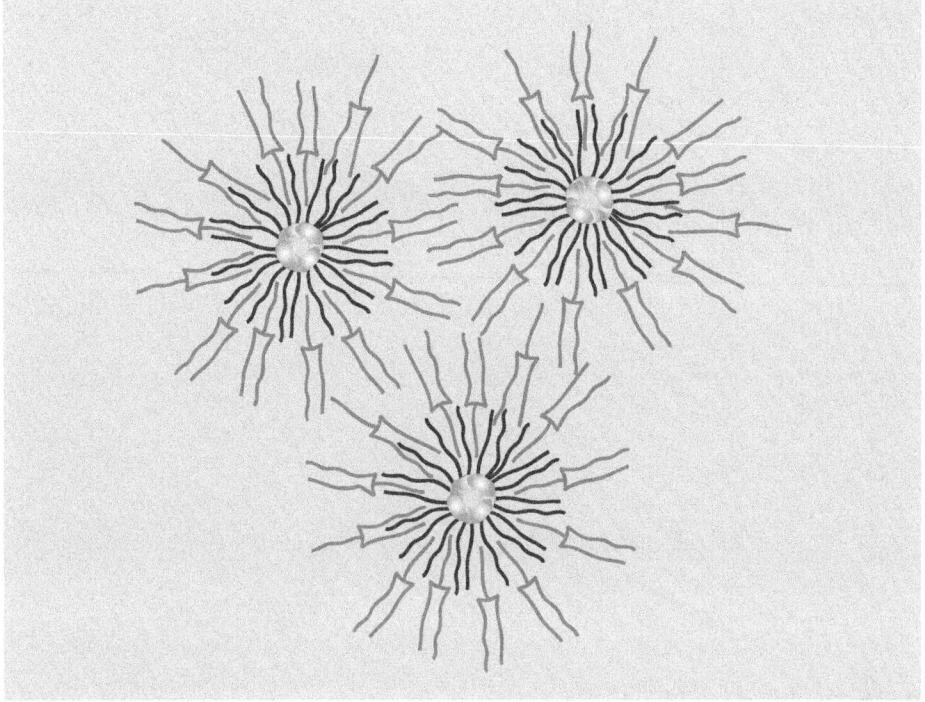

◨ **Abb. 13.9** Der molekulare »Bremseffekt« bei Mono-/Diglycerid-Mizellen (die Fettmoleküle (Triglyceride) des Öls sind die äußeren, »dreischwänzigen« Strukturen).

Tipp

Die verdickten Öle können somit in kleinen Löffeln serviert werden. Mono- und Diglyceride bieten auch die Möglichkeit, Öle aufzuschäumen (◨ Abb. 13.10). Werden die verdickten, Vitamin-angereicherten aromatisierten Öle in einen Sahnebläser gegeben und ganz normal begast, lassen sich standfeste fast sahneänliche Schäume herstellen, die als kleine Farbtupfer auf Fingerfood gegeben werden können. Im Gegensatz zu flüssigen Ölen wirken die luftgefüllten, aber festen Schäume kaum fettig und schwer.

13.4 Schaden Emulgatoren dem Körper?

Die hier besprochenen Emulgatoren Lecithin, Zuckerester und Mono-/Diglyceride sind für den Menschen nicht schädlich. Lecithin ist ein Bestandteil aller Zellmembranen, sowohl der pflanzlichen als auch der tierischen. Derartige Phospholipide sind daher keine unbekannten Substanzen, sie werden ständig im menschlichen Körper produziert, um Zellmembranen zu erneuern. Zuckerester sind in vielen Formen Bestandteil der Zellmembranen in Pflanzen und Saaten vorhanden. Zuckerester werden in die jeweiligen Zucker und Fettsäuren gespalten und dem Stoffwechsel zugeführt. Sie sind letztlich ein Nahrungsmittel.

Mono- und Diglyceride werden ebenfalls durch fettspaltende Enzyme (Lipasen), die vom Pankreas ausgeschüttet werden, aus allen zugeführten fetthaltigen Lebensmitteln hergestellt.

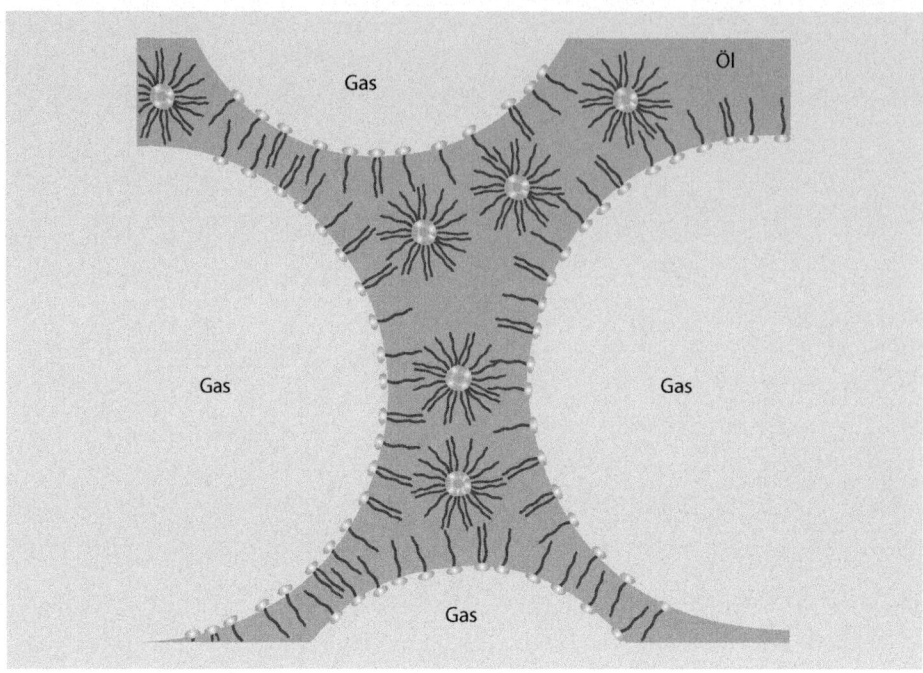

◘ Abb. 13.10   Vereinfachte Darstellung eines Ölschaums..

Auch diese Substanzen fallen während der Verdauung ständig an. Die über Emulgatoren zugeführte Menge fällt daher wenig ins Gewicht.

13.5 · Stabilität bei Schäumen auf Wasserbasis

Ein wesentlicher Aspekt für alle Schäume ist Schaumstabilität. Sie wird nicht nur durch die physikalisch chemischen Eigenschaften bestimmt, wie Balance zwischen Fett- und Wasserlöslichkeit der Molekülteile der Emulgatoren, sondern auch durch die Viskosität des aufzuschäumenden Mediums. Die Löslichkeitseigenschaften sind in der ersten Phase der Schaumbildung wichtig, wenn der Schaum erzeugt wird. Des Weiteren verhindern die wasserlöslichen Teile ein zu schnelles Verdampfen des Wassers in den Stegen an den äußeren Begrenzungen des Schaums. Bei zu schnellem Verdampfen des Wassers in den äußeren Stegen würden diese rasch platzen, wenn die Wasserwände zu dünn werden, wie es etwa bei in Regenbogenfarben schimmernden Bläschen eines Badeschaums zu beobachten ist. Aber auch die Schwerkraft ist für die Schaumstabilität ein wichtiger Faktor. Steht der Schaum aber für eine gewisse Zeit, beginnt aufgrund der Schwerkraft die Flüssigkeit in den Stegen nach unten zu sinken. Demzufolge werden die Stege immer dünner – der Schaum »trocknet« ebenfalls aus, die Bläschen platzen. Kann aber die Flüssigkeit aufgrund einer höheren Viskosität nur sehr langsam nach unten sinken, ist der Schaum stabiler. Daher hilft ein leichtes Verdicken der Flüssigkeit, z.B. etwas Xanthan bei Schäumen auf Wasserbasis, die Stabilität zu erhöhen.

13.6 Sahneschäume aus dem Sahnesyphon

Dieser Viskositätseffekt zur Schaumstabilisierung lässt sich bei Hydrokolloidschäumen nutzen, sofern man Sahnebläser (Sahnesyphons) verwendet. Dort wird die zu schlagende Flüssigkeit, wie Sahne, in einen Sahnebläser gegeben, mit Stickstoffdioxid (N_2O) oder Kohlendioxidpatronen begast und kalt gestellt. Dabei löst sich eine bestimmte Menge des Gases in der Flüssigkeit unter dem erhöhten Druck im Sahnebläser. Beim Herausblasen sinkt der Druck, daher dehnt sich das Gas aus und bildet die »geschlagene« Sahne mit sehr kleinen Bläschen. Bei Schlagsahne sind bereits verdickende und emulgierende Substanzen aus der Milch enthalten. Bei anderen Flüssigkeiten, wie zum Beispiel Fruchtsäften, aber auch Saucen, kann mit Hydrokolloiden »nachgeholfen« werden. Mit den in ▶ Kap. 6 und ▶ Kap. 7 besprochenen Gelier- und Verdickungsmitteln lassen sich ohne Emulgatoren leicht essbare Schäume aus fast allen Flüssigkeiten bilden.

Die folgenden Betrachtungen und Methoden gelten für Fruchtsäfte, Milch, Joghurt, klare Brühen, also für alle feststoffpartikelfreie Flüssigkeiten. Feste Partikel, wie Faserstoffe aus Direktsäften oder Schwebstoffe, würden die Düse der Sahnebläser unter Umständen verstopfen.

13.7 Hydrokolloidschäume

13.7.1 Xanthan-Johannisbrotkernmehl

Das Paradebeispiel dafür ist die Kombination aus Xanthan und Johannisbrotkernmehl. Mit dieser Kombination lassen sich die meisten Flüssigkeiten aufschäumen, vor allem mittels Sahnebläsern. Bei dieser Methode wird der Schaum auf andere Weise erzeugt. Beide Substanzen sind entsprechend kalt löslich, das Xanthan besser als das Johannisbrotkernmehl. Die Flüssigkeit, etwas Fruchtsäfte, werden daher zunächst mit einem Stabmixer angedickt, das Verhältnis von Xanthan und Johannisbrotkernmehl ist dabei etwa 1:1. Danach wird dies in einen Sahnesyphon gegeben, begast und danach für ein zwei Stunden kalt gestellt. Danach steht der Schaum in kleinen Portionen zur Verfügung.

Warum dies immer funktioniert, liegt zunächst an der Zugabe des Xanthans. Wegen seiner hohen Wasserbindung und der stäbchenförmigen Molekulargeometrie verleiht es der Flüssigkeit eine starke Thixotropie und damit eine sehr gute Scherverdünnung. Das Johannisbrotkernmehl kommt dabei zu Hilfe. Das Gas löst sich unter Druck und Kälte in der Flüssigkeit besser als dies unter Normaldruck geschähe. Diese »Mikrobläschen« sind in ihrem Durchmesser sehr klein, auch diese stehen unter Druck, der Sahnesyphon ist ja physikalisch ein geschlossenes System. Beim Herausblasen wird die verdickte Flüssigkeit wegen der hohen Austrittsgeschwindigkeit sehr flüssig. Außerhalb des Ventils fehlt allerdings der Schub, die Strömungsgeschwindigkeit sinkt stark, die Viskosität steigt dabei wieder stark. Der Schaum erhält seinen Stand. Beim Austreten des Schaums aus der Düse sinkt der Druck auf Normaldruck, die Bläschen dehnen sich stark aus, der Schaum wird dadurch noch fester und stabiler. Die Flüssigkeit zwischen den Stegen kann nur schwer fließen, die Scherkräfte sind jetzt praktisch null. Der Schaum steht. Erst unter den Bewegungen im Mund wird er wieder flüssig. Die Bläschen platzen nach und nach, geben die Aromen frei und der im Vergleich zum Schaumvolumen geringe Flüssigkeitsanteil kann gemäß den Ausführungen in ▶ Kap. 6 und ▶ Kap. 7 leicht geschluckt werden.

13.7.2 Xanthan-Guarkernmehl

Eine ähnliche Funktion hat die Kombination von Xanthan und Guarkernmehl. Wie bereits in ▶ Kap. 10 und 12 angesprochen, lassen sich mit diesen beiden kaltlöslichen Verdickungsmitteln die Fließeigenschaften exakt einstellen. Guarkernmehl ist weniger scherverdünnend als Xanthan. In Schäumen kann dies ebenfalls sehr hilfreich sein. Schäume sind keine starren Gebilde, die Flüssigkeit um die Bläschen ist trotz hoher Viskosität in Bewegung. Platzen lokal Bläschen, so wird die Flüssigkeit um das Bläschen stark beschleunigt. Xanthan wirkt dabei scherverdünnend. Die Flüssigkeit folgt daher rascher, bis die Bewegung wieder zum Stillstand gekommen ist. Während dieser »lokalen« Dynamik hilft Guarkernmehl. Es weist eine geringere Scherverdünnung auf und ergibt in solchen Fällen einen zusätzlichen Stabilitätseffekt.

13.8   Fixierte, gelierte Hydrokolloidschäume

Sehr stabile Schäume lassen sich unter Zuhilfenahme von Geliermitteln bereiten. Dabei wird z.B. die Flüssigkeit zwischen den Wasserstegen geliert. Das Standardbeispiel dazu ist die Verwendung des Iota-Carrageenans, das sehr weiche und fast schmelzende Gele bildet (▶ Abschn. 12.1.7).

13.8.1 Iota-Carrageenan

Auch mit Iota-Carrageenan lassen sich Flüssigkeiten aufschäumen. Wegen der Fähigkeit der Carrageenane, wie in den Algenzellwänden zweiwertige Kalziumionen einzubinden, eignet sich dieses Gelier- bzw. Bindemittel besonders für Milchprodukte mit freien Kalziumionen. Die sehr weiche Gelierung steht dabei nicht im Weg, da diese Gele leicht zerstörbar sind. Die Nutzung von Iota-Carrageenan verleiht den Schäumen aus dem Sahnesyphon noch etwas Elastizität und Stabilität.

Großblasige Schaumplätzchen zur basalen Stimulation lassen sich auch mit Iota-Carrageenan herstellen: Die Flüssigkeit wird mit Iota versetzt, leicht erwärmt und mit einem Schneebesen oder Stabmixer in Eis aufgeschäumt. Dabei geliert das Carrageenan, der Schaum bleibt beständig. In mundgerechten Stücken dargereicht dient er zur Geschmacksstimulation und zur Appetitanregung. Die Gele schmelzen in Mund.

13.8.2 Alginat und Kalziumlaktat

Festere Gele lassen sich auch mit Alginat bilden, die über die ionische Bindung (▶ Abschn. 12.2) eine höhere Temperaturstabilität erreichen. Dazu können feinpürierte Suppen in mundgerechte »Schaumkissen« verwandelt werden, die beim Essen allerdings ein leichtes, aber stimulierendes Kauen erfordern. In der Flüssigkeit wird Alginat gelöst. Die verdickte Flüssigkeit wird dann in einen Sahnebläser gegeben und mit einer Stickstoffpatrone begast. Währenddessen wird dann Wasser mit Kalziumlaktat angerührt. Wird der Sahnebläser mit einem entsprechenden Aufsatz versehen, kann die Lösung direkt unter Aufschäumen in die Kalziumlaktatlösung gesprüht werden. Die Alginatmoleküle vernetzen sofort und fixieren den Schaum. Dieser ist schnittfest und kann kalt oder auch leicht erwärmt gereicht werden.

13.8.3 Gelatine – »Marshmellows«

Ähnliche, aber nicht wärmestabile »Kissen« lassen sich mit Gelatine erzeugen. Viele Eiweiße (Eiklar, Sojaprotein, Erbsprotein) sind sehr gute Aufschäumer, da auch diese Moleküle grenzflächenaktive Eigenschaften aufweisen. So kann man aus 200 ml Flüssigkeit (Fruchtsäfte, aber auch herzhafte Suppen oder Saucen der Geschmacksrichtung umami) mit drei bis vier Blatt eingeweichter Gelatine schnittfeste »Marshmellows« herstellen. Dazu wird die Flüssigkeit auf 60–70° C erwärmt und die Gelatine darin vollständig aufgelöst. Anschließend wird die Masse unter Schlagen auf Eiswasser abgekühlt und im Kühlschrank fertiggestellt. Nach dem Festwerden können handgerechte, kubische Formen geschnitten werden.

13.8.4 Schäume aus pürierten Agar, Gellan oder Kappa-Carrageenangelen

Aus festen Gelen der Geliermittel Agar, Gellan oder Kappa-Carrageenan lassen sich ebenfalls schaumartige Gebilde mit dem Sahnesyphon erzeugen. Dazu wird das Gel (ohne Feststoffanteile wie Faserstoffe oder Schwebstoffe) mit einem Thermomix oder Mixstab leicht püriert (▶ Abb. 11.25) und in den Sahnesyphon gegeben. Nach dem Begasen können diese Pürees zu Schäumen aufgesprüht werden. Dabei werden die Blasen sehr klein und die Schäume sehr beständig. Sie werden über winzige Gelstücke stabilisiert, die sich vorwiegend an die Grenzflächen der Schaumbläschen setzen (der Fachbegriff lautet Pickering-Emulsion, Dörfler 2002). Da diese Geliermittel eine gute Hitzebeständigkeit auszeichnet, eignet sich diese Methode auch für warme »Schaumpuddings«.

13.9 Eischnee, Schaumkuchen, Biskuits, Brot

Der klassische Aufschäumer ist natürlich Eiklar. Proteine im Eiklar sind stark grenzflächenaktiv. Sie bestehen aus hydrophilen und hydrophoben Abschnitten, die in der Lage sind, Grenzflächen zwischen Wasser und Luft zu stabilisieren. Eischnee ist daher sehr stabil. Er kann mit Zucker zu Baisers getrocknet werden, ohne dass dieser zusammenfällt. In Verbindung mit wenig Mehl lassen sich Kuchenbiskuits herstellen. Diese müssen allerdings nicht immer süß sein, auch herzhafte Biskuits, etwa durch Zugabe von Mehl, Sojasauce oder Tomatensaft können bisweilen für Abwechslung sorgen.

Mit dem Sahnebläser lassen sich leichtere luftige Biskuits herstellen, die rasch à la minute in der Mikrowelle »hochgezogen« werden können, die große Blasen, aber weit weniger Materialvolumen haben und so der Appetitsteigerung und dem eat-by-walking dienen. Dazu wird Eiklar mit Mehl und Gewürzen vermengt und in einen Sahnebläser gegeben. In mikrowellengeeignete Gefäße gesprüht und einige Sekunden bei 800–1000 Watt in der Mikrowelle gegart, bilden sich biskuitartige, schnittfeste Schäume mit einer relativ großen Krume. Durch die rasche Hitze der Mikrowelle geht die Biskuitmasse stark auf. Daher sollte immer eine Verdreifachung des eingesprühten Volumens berücksichtigt werden. Die Verwendung von Trockeneiweiß lässt darüber hinaus noch ganz andere Aromatisierungen zu, da die Flüssigkeit (fettfrei für Schäume) gezielt gewählt werden kann. Trockeneiweiß hat auch den Vorteil der Keimfreiheit und der langen Haltbarkeit.

Mit Trockeneiweiß (Albumin) lassen sich daher zum Beispiel feste Apfelschäume schlagen, wenn Apfelsaft mit Trockeneiweiß etwa im Verhältnis 3:1 geschlagen wird, aber auch

Rote-Bete-Schäume, Schäume auf Wasser-Sojasaucen-Basis, Tee oder Gemüseschäume auf Basis von allerlei Gemüsesäften. Fügt man noch Mehl oder Stärke zu, so lassen sich auch diese Schäume in der Mikrowelle »fixieren«. In mundgerechte und den Beschwerden entsprechende Stücke (Würfel, Quader) geschnitten, können sie jederzeit gegessen werden.

Für Bewohner, die sich vegetarisch ernähren wollen oder müssen, lässt sich Hühnereiweiß durch geschmacksneutrale Erbsen- oder Sojaproteine ersetzen.

Mit dieser Methode lässt sich auch leichtes, krustenfreies und luftiges Brot herstellen. Dazu wird Mehl mit etwas Backferment und Salz versetzt. Der Teig wird dann mit so viel Wasser aufgesetzt, dass sich eine pfannkuchenteigartige Konsistenz bildet. Nach einer entsprechenden Zeit für die Gärzeit wird durch das Backferment (Roggensauer) der Teig trotz des Wasserüberschusses etwas gelockert, bleibt dabei aber flüssig, sodass dieser in einen Sahnesyphon gefüllt werden kann. Damit kann auch dieser Teig in Formen gesprüht und mit der Mikrowelle zu einem luftigen, stabilen Brotschaum »hochgezogen« werden. Mit diesem »Brot« lassen sich sehr gut Saucen aufnehmen. Der geschmackliche Vorteil ist evident, der Geschmack erinnert stark an Brot. Des Weiteren bleibt die Krume locker und ist leicht zwischen Gaumen und Zunge zerdrückbar und damit für Bewohner mit entsprechenden Beschwerden leichter zu essen als gekauftes oder herkömmlich gebackenes Brot. Ein weiterer Vorteil ist, dass sich während des kurzen und gleichmäßig stattfindenden Backens keine harte Kruste bilden kann. Das Brot weist eine starke Saugfähigkeit auf und kann daher sogar zum Frühstück (»Kaffeetunken«) oder als Essensbegleiter (Saucen-/Suppenaufnahme) hervorragend eingesetzt werden. Physikalisch wird dabei die Vernetzungsfähigkeit und Klebeeigenschaften des Weizenkleberproteins Gluten ausgenützt. Die Stabilität und eine gute Wasserbindung (und damit gute Feuchte) wird über die gelatinisierende Stärke erreicht.

13.10   Aerosole – inverse Schäume

Bei Duftsprays sind kleine Tröpfchen durch Luft umgeben, also gerade umgekehrt wie beim Schaum. Viele kleine Tröpfchen haben eine sehr große Oberfläche, die zur Freisetzung der Duftstoffe dient. Dadurch lassen sich bereits durch kleine Mengen versprühter aromatisierter Flüssigkeiten große Dufteffekte erzeugen. Kreationen wie Kräuter oder Gewürzsprays, aber auch Essensdüfte, wie Braten- oder Käsegerüche, lassen sich versprühen, die der Stimulation und der Appetitanregung dienen. Hierbei sollten die Vorlieben und kulturellen Hintergründe der Bewohner berücksichtigt werden, um sogar an die unbewussten Erinnerungen der Kindheit der Bewohner zu appellieren.

Literatur

Biedermann, M, Essen als basale Stimulation, (2011), Vincentz Network, Hannover
Boys, C. V. (1990) Soap Bubbles, Dover, New York
Dörfler, H.-D., (2002) Grenzflächen und kolloid-disperse Systeme: Physik und Chemie, Springer, Berlin
Drenckhan W. (2009) Physik für Schaumschläger, Physik Journal 8, 29
Friberg, S.E., Larsson, Sjoblom, K.J. (eds) (2003), Food Emulsions (Food Science and Technology), Marcel Dekker Inc, N.Y.
Weaire, D. Hutzler, S. (1999) The Physics of Foams, Clarendon Press, Oxford
Vilgis, T. (2008) Molekularküche – das Kochbuch, Tre Torri Verlag, Wiesbaden
Vilgis, T. (2010) Das Molekül-Menü – molekulares Wissen für kreative Köche, S. Hirzel Verlag, Stuttgart

13

Emulsionen – Fett-Wasser-Gemische: cremig und nahrhaft

Thomas A. Vilgis

T.A. Vilgis et al., *Ernährung bei Pflegebedürftigkeit und Demenz,*
DOI 10.1007/978-3-7091-1603-6_14, © Springer-Verlag Wien 2015

14.1   Fett und Wasser

Während Schäume, bis auf die Ölschäume, kaum einen Nährwert haben und so lediglich zur basalen Stimulation und Appetitanregung taugen, lassen sich Emulsionen, quasi Schäume, deren Fettbläschen durch Öl- bzw. Fetttröpfchen ersetzt werden, durchaus zur Ernährung und zur Supplementierung von Mikronährstoffen gezielt nutzen. Ihr Nutzen ist daher mehrfach: Sie dienen über das Fett zur hochkalorischen und schmackhaften Ernährung und bieten damit abwechslungsreiche Komponenten im Ernährungsalltag von Bewohnern mit beginnender Mangelernährung oder zur Vorbeugung von Mangelernährung.

Als Emulsionen bezeichnet man Gemische aus Öl und Wasser (Dörfler 2002, Friberg 2003), wie sie aus Mayonnaisen, Remouladen oder Margarinen bekannt sind. Da Öl und Wasser untereinander nicht mischbar sind, muss immer eine Phase in die andere fein verteilt werden. Dies ergibt schon ein Merkmal zur Unterscheidung: Sind feine Öltröpfchen im Wasser verteilt, spricht man von Öl-in-Wasser-Emulsionen, dort ist Wasser die kontinuierliche und das Öl die dispergierte Phase (◘ Abb. 14.1). Die meisten bekannten kulinarischen Emulsionen, etwa die Mayonnaise, gehört zu diesem Fall, auch wenn dort der Ölanteil weit größer ist, als die Wassermenge.

Der Vorteil von Emulsionen in der geriatrischen Ernährung ist sofort evident: Die Kombination von Wasser und Fett lässt das ganze Spektrum an Texturen und Nährstoffen zu. Sowohl fettlösliche als auch wasserlösliche Geschmacksstoffe, Aromen und Mikronährstoffe lassen sich über Emulsionen transportieren. Dabei spielt die außergewöhnliche Textur der Emulsionen eine ganz besondere Rolle: Emulsionen können das ganze Spektrum der Fließeigenschaften aufweisen, von sehr flüssig, und damit trinkbar, bis hin zu extrem cremig. Im letzteren Fall können sie eine ähnliche Funktion haben wie verdickte Flüssigkeiten. Die Fließeigenschaften sind scherverdünnend. Sie lassen sich gut und sekundärtropfenfrei schlucken. Mayonnaiseartige Emulsionen werden im Allgemeinen als sehr angenehm empfunden.

Bei Emulsionen gelten ganz ähnliche Prinzipen wie bei Schäumen. Stabil bleiben Emulsionen nur, wenn genügend Emulgatoren vorhanden sind. Eine Separation zwischen den Bestandteilen muss unter allen Umständen vermieden werden. Dies wird ein den folgenden Beispielen mit Praxisbezug deutlich.

14.2   Öl-in-Wasser-Emulsionen

14.2.1   Eigelb – Öl

Eigelb liefert Emulgatoren in verschiedenen Formen. Einen wesentlichen Beitrag liefern die LDL-(low density lipoprotein)Partikel (◘ Abb. 14.2). Diese liefern Fette wie auch Lecithin und Proteine. Dabei sind die Fettpartikel mit sogenannten Apolipoproteinen »umwickelt«, die allerdings nicht tief in die Fettphase hineinreichen, sondern lediglich die Oberfläche bedecken. Zusätzlich zu den Lecithinmolekülen sind auch Cholesterinmoleküle in die Grenzfläche eingelagert (Phillips 1992, Phillips 1997). Die Stabilität der Partikel ist sehr gut, sie können aber durch mechanische Einwirkung zerstört werden, etwa wenn Eigelb mit Zucker geschlagen wird.

Auch die Granula des Eigelbs, die Matrix, in die die LDL-Partikel eingelagert sind, liefern ebenfalls eine Reihe Proteine, die zur Stabilität der Mayonnaisen beitragen. Eigelbmayonnaisen sind daher komplizierte Gebilde, mit einer ganzen Reihe verschiedenster Emulgatoren aus dem Eigelb (Ternes 2008).

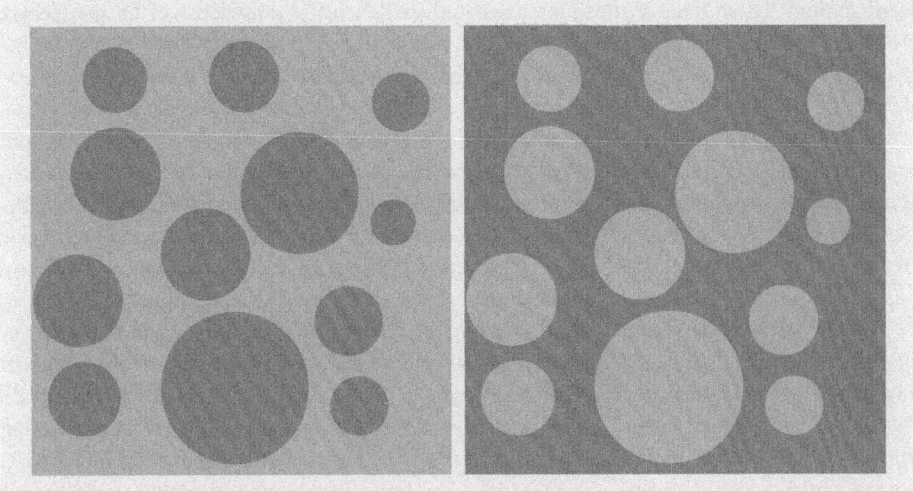

☐ **Abb. 14.1** Die Begriffe Öl-in-Wasser- und Wasser-in-Öl-Emulsionen lassen sich anhand der Strukturen verdeutlichen. Die »kontinuierliche Phase« kann von einem Molekül komplett durch Diffusion »durchwandert« werden, ohne die Phase zu verlassen. In der diskontinuierlichen oder dispergierten Phase ist die Molekularbewegung innerhalb eines Tropfens beschränkt.

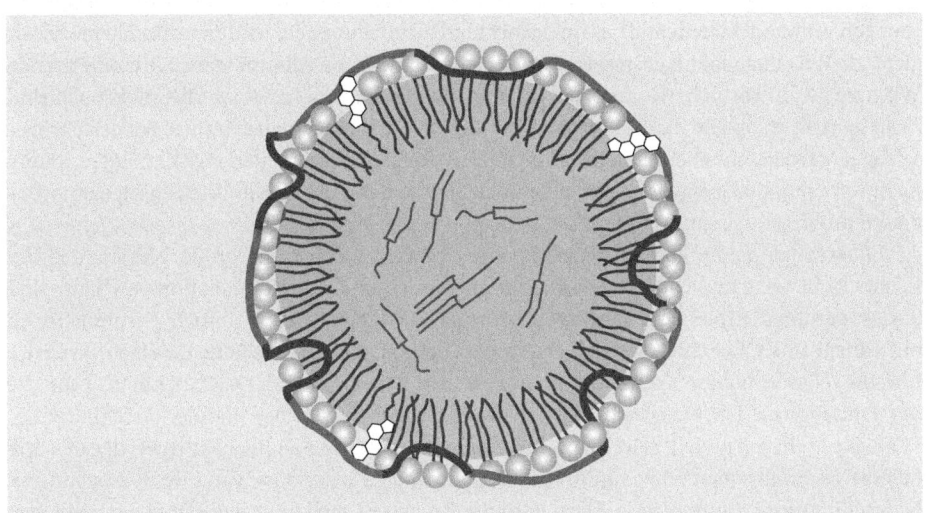

☐ **Abb. 14.2** Schematische Darstellung eines LDL-Partikels. Jedes Partikel ist mit einem Apolipoprotein umwickelt, das aus fett- und wasserlöslichen Abschnitten besteht. In die Grenzfläche eingelagerte Cholesterine, sie tragen noch eine Fettsäure, sind schematisch dargestellt.

Die in der Küche üblichen Mayonnaisen sind Öl-in-Wasser-Emulsionen. Dazu gehört auch der Klassiker, der auf Eigelb und Öl basiert. Die Emulgatoren sind hier zum einen Proteine aus dem Eigelb, aber auch Lecithine, die teilweise aus dem Eigelb abgegeben werden können. Werden Eigelb und Öl nach den üblichen Küchenvorschriften aufgeschlagen, wird die Emulsion immer dicker und cremiger, bis sie einen Stand hat, der nur unter hohen Scherkräften zerstört werden kann. Diese hohe Viskosität ist erstaunlich Es wird ja dünnflüssiges Öl zugegeben, trotzdem wird die Emulsion immer fester und zähflüssiger. Diese starke Viskositätszunahme liegt an den während des Schlagens immer kleiner werdenden Tröpfchen (Body 1972). Schließlich sind die Öltröpfchen so fein verteilt, dass sie sich fast berühren. Die Wasserwände zwischen den Tröpfchen werden dabei immer dünner. Daher können sich die Öltröpfchen nicht mehr aneinander vorbei bewegen. Vorausgesetzt, die dünnen Wasserwände halten den Belastungen stand, genau dazu benötigen sie eine dichte Belegung von Emulgatoren, genau wie bei den Schäumen. Mit diesem Verständnis lassen sich für die geriatrische Ernährung eine ganze Reihe cremiger Emulsionen mit den verschiedensten Emulgatoren erreichen. Die meisten sind aus dem Kapitel der Schäume bereits bekannt, so dass hier nur eine Kurzfassung notwendig ist.

Da die Stabilität der Emulsionen vor allem von der Struktur abhängt, können bei hygienischen Bedenken gegen die Verwendung von rohem Eigelb auch Emulsionen aus gegartem Eigelb geschlagen werden. Da bei vollständig auf 100°C Kerntemperatur erwärmten Eiern das Eigelb leicht mehlig wird und einige Proteine vollkommen denaturiert sind, ist deren Beitrag zur Emulsionsstabilität nicht mehr ganz ausgeprägt. Es reicht allerdings, das Eigelb auf 65°C zu erwärmen. Es ist dann selbst cremig und seine Emulgierfähigkeit ist praktisch noch vollständig erhalten.

14.2.2 Eiklar – Öl

Emulgierende Wirkung hat auch Eiklar vorzuweisen. Dieses ist praktisch cholesterinfrei, muss aber roh verwendet werden, da es im gekochten Fall vollkommen verklumpt und keine emulgierende Wirkung mehr hat. Im Eiklar sind die verschiedenen Albumine für die emulgierende Wirkung verantwortlich, wie auch für die Stabilität des Eischnees. Eiklar-Öl-Emulsionen sind nicht ganz so stabil wie die Emulsionen mit Eigelb. Sie müssen daher immer wieder nachgeschlagen werden, was aber mühelos gelingt, da die langen Proteinketten ihre Emulgierwirkung nicht verlieren. Eiklarmayonnaisen lassen sich gleich zu Beginn im Vergleich zu Eigelbmayonnaisen problemloser Aufschlagen. Sie »schnappen« weniger rasch um.

Eiklarmayonnaisen können vielfaltig abgeschmeckt werden, der große Wasseranteil des Eiklars kann Salze und Glutaminsäure sehr gut aufnehmen. Die Kombination von Säure und Sojasauce zum Beispiel lässt sehr appetitanregende Mayonnaisen zu. Auch Kombinationen mit Tomate und Olivenöl lassen sich problemlos bewerkstelligen. Die hohe Emulgatorkraft der Eiweiße toleriert höhere Konzentrationen zwischen Wasser und Öl. Darüber hinaus kann die Verwendung von Trockeneiweiß hilfreich sein, da die Wassermenge und der Geschmack der Flüssigkeit sehr gut gesteuert werden kann. So lassen sich etwa besonders hochwertige Öle, wie Leinöle, als Emulsionen mit vitaminreichen Säften unter Verwendung von Eiweiß zu schmackhaften Emulsionen aufschlagen. Dazu wird der Fruchtsaft direkt mit dem Trockeneiweiß vermengt, um die Eiweißmoleküle darin zu lösen. Bevor die Mischung zu sehr aufschäumt, wird das Öl unter Weiterrühren zugegeben, bis die gewünschte Konsistenz erreicht ist.

14.2.3 Soja-Cremes

Ist man auf Cremes oder Emulsionen ohne Ei angewiesen, bietet Sojamilch oder eingedickte Sojamilch eine gute Grundlage für Mayonnaisen und Cremes. Dabei wird die gute Emulgatorwirkung der Sojamilch vor allem durch die große Menge des darin vorhandenen Sojalecithins und der Sojaproteine aus der Sojabohne bestimmt. Sojamilch kann eine sehr große Menge Fett emulgieren. Als Emulgatoren stehen somit die Lecithine (Phospholipide, ▶ Abschn. 14.3) und die Proteine zur Verfügung, die im Verbund für die hohe Stabilität der Sojamilchemulsionen verantwortlich sind.

Mit Sojamilch lassen sich besonders feine Schokoladenmousses herstellen, aber auch cremige Erdnussbuttercremes, deren Konsistenz auf die Bedürfnisse der Bewohner abgestimmt werden können. Auch hier sind die Würzabstimmungen grenzenlos, da sowohl Geschmack über den Wasseranteil der Sojamilch und Aromen über den hohen Fettgehalt der Zutat beigefügt werden können. Auch Buttercremes sind möglich, das Einemulgieren von Kakaobutter, dem Fett der Schokolade, lässt eine Vielzahl von Geschmacksrichtungen zu, die den Gewohnheiten der Bewohner entgegenkommt. Auch ausgelassener geräucherter Speck kann damit zu gehaltvollen und gleichzeitig ansprechenden Emulsionen gemixt werden.

Besteht eine Allergie gegen Sojaproteine, kann diese Methode auch mit der »Milch« anderer Getreide angewandt werden. So bieten Hafer, Gersten, Hirse oder Amarantmilch gute Alternativen zur Sojabohne. Diese »Milch«-Sorten können im Übrigen selbst hergestellt werden. Dazu weicht man die Getreide oder Pseudocerealien in ausreichend Wasser für ein paar Stunden ein (im Kühlschrank oder Kühlhaus, um eine Keimung zu verhindern). Dann können Ansätze im Thermomix grob zerkleinert werden. Nach einem Tag im Kühlhaus kann die Milch abpassiert und gefiltert werden und steht zur Verwendung bereit.

Das biophysikalische Prinzip ist dabei immer ähnlich: Es müssen sich ausreichend Lecithine und Proteine im Wasser lösen, damit diese ihre Emulgatorwirkung entwickeln können. Daher lassen sich auch für Bewohner, die sich vegetarisch ernähren möchten, brauchbare Methoden entwickeln, um einen ausreichenden Ernährungsstatus sicherzustellen.

14.3 Nusscremes und Nussmilch

Ein Spezialfall sind Nusscremes. Zum Beispiel lässt sich mit Walnüssen noch viel mehr anstellen. Sie lassen sich zu einer cremigen »Mayonnaise« verarbeiten, die eine gute Grundlage für allerlei Genüsse ist, von süß bis salzig. Dafür benötigen wir einfach 100 g Walnusskerne und 150–200 ml Wasser. Püriert man dies in einen Standmixer oder Thermomix ergibt dies eine feine Creme, deren Konsistenz an eine Mayonnaise erinnert.

> **Tipp**
>
> Wird entsprechend mehr Wasser zugefügt, lässt sich eine nahrhafte Nuss-»Milch« erzeugen. Bei entsprechend feiner Pürierung kann die Viskosität und damit die für die entsprechenden Anforderungen der Trinkbarkeit bei Dysphagie mit der zugefügten Wassermenge eingestellt werden.

Nüsse und alle Ölsaaten (wie Leinsamen, Chia, usw.) können mit etwas Wasser (oder anderen passenden schmackhaften Flüssigkeiten auf Wasserbasis) zu feinen Emulsionen gemahlen werden. Dazu werden Nüsse wie Walnüsse, Haselnüsse, Mandeln oder Kürbiskerne im Thermomix mit Wasser zerkleinert. Die dabei entstehende Paste schmeckt sehr intensiv nach der jeweilig verwendeten Nusssorte. So lassen sich auch Sesam oder das Fleisch der Kokosnüsse zu sortenreinen Emulsionen verarbeiten. Der Mahlgrad kann über die zugeführte Wassermenge gesteuert werden. Mehr Wasser erlaubt einen feineren Mahlgrad. Allerdings ist das Wasser-Nuss-Verhältnis auch für die Konsistenz des Endresultats verantwortlich. Die Nusscremes enthalten natürlich sehr viel Öl der jeweiligen Nuss. Diese natürlichen Öltröpfchen

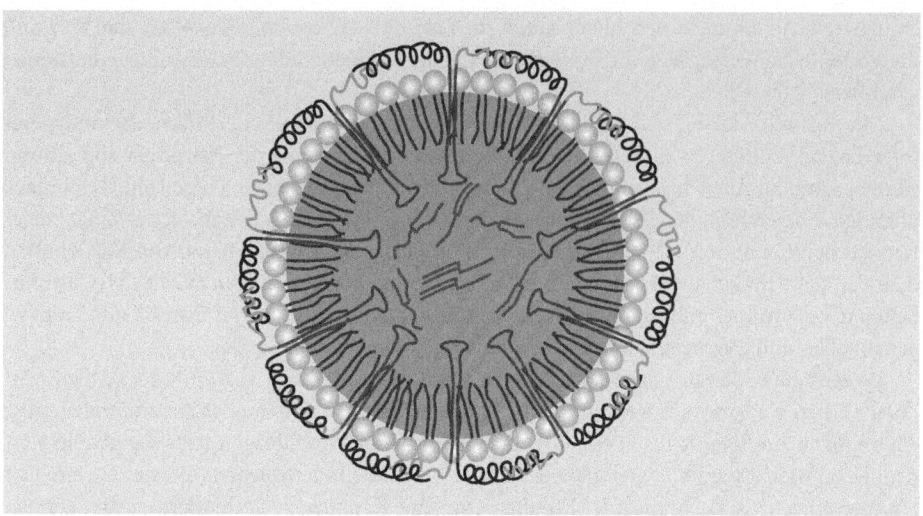

◨ **Abb. 14.3**   Schematische Darstellung eines Oleosoms. Die eingeschlossenen Fette werden durch Lecithin (Phospholipide) und kompliziert gefaltete und tief in die Ölphase hineinreichende Proteine sehr stabil.

(Oleosome) sind in den Zellen der Nüsse und Ölsaaten fest verpackt und werden durch den Mahlprozess freigelegt (◨ Abb. 14.3). Diese Nussöltröpfchen, sie haben je nach Nussart einen Durchmesser von einigen hundert Nanometern bis Mikrometern, »schwimmen« in der wässrigen Umgebung und bleiben weitgehend stabil. Diese Öltröpfchen bilden daher in den Samen eine »Mikro-/Nano-Emulsion«, die vollkommen stabil ist. Ihre Stabilität ist dabei ausgezeichnet. Sie wird nicht nur durch Phospholipide gebildet, sondern auch durch besonders tief in die Ölphase hineinreichende Proteine. Die ausgezeichnete Cremigkeit der Nusscremes wird durch den hohen »Feststoffanteil« des harten Zellkörpers unterstützt.

Stören die kleinen Bruchstücke, die beim Zerkleinern mit Mixern oder Thermomix noch übrig bleiben das Mundgefühl und Schlucken, lassen sich sehr feine Cremes im Pacojet herstellen. Dazu kann man die Nüsse mit etwas Wasser vorpürieren und anschließend in einem Pacobecher einfrieren. Ein anschließendes zweimaliges Pacossieren liefert sehr feine mayonnaisenartige und nahrhafte Cremes. Die Konsistenz lässt sich über die zugegebene Wassermenge steuern. Wenig Wasser liefert fast feste, pastöse und streichfähige Nusscremes.

Derartige Nusscremes sind eine ausgezeichnete Alternative zu den üblichen fettreichen Emulsionen, wie Sahne oder Rahm, für die hochkalorische Ernährung im geriatrischen Bereich. Vor allem lässt sich Geschmack und Aroma auf ganz andere Weise kombinieren und ausprägen. Das oft als »schleimig« empfundene Mundgefühl bei den Milchprodukten ist bei diesen Produkten nicht vorhanden.

14.4   Wasser-in-Öl-Emulsionen

14.4.1 Feste Emulsionen – individuell hergestellte Streichfette

Es ist weit schwieriger, Wasser in Öl stabil zu halten als Öl in Wasser, wie bereits erläutert. Am einfachsten gelingt dies mit festen Fetten, wie Butter oder Margarine. Die dabei eingeschlossenen Wassertröpfchen, Molke bei der Butter, können sich nicht zusammenlagern oder

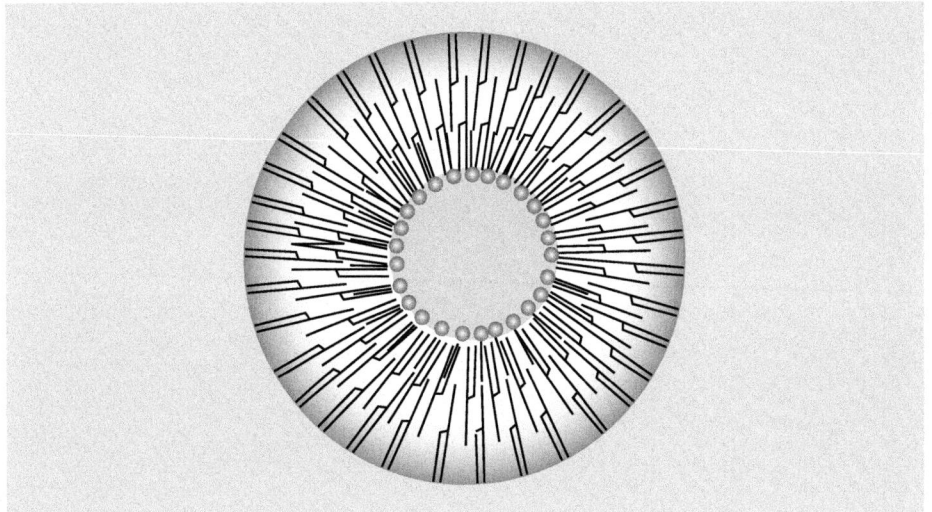

◘ Abb. 14.4 Sphärische Kristalle in inversen festen Emulsionen. Das Wasser (Mitte) ist mit seinem Geschmack eingeschlossen. Die Emulgatoren (etwa Monoglyceride) ordnen beim Erkalten die Fette auf molekularer Ebene vor.

entweichen, da die Fette fest und kristallin sind. Wegen des festen Fettes sind die Tröpfchen immobilisiert. Butter ist somit ein einfaches Beispiel einer inversen Emulsion.

Mit dieser Idee aus der Natur können inverse Emulsionen aus allen Fetten, die bei Zimmertemperatur fest sind, hergestellt werden (Vilgis 2010). Dazu zählen Gänseschmalz, Schweineschmalz, Kokosfett oder auch Kakaobutter. Rinder- und Hammeltalg funktioniert auch, hinterlassen aber wegen der sehr hohen Schmelztemperatur einen oft als unangenehm empfundenen Belag auf der Zunge.

Das einzige Ziel solcher inverser Emulsionen ist die Geschmacksvariation. Butter oder Schmalz kann auf Dauer zur Langeweile führen. Für die Herstellung solcher fester Emulsionen in der geriatrischen Ernährung sind schmackhafte, gut gewürzte Flüssigkeiten die Grundlage für die Geschmacksrichtung, da sich alle ionische Geschmacksstoffe in Wasser lösen. Dies können gut gewürzte Saucen sein, aber auch süße Fonds und Fruchtsäfte. Diese werden in Eisbereitern eingefroren. Für die inverse Emulsion wird dann Kakaobutter im Thermomix bei 37°C geschmolzen, dann wird die Wärmezufuhr ausgeschaltet und nach und nach bis zu 20% der Fettmasse des gefrorenen Fonds, der Sauce oder des Fruchtsafts dazugegeben. Es ist von Vorteil, die Eiswürfel des Fonds zuvor mit einem Eiscrusher zu zerkleinern und bei hoher Drehzahl zu emulgieren. Das Eis schmilzt, der Fond wird emulgiert, die Kakaobutter kühlt ab, die Tröpfchen werden eingefangen. Die Aromen diffundieren je nach Löslichkeit in beide Phasen und es entsteht ein schmackhaftes »Streichfett«, dessen Geschmacksrichtungen beliebig variiert werden kann. Die Abwechslung ist garantiert.

Emulgatoren sind hier zwar nicht zwingend notwendig, allerdings helfen sie, die Kristallisation der Fettmoleküle (Triglyceride) einzuleiten und die Kristallformen zu bestimmen. Da sich die Emulgatoren kugelförmig um die Wassertröpfchen anordnen, veranlassen deren Fettsäuren, die Formen der Fettmoleküle vorzuordnen. Diese vorgeordneten Fette dienen dann als Keime für die kugelförmigen, sphärischen Kristalle, die für eine besondere Cremigkeit und Streichbarkeit verantwortlich sind (◘ Abb. 14.4).

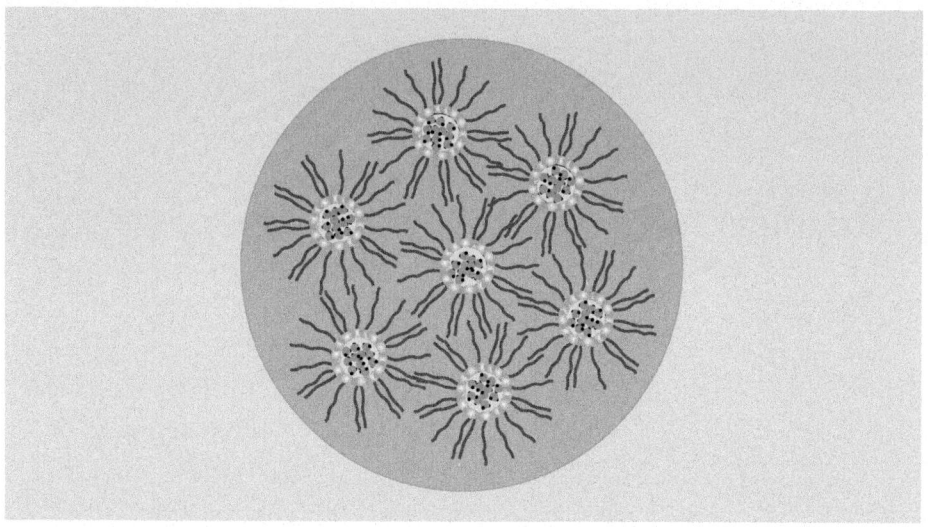

☐ Abb. 14.5   Honigtropfen sind über Emulgatoren in Olivenöl eingeschlossen.

14.4.2 **Cremige Emulsionen – Mono-/Diglyceride**

Für »inverse Mayonnaisen« werden aber Emulgatoren benötigt, deren Öllöslichkeit überwiegt. Die Wahl fällt daher auf das Gemisch der Mono- und Diglyceride, die aus »Fettmolekülen« (Triglyceride) entstehen, wenn enzymatisch ein oder zwei Fettsäuren abgespalten werden (► Abschn. 13.3.3). Der wasserlösliche Kopf besteht aus einer bzw. zwei schwach polaren OH-Gruppen (Hydroxylgruppen) des Glycerins, die Öllöslichkeit der verbleibenden Fettsäuren überwiegt. Mono- und Diglyceride können bei höheren Temperaturen im Öl gelöst werden. Im Öl bilden sie je nach Konzentration kugel- oder wurmförmige Mizellen: Die hydrophilen Köpfchen werden durch die ins Öl ragenden Fettsäuren in die Mitte gepackt, um die freie Energie zu minimieren.

Die Löslichkeit von nicht ionischen (d.h. elektrisch neutralen) Emulgatoren wird durch verschiedene Faktoren bestimmt. Die Polarität der Kopfgruppe bestimmt die Wasserlöslichkeit, aber auch die Länge der Fettsäuren. Sind die Fettsäuren kurz, ist die Wasserlöslichkeit höher. Die Fettlöslichkeit wird hingegen umso besser, je länger die Fettsäuren der Emulgatoren sind und je weniger polar und räumlich ausgedehnt die hydrophile Kopfgruppe ist.

> **Tipp**
>
> Ein kulinarisches Beispiel für eine »inverse Emulsion« ist eine »Mayonnaise« aus Olivenöl, Honig und Mono-/Diglyceriden. Dazu werden 100 ml Olivenöl auf 60°C erwärmt und etwa 2 g Emulgator darin gelöst. Unter tropfenweiser Zugabe von 40 g Honig und gleichzeitigem Abkühlen und Rühren bildet sich eine standfeste Emulsion: Zucker und Wasser des Honigs werden von dem Emulgator über Wasserstoffbrückenbindungen eingeschlossen (☐ Abb. 14.5). Derartige Emulsionen lassen sich auf Fingerfood servieren und machen sich mit den süß-bitteren und fruchtigen Noten und die ölig-cremige Textur z.B. neben hellem Fleisch ausgezeichnet.

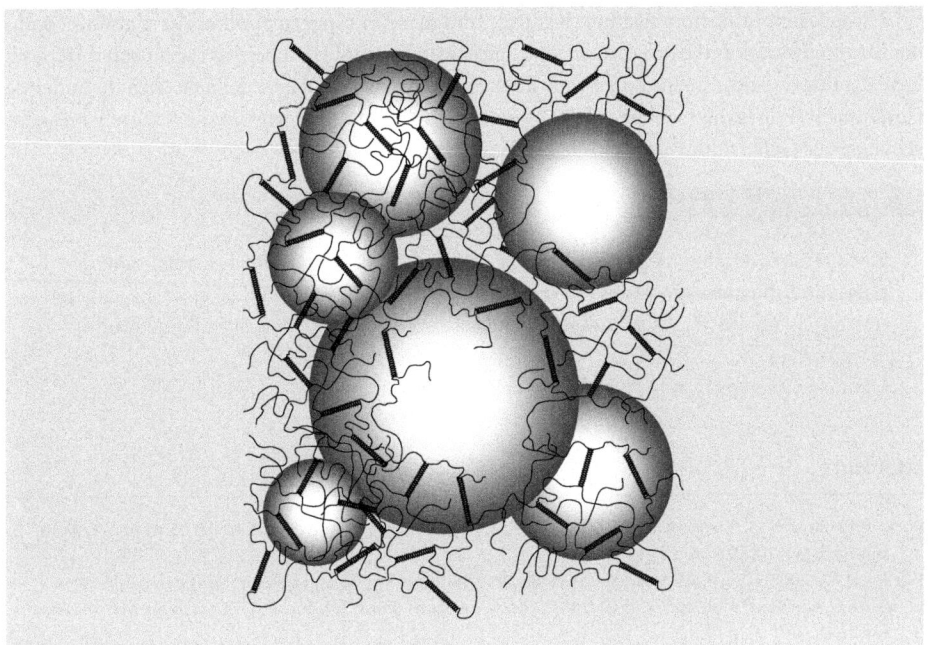

Abb. 14.6 Feste, gelierte Emulsionen sind schnittfest und mit den Händen greifbar.

14.5 Gelierte Emulsionen

Für manche Bewohner wäre es wünschenswert, vom Nährwert und Geschmack der Emulsionen zu profitieren, sofern die Emulsionen fest und mit den Fingern greifbar wären. Dies ist leicht durch die Zugabe von Geliermittel zur wässrigen Phase in herkömmlichen Öl-in-Wasser-Emulsionen zu erreichen. Da die Geliermittel wie Agar oder Gellan erst bei hohen Temperaturen gelieren, wird ein Koagulieren der Öltröpfchen verhindert. Bei Gellan steigt die Viskosität bereits beim Abkühlen unter 80°C stark an. Die Öltröpfchen werden daher rasch immobilisiert und können sich in der sehr zähen Flüssigkeit nicht mehr zusammenlagern. Die Zugabe von Emulgatoren kann daher in vielen dieser Fälle reduziert werden.

Wird in der wässrigen Phase der aromatisierten Flüssigkeit ein Geliermittel zugegeben, unterzieht sich diese Lösung beim Abkühlen einem flüssig-festen Übergang. Dies geschieht bei einer bestimmten, einer dem Geliermittel typischen Temperatur. In diesem Fall erweist sich das pflanzliche Geliermittel Agar als zweckmäßig. Wird das Öl also knapp oberhalb der Geliertemperatur eingerührt, so verteilen sich dessen Tröpfchen nach und nach in der Polymerlösung. Da die wasserlöslichen Polymere, im Falle des Agars sind dies lange Agarosemoleküle, die Viskosität der wässrigen Phase erhöhen, wird in gleichem Maße die Diffusion der Öltröpfchen verlangsamt, daher ist die Stabilität der Emulsion bereits in der flüssigen Phase erhöht.

Fällt die Temperatur weiter, so beginnt die kontinuierliche wässrige Phase zu gelieren, indem verschiedene Agaroseketten sich an manchen Stellen zu Helices verwinden. Die Öltröpfchen werden in der Gelphase gefangen. Die Emulsion ist jetzt schnittfest und über einen langen Zeitraum stabil (■ Abb. 14.6). Allerdings ist die Kinetik des Gelierprozesses zu beachten: Sie muss schnell sein, bevor die Öltröpfchen koagulieren. Daher sind dafür Gellan und Agar besonders geeignet.

Diese festen Emulsionen sind schnittfest und mit den Fingern greifbar. Sie eignen sich dabei für Fingerfood und eating-by-walking. Das Mundgefühl wird beim Zerdrücken durch das Geleiermittel bestimmt. Sind die Bruchstücke klein, wird das Öl und der sich darin befindende Geschmack freigegeben. Lebensmittel in dieser Form verbinden sowohl die texturellen Eigenschaften der Geliermittel als auch die der Emulsionen.

> **Tipp**
>
> Eine kräftige Karottensuppe lässt sich zum Beispiel bei drohender Mangelernährung gepaart mit Schluckbeschwerden mit schmackhaftem Oliven- oder Kürbiskernöl aufschlagen und anschließend mit Agar-Ager zu einem Gel gelieren. Es kann warm als Fingerfood serviert werden.

Literatur

Body, J., Parkinson, C., Sherman, P., (1972) Factors affecting emulsion stability and the HLB concept, J. Colloid Interface Sci., 41, 359–370

Dörfler, H.-D. (2002) Grenzflächen und kolloid-disperse Systeme: Physik und Chemie, Springer, Berlin

Friberg, S.E., Larsson, Sjoblom, K.J. (eds) (2003), Food Emulsions (Food Science and Technology), Marcel Dekker Inc, N.Y.

Phillips J.C. (1997) Predicting the Structure of Apoprotein A-I in Reconsituted High Density Lipoprotein Disks, Biophys. J. 73, 2337–2346, 1997

Phillips, M.C. (1992) The physical state of phospholipids and cholesterol in monolayers, bilayers and membranes. Progr. Surf. Membr. Sci. 5,139–221, 1972.

Ternes, W. (2008) Naturwissenschaftliche Grundlagen der Lebensmittelzubereitung, Behr's Verlag, Hamburg, 2008

Vilgis, T. (2010) »Das Molekül-Menü – molekulares Wissen für kreative Köche, S. Hirzel Verlag, Stuttgart, 2010

14

Schmelzendes – Lösendes: heiß und kalt

Thomas A. Vilgis

T.A. Vilgis et al., *Ernährung bei Pflegebedürftigkeit und Demenz*,
DOI 10.1007/978-3-7091-1603-6_15, © Springer-Verlag Wien 2015

15.1   Schmelzen und Lösen: stimulierende Sensationen

Schmelzende oder sich auflösende Lebensmittel werden in allen Lebensbereichen sehr positiv wahrgenommen. Das Paradebeispiel ist Eis. Ein Löffel Eis löst sich im Mund auf, kühlt Zunge und Gaumen, gibt Geschmack und Aromen frei und wird flüssig und kann geschluckt werden. Auch in der Seniorenernährung spielen Eis und schmelzende Lebensmittel eine herausragende Rolle, etwa bei Speichelmangel, bei entzündlichen Prozessen im Mund oder auch zu einer länger anhaltenden Mundpflege.

Aus pflegephysikalischer Sicht eignen sich dafür alle Lebensmittel, die sich unter Temperaturänderung einem »Phasenübergang« unterziehen. Dazu gehören Lebensmittel wie Eis, aber auch Fette, wie Schokolade oder eine Mischform, wie in Sahneeis, das Fett- und Wasseranteile kombiniert. In diesen Lebensmitteln liegt ein echtes Schmelzen vor. Eis, der feste Aggregatzustand, schmilzt in Wasser. Festes, kristallines Fett geht als Öl in die flüssige Phase über. Dabei lässt sich nicht nur mit dem Geschmack spielen, sondern auch mit trigeminalen Reizen. Eingearbeitete und in der Schokolade gelöste Stoffe wie das Capsaicin der Chilischote geben Wärme und Schärfe, Menthol Frische und Kühle. Selbst mit der Fettkomposition lässt sich spielen. Die Kombination Kokosfett und Schokolade ergibt »Eiskonfekt«. Dessen Schmelzprozess erfolgt so rasch, dass – einfach ausgedrückt – die Zunge mit dem Wärmenachschub nicht mehr nachkommt und so kühlende Effekte erzeigt werden.

Allerdings gibt es auch andere fest-flüssig-Übergänge, die sich gezielt im Altenbereich nutzen lassen: Denkt man etwa an das langsame Schmelzen von Gelatine oder dem Schmelzen von Gelen aus Methylcellulose, wie sie aus der molekularen Küche bekannt sind. Das Gemeinsame dieser Prozesse ist, es findet ein Übergang aus einer ursprünglich festen in eine flüssige Phase im Mund statt. Während dieser Konsistenzänderung werden allerdings nicht nur Nährstoffe freigegeben, sondern die Bewohner nehmen etwas wahr, was bei anderen Lebensmitteln bzw. deren Formen nicht möglich ist. Viele schmelzende kulinarische Konstruktionen erlauben den Bewohnern wieder eine selbstständige Nahrungsaufnahme, was sich wiederum positiv auf das Lebensgefühl auswirkt und somit eine mit Essen verbundene Selbstwahrnehmung ermöglicht.

Schmelzende Phasenübergänge müssen allerdings von Lösungsprozessen unterschieden werden, etwa dem Auflösen eines Zuckerbonbons oder eines Salzkristalles im Mund. In diesen Fällen steht kein Phasenübergang im Vordergrund, sondern das Auflösen von festerer Nahrung über den Speichel. Dieser dient als Lösungsmittel, um die feste Struktur zu »zerstören«, etwa wie das Wasser einen Würfelzucker langsam aber stetig löst. Die Zuckermoleküle befinden sich dann gelöst im Wasser. Auch dabei wird der Geschmack, zum Beispiel der Zucker aus den Bonbons, auf die Zunge geben. Auch diese Methode ergibt eine ganze Reihe Möglichkeiten, die sich für die geriatrische Pflege und Ernährung nützen lassen. Allein das Beispiel »saure Drops« zeigt die Grundidee. Die darin enthaltene Säure regt die Speicheldrüsen an, der Speichelfluss wird gesteigert. Mit dem passiven Schmelzen und Auflösen im Mund lassen sich daher eine ganze Reihe Prozesse in dem sich stark überlappenden Bereich der trigmeninalen, olfaktorischen und gustatorischen Wahrnehmung koppeln. Darüber hinaus spielen Haptik und Tastsinn eine zentrale Rolle.

Allein diese Beispiele und Anmerkungen zeigen, wie nützlich es ist, sich diesen bekannten Effekten auch im Pflegebereich zu nähern und sie gezielt einzusetzen, ohne dass dies einen großen Mehraufwand zufolge hätte. Dabei sind die erzielten Wirkungen enorm. Auflösen und Schmelzen erfordern kaum Aufwand. Daher geben diese Anwendungen auch immobilen Bewohnern die Möglichkeit der Stimulation im Mund, sofern Schluckfunktion und Mundmotorik nicht zu stark eingeschränkt sind.

Im Folgenden werden daher einige Beispiele und ihre Funktion in der Pflege angesprochen. Auch dort wird sich zeigen, wie die bisher behandelten Systeme, wie Hilfsstoffe oder

Hydrokolloide, ineinandergreifen und auch in diesem Fall nützlich werden, wenn etwa das schmelzende Wasser eines Fruchtsorbets bei entsprechenden Schluckbeschwerden nicht zu dünnflüssig sein darf und gleichzeitig ein eingesetzter »Stabilisator« wie Xanthan für ein cremiges Mundgefühl des »Wassereises« sorgt. Somit werden zwei Fliegen mit einer Klappe geschlagen.

15.2   Eis am Stiel – schmelzenden Wasser

Sorbets, also kalte, schmelzende Zubereitungen aus Fruchtsäften ohne Sahne, Milch oder andere Fetteinträge werden im Allgemeinen von vielen Bewohnern als sehr angenehm empfunden. Sie müssen allerdings nicht immer in der Geschmacksrichtung »süß« ausgerichtet sein. Auch gezieltes Würzen mit »umami« ist eine Lebensfreude und Genuss steigernde Alternative (Toyama et al. 2008), da auch diese als positiv empfundene Grundgeschmacksrichtung angeboren ist und mit zunehmendem Alter kaum oder gar nicht nachlässt (Schiffman et al. 1991). So können alle als »Gazpacho« ausgelegte, intensiv gewürzte Suppen in entsprechende Formen (etwa kleine »Eis am Stiel«) eingefroren und den Bewohnern dargereicht werden. Dazu eignen sich etwa kalte Suppen auf Tomatenbasis, Gurke mit Dill, intensiv zum Beispiel mit Senf abgeschmeckt, aber auch pürierte schmackhafte Fischsuppen. Selbst leicht alkoholische »Drinks«, sofern von den Bewohnern gewünscht, angereichert mit Gelatine oder einer Kombination aus Iota-Carrageenan und Xanthan können als Eis am Stiel gereicht werden.

Damit der kühlende Genuss nicht zu rasch und unkontrolliert schmilzt und während des Schmelzens aus dem Mund tropft, lassen sich die zu gefrierenden Flüssigkeiten leicht andicken. Dabei müssen aber Dickungs- und Geliermittel »gefrier-tau-stabil« sein, das heißt, das Verhalten der Flüssigkeit darf sich vor dem Einfrieren und nach dem Schmelzen nicht dramatisch ändern. Sowohl Gelatine als auch diese Hydrokolloide gelten als Gefrier-Tau-stabil. Deren Molekularstrukturen und Wasserbindung bleibt beim Einfrieren und Wiederauftauen erhalten. Auch dies liegt zum großen Teil wieder an der molekularen Struktur der Geliermittel. Gelatine und Iota-Carrageenan sind elektrisch stark geladen und haben somit eine starke Wasserbindung. Die Wassermoleküle, die sich in der Nähe der Geliermittel befinden sind damit weniger beweglich und stehen somit einer freien Kristallbildung, einem regelmäßigen Zusammenlagern zu Eiskristallen nicht zur Verfügung. Die Eiskristalle bleiben daher klein. Dies gilt auch für Xanthan, das zwar kein verbundenes, elastisches Netzwerk bildet, sondern eine lockere, weiche, plastische Struktur.

Agar indes ist nicht ionisch, sondern polar und damit kein Gelatineersatz, wenn eine gute Gefrier-Tau-Stabilität im Vordergrund steht. Somit ist wegen der schwächeren Wasserbindung keine Stabilität beim Gefrieren und Auftauen zu erwarten. Durch den Einfrierprozess würden die Kristalle so groß, dass die Netzwerkmaschen an vielen Stellen brechen, das molekulare Netzwerk bricht, ungebundenes Wasser tritt in größeren Mengen aus.

Ein praktisches Beispiel wäre etwa ein Tomateneis: 100 ml Tomatensaft, 100 ml Saft aus roten Paprika, Salz, fein gemahlener Pfeffer, etwas Limettensaft und 20 ml Minzsirup vermischen, leicht erwärmen und drei Blätter eingeweichte Gelatine darin auflösen. In kleine Eis-am-Stiel Formen geben und einfrieren. Auf Wunsch kann noch 50 ml Wodka hineingegeben werden, sofern Alkohol gewünscht wird. Den Gelier- und Schmelzprozess verändert nur wenig (geringe Gefrierpunktserniedrigung), intensiviert aber den Geschmack und ergibt als eine Art kalte »Bloody Mary« durchaus ein Stück mehr Lebensfreude, sofern keine Kontraindikationen vorliegen.

Ein Beispiel für eine Zubereitung ohne Gelatine wäre ein »Mojito«: 80 ml weißen Rum (weiß) mit 150 ml Wasser, etwas Minzsirup und Limettensaft und ca. 30 g Zucker vermengen und 0,5 g Xanthan vorsichtig einrühren. Einige Stunden ruhen lassen und ebenso in Eis-am-Stiel-Formen einfrieren. Natürlich ist der Rum nicht zwingend. Dieser kann durch alkoholfreie Flüssigkeiten ersetzt werden. Das Beispiel zeigt lediglich, dass die Wirkung von Gelatine und entsprechenden Hydrokolloiden bei niedrigen Alkoholgehalten praktisch unverändert ist.

Die Zugabe von Hydrokolloiden zur Stabilisierung ist nicht immer zwingend notwendig. Ein herzhaftes Eis am Stiel ließe sich zum Beispiel aus einer kräftigen dicklichen, aber fein pürierten Erbsen- oder Linsensuppe vorstellen. Derartige Suppen weißen einen hohen Anteil an stabilisierenden Proteinen, Salzen und Pflanzenzucker auf. Die gefrorene Masse weist sehr gute Schmelzeigenschaften auf. Voraussetzung ist allerdings ein sehr feiner Püriergrad. Die kleinen Pflanzenzellen sorgen bereits für eine hohe Wasserbindung und somit für ein gutes Schmelzverhalten. Wichtig ist allerdings eine entsprechende Würzung. Alle Geschmacksrezeptoren – bis auf »bitter« – detektieren bei Temperaturen unter 10°C eine schwächere Intensität des Geschmacks, sodass das »Suppeneis« nicht rasch erkannt wird. Daher kann die Zugabe von etwas mehr Salz, einer Extraprise Zucker oder einem Spritzer Sojasauce, Tomate usw. von Vorteil sein.

Diese kompakten, quasi luftfreien, gefroren Zubereitungen haben den Vorteil des langsamen Schmelzens an wenig zerklüfteten Oberflächen. Dieses Verhalten ist ideal zur Kühlung und zur eigenen Mundpflege.

15.3   Geschlagenes Eis: fester Schaum, flüssige Emulsion

Eis und Sorbetzubereitungen aus Eismaschinen sind komplizierte Gebilde aus gefrorenem Wasser, festem Fett und Luft, die über die Eismaschine oder Sorbetière eingeschlagen werden. Diese können eher auf Löffeln serviert werden, sind cremiger und haben einen höheren Nährwert. Diese physikalische Struktur beeinflusst aber Mundgefühl und Schmelzverhalten. Die Wärme von Zunge und Mund kann in diesem Falle nicht über eine glatte, kompakte Oberfläche auf den Eisblock übertragen werden, sondern gelangt über die Luftbläschen, die gefrorenen Wasseranteile, aber auch über die kristallinen Fettpartikel in das Eis. Dabei gestalten auch das Verhältnis Wasser-Fett-Luft sowie die im Wasser gelösten Zucker oder Salze die Schmelztemperaturen und somit auch das Mundgefühl, wie dies von den verschiedenen Eiszusammensetzungen bekannt ist. Genaue Vorhersagen sind daher schwierig.

Über süße Varianten sind sich im Normalfall alle Bewohner einig, aber es lohnt sich auch mit anderen Geschmacks und Aromanoten zu experimentieren. Milchkaffee oder Kakaozubereitungen als Eis sind einsichtig. Aber auch herzhafte umami-Varianten, wie Speck in Kombination mit gekochtem, gedünstetem oder gedämpften Fisch (oder Finkenwerder Scholle) wären lohnenswerte Möglichkeiten des Experimentierens.

Im Falle der komplexen Eissorten sind Rezepturvorschläge nur bedingt möglich, den meisten Bewohnern ist aber dieser Fall wohlbekannt und es lässt sich leicht herausfinden, welche Vorlieben sie haben.

15.4   Methylcellulosegele

Wässerige Gele, die beim Abkühlen schmelzen, bieten ebenso reizvolle Alternativen zu Eis, vor allem bei Bewohnern mit Schluckbeschwerden und bei Schwierigkeiten, feste Nahrung zu sich zu nehmen. Das Mittel der Wahl ist dabei Methylcellulose. Dies ist ein aus Pflanzencellulose gewonnenes Hydrokolloid, das beim Erwärmen zwischen 40°C und 45°C fest wird und beim Abkühlen wieder schmilzt. Auch die Methylcellulose ist somit ein löslicher Ballaststoff.

Das ungewöhnliche Gelieren bei einer Temperaturerhöhung ist an der Molekularstruktur zu erkennen. Das lange Kettenmolekül Methylcellullose ist schlecht wasserlöslich, das Verdickungs- und Geliermittel kann sich nur bei niedrigen Temperaturen im Wasser lösen. Dann ist die thermische Energie gering, Wassermoleküle können nur schwache Hydrathüllen bilden. Bei höheren Temperaturen, ab ca. 40°C, lösen sich die Wassermoleküle aus den Hydrathüllen. Dann überwiegt der hydrophobe Effekt. Die Methylcellulose kann sich dann bei diesen höheren Temperaturen über die hydrophoben Teile der Molekülkette zusammenlagern. Es entsteht ein schwaches Gel. Nimmt man davon etwas in den Mund, kühlt es wieder auf 37°C ab, das Gel schmilzt und wird flüssig. Dann wirkt die Methylcellulose nur noch verdickend und die Flüssigkeit kann problemlos geschluckt werden.

In Verbindung mit Inulin, einem kurzkettigen, ebenso unverdaulichen und nur leicht süßen Fruktosezucker, meist aus Chicorée gewonnen, kann mit diesen Gelen auch für Diabetiker und adipöse Bewohner ein cremiges, mundfüllendes Schmelzen des »heißen Eises« geboten werden. Inulin kann nicht enzymatisch gespalten werden, der Blutzuckerspiegel muss daher nicht über Insulin geregelt werden.

15.5 Emulsionen zum Lutschen

Auch Öl-und-Wasser-Emulsionen lassen sich einfrieren, sofern die Öltröpfchen klein und fein verteilt sind. Die Stabilität wird beim Auftauen im Mund leiden, dies spielt allerdings keine Rolle. Verwendet man Fette, wie Ölivenöl, Gänseschmalz oder Schweineschmalz, können herzhafte und fettreiche Emulsionen zu Eis eingefroren werden. Auch hier ist das Abschmecken besonders wichtig. Wegen den kühlen Temperaturen werden Bitterstoffe stärker wahrgenommen.

Das Schmelzverhalten wird dabei nicht nur von dem schmelzenden Wasseranteilen, sondern auch von den schmelzenden, kristallinen Fetten in den Tröpfchen bestimmt. Je nach Größe der emulgierten Fetttropfen tritt das schmelzende Fett in der texturellen Wahrnehmung in Erscheinung, aber auch in der Geschmacksfreigabe der darin gelösten Aromastoffe. Da die Zunge durch das schmelzende Eis gekühlt wird, schmelzen auch die Fettteile langsamer. Der Geschmack wird intensiviert. Allerdings werden herzhafte Geschmacksrichtungen im Eis bei entsprechender Prägung und fehlendem Bezug im Allgemeinen nicht ohne Weiteres akzeptiert. Bei Bewohnern mit Demenzerkrankung könnten derartige Geschmacksrichtungen, vor allem die Kombination von »süß« und »umami«, durchaus lohnenswert sein.

15.6 Zuckerbonbons, Zuckeralkohole

Zuckerbonbons zur Mundpflege und Speichelanregung und basalen Stimulation im Mund dienen ebenso zur Steigerung der Lebensfreude. Klare durchsichtige und leicht kühlende Bonbons des Typs Ricola in fruchtigen und kräuterigen Geschmacksrichtungen haben darüber hinaus noch einen leicht kühlenden Effekt, sofern Zuckeralkohole wie Isomalt verwendet werden. Die Oberflächen sind glatt und kleben nicht an Zunge und Zähnen.

15.7 Pacojet – Einsatz in der geriatrischen Ernährung

Der Pacojet ist eine high-tech-Eismaschine, die aus dem high-end-Gourmetbereich und der Sterneküche nicht mehr wegzudenken ist. Die Eismasse wird dabei in speziellen Bechern eingefroren bei -22°C. Anschließend wird die gefrorene Masse mit einer 2000 Umdrehungen pro

Minute hohen Drehzahl mit einem Werkzeug abgefräst. Der Vorschub des Pacossierwerkzeugs (Pacossierflügel) ist dabei gering, so dass nur feinste, im Mikrometerbereich liegende Schichten abgetragen werden. Die dabei einstehenden Eispartikel ergeben ein extrem cremiges Eis, dessen Schmelzverhalten und Mundgefühl sich von herkömmlichen Produkten deutlich unterscheidet. Meist kommt man daher ohne Emulgatoren wie Eigelb oder Lecithin aus. Der Trick liegt in der feinen Zerkleinerung der gefrorenen Massen. Die nur Mikrometer großen Partikel weisen eine sehr große Oberfläche aus, ihr Volumen ist klein. Somit kann an den großen Oberflächen der feinen Partikel Wasser gebunden werden. Wasser, das sehr lokal durch den Pacossierprozess frei wird, da durch die hohen Kräfte Eis schmilzt, gefriert aber wegen der niedrigen Temperatur von unter -20°C sofort wieder. Die kleinen Partikel wirken »selbstemulgierend«. Das ständige Schmelzen und Wiedergefrieren erfolgt anderen physikalischen Gesetzen als bei der normalen Eisherstellung in einer Eismaschine. Während des Pacossierens bleiben die Eiskristalle viel kleiner. Durch die relativ kompakte Struktur wirkt das Eis extrem cremig.

In diesem Zusammenhang ist es wichtig, die Größenverhältnisse der bei hoher Drehzahl abgenommenen Schichten und die wichtigsten Zellengrößen in Lebensmitteln zu vergleichen. Je nach dem sind typische Größen von Pflanzenzellen 10 µm–250 µm. Da der Paccosierflügel lediglich Schichten im Mikrometerbereich abträgt, werden viele Zellen geöffnet, jene, die den Gefrierprozess überstanden haben. Zellinhalte werden freigelegt, somit nicht nur wasserbindendes Zellmaterial, sondern auch ätherische Öle. Das freigelegte Zellmaterial, wie Glycoproteine und Hemicellulosen wirken wie Hydrokolloide als Wasserbinder und »Verdickungsmittel«, zerschnittene Cellulosefasern ebenso. Die freigelegten ätherischen Öle wirken duft- und geschmacksverstärkend.

Das Verfahren ermöglicht zusammen mit den physikalischen Fakten eine ganze Reihe von neuartigen Zubereitungsmethoden im Senioren- und Pflegebereich. Pacossierte Nahrung ist extrem cremig, leicht schluckbar und weist aufgrund der geringen Partikelgröße ein sehr gutes Mundgefühl auf. Pacossiertes zeichnet sich daher in vielerlei Hinsicht durch physikalische Eigenschaften aus, die in der Pflegeernährung von großer Bedeutung sind. Das Potenzial für den Pacojet für die geriatrische Ernährung lässt sich an einigen Beispielen verdeutlichen.

15.8   Pacossierte Rohkost

Ein offensichtlicher Vorteil des Pacojets ist die Herstellung von cremiger, aromatischer Rohkost (Tzschirner und Vilgis 2014). Rohkost, beziehungsweise deren ernährungsphysiologische Vorteile sind ein großes Manko in der pürierten und lange warmgehaltenen Kost. Zum einem müssen Lebensmittel nahezu vollständig gekocht werden, damit sie überhaupt mit herkömmlichen Küchengeräten schluckbar püriert werden können. Dabei gehen allerdings weitgehend hitzeempfindliche Mikronährstoffe verloren. Diese lassen sich zwar wieder einfach supplementieren, allerdings meist genussfrei. Werden dennoch zum Beispiel Gemüse roh in Hochleistungsmixern, etwa einem Thermomix, püriert, werden sie nie fein, bleiben mitunter leicht faserig, was ein ungestörtes Schlucken verhindert. Zudem wird während des Pürierens eine starke Reibungshitze erzeugt und Oxidationsprozesse und Vitaminabbau nehmen zu. Diese Nachteile entfallen mit einem Pacojet. Die Lebensmittel sind gefroren, eine Oxidation ist im Froster stark verlangsamt.

Durch den Gefrier- und anschließenden Fräsprozess werden Pflanzenfasern stark zerkleinert. Wegen der sehr niedrigen Temperatur ist eine Temperaturerhöhung über 0°C beim »Abfräsen« kaum erreichbar. Die Lebensmittel werden praktisch nicht erwärmt, ein Nährstoffverlust kaum festzustellen. Wird die »Rohkost« nur portionsweise pacossiert, so sind in der kurzen

Zeit bis zum Genuss bei Zimmertemperatur auch kaum enzymatischen Veränderungen im paccosierten Gemüse zu verzeichnen.

Auch diese Aspekte sind in der geriatrischen Ernährung von Bedeutung. Apfelschalen können von vielen Bewohnern zum Beispiel nicht gegessen werden, aber gerade darin befinden sich natürliche unlösliche und lösliche Ballaststoffe, wie unlösliche Cellulose und Pektin, die für die Darmbewegung und die Darmflora wichtig sein können. Paccosiert werden diese im Allgemeinen bei Schluckbeschwerden, indem die das Mundgefühl störenden Faserstoffe ebenfalls im Mikrometerbereich zerkleinert werden. Sie können problemlos im Bolus geschluckt werden und während der intestinalen Passage ihre positiven Wirkungen entfalten.

Natürlich lassen sich alle roh essbaren Gemüse, die sich nur schlecht roh so fein pürieren lassen, problemlos pacossieren, um sie danach als »Rohkostcreme« beschwerdefrei zu essen und zu schlucken. Stangensellerie, Knollensellerie, Rote Bete, Pastinaken, Karotten, Paprika (inklusive der Haut und Kernen), schmackhaft gewürzt mit Kräutern, sodass man der jeweiligen Essbiografie gerecht wird. Vor allem für Vegetarier oder Veganer, die ihre Ernährungsformen bis ins hohe Alter beibehalten, sind derartige Kostformen von großer Bedeutung.

Das gleiche gilt für Nüsse. Nüsse lassen sich mit etwas Wasser zu einer feinen, aber sehr aromatischen Creme verarbeiten, die sich wiederum als »Sahneersatz« bei Menschen mit Mangelernährung verwenden lässt. Diese kann zum Beispiel auch problemlos mit Früchten pacossiert werden, etwa Cashewnüsse mit Ananas, Mandeln mit Kokosnussmilch oder Walnüsse mit Pflaumen, nur um wenige Beispiele zu nennen.

Pacossieren erlaubt auch Bewohnern mit Schluckbeschwerden, pürierte Rohkost schluckbar einzunehmen. Auch hier gilt die bereits in ▶ Kap. 5 und ▶ Kap. 6 (pürierte Lebensmittel) angesprochene These: Durch entsprechendes Pürieren lässt sich ein Präbolus definieren, der nicht mehr (vollständig) im Mund gebildet werden muss, sondern bereits durch das Pacossieren gebildet wird. Es ist zu betonen, dass sich durch herkömmliches Pürieren eine derartige feine Struktur nicht herstellen lässt. In flüssigen oder halbfesten Phasen können kleinere Partikel immer häufiger den Messern ausweichen. Die dabei erreichte Drehzahl ist für diese kleine Partikel zu langsam. Nur bei der im Pacojet erreichten Fräsgeschwindigkeit und dem tiefgefrorenen Zustand der Lebensmittel lässt sich dies in der Küche bewerkstelligen. Es sei denn, es steht eine Kolloidmühle zur Verfügung.

15.9 »Inverses Kochen«

Da der starke Zerkleinerungsprozess ohne nennenswerte Temperaturerhöhung zu einem schluckbaren, weichen, pastösen Bolus führt, entspricht dies quasi einem »Kochen unter Kälte«, oder inverses Kochen. Diese Analogie ist nicht zu weit hergeholt, denn mit Hilfe des Pacossierens gelingt ein partieller Zellaufschluss, das bedeutet zum einen wie schon angesprochen eine höhere Wasserbindung durch das Freilegen des Zellmaterials, aber auch eine Intensivierung der Aromen und des Geschmacks. In den wassergefüllten Räumen der Zelle, den Vakuolen, befinden sich Geschmacksstoffe und ätherische Öle der Pflanze, die Geruch und Geschmack definieren. Dabei wird der mechanische Zellaufschluss im Wesentlichen durch zwei Prozesse ermöglicht. Zunächst gefriert das in den Zellen eingeschlossene Wasser bei Temperaturen unter null Grad. In herkömmlichen Gefriertruhen oder Eisfächern geht die Temperaturerniedrigung langsam vonstatten, die Eiskristalle werden groß und durchstoßen und zerstören dabei die Zellwand (weshalb zum Beispiel aufgetaute Erdbeeren aus dem Eisfach stets matschig werden, das Zellgerüst ist zusammengebrochen). Anschließend wird das gefrorene Lebensmittel pacossiert. Dünne Schichten werden abgefräst, dadurch werden weitere Zellen mechanisch aufgebrochen. Die ätherischen Öle treten aus, können sich aber wegen der niedrigen Temperatur nur wenig verflüchtigen. Daher sind pacossierte Lebensmittel sehr intensiv in ihrem natürlichen Aroma. Dies ist vor allem im geriatrischen Bereich von großem Vorteil, denn wie in ▸ Kap. 2 und ▸ Kap. 3 bereits angesprochen, lässt der Geruchs- und Geschmackssinn stark nach. Daher können zum Beispiel auch pacossierte Kräutermischungen zum Abschmecken und Würzen verwendet werden, um Geschmack und Aroma zu intensivieren.

> ❯ Pacossieren von rohen Lebensmitteln sollte aus diesen Gründen nicht mit Pürieren gleichgesetzt werden.

15.10   Pacossieren von gekochten Lebensmitteln

Natürlich lassen sich auch gekochte Lebensmittel pacossieren, um ihnen eine feine schluckbare Konsistenz zu geben. Dies ist besonders bei Lebensmitteln wichtig, die nicht roh verzehrt werden können oder sollten. Fleisch oder Fischgerichte gehören dazu. In diesen Fällen sind sowohl die Partikelgrößen nach dem Pacossieren, als auch die bereits durch das Kochen freigelegten Proteine, Kohlenhydrate oder Emulgatoren für die anschließende Konsistenz verantwortlich. Pacossiertes Fleisch kann daher zum Beispiel eine gewisse Elastizität zeigen, die wiederum für manche Bewohner störend ist. Dies ist auch bei protein- und stärkereichen Lebensmitteln, etwa bei Weizen- oder Kartoffelgerichte der Fall. Ist dies der Fall, kann etwas Wasser, Brühe oder Fett zugegeben werden, um die Konsistenz anzupassen. Wie bei allen Lebensmitteln bestimmen die Verhältnisse Wasser zu Fett zu Protein zu Kohlenhydrate die finale Konsistenz (wenn man freigelegte Emulgatoren vernachlässigt). Dies lässt sich wegen der fast einheitlichen Partikelgröße von pacosierten Lebensmitteln deutlich zeigen. Je nach abnehmendem Wassergehalt lässt sich die Konsistenz eines Fleischpürees von flüssig über viskos zu breiig, pastös und stark viskoelastisch einstellen.

15.11   Weiterverarbeitung pacossierter Lebensmittel/Speisen

Natürlich kann die Pacossade von gekochten Lebensmitteln wieder als Grundsubstanz von gelierten oder verdickten Konsistenzen verwendet werden. Dann müssen entsprechende Mittel zugegeben werden. Möchte man allerdings zum Beispiel pacossierte Rohkost gelieren, ist ein Erwärmen bzw. Kochen der gesamten Masse mit dem Geliermittel nicht angebracht, da dann der rohe Charakter sowohl im Geschmack, als auch viele Mikronährstoffe verloren gehen würden. In diesem Falle ist es besser, Geliermittel wie Agar, Gellan oder Gelatine nur in der zugegebenen Flüssigkeit aufzukochen, unter die dann die rohe Pacossade leicht oberhalb der Geliertemperatur gehoben wird.

Literatur

Schiffman, S.S., Frey, A.E., Luboski, J.A., Foster, M.A., and Erickson, R.E. (1991) Taste of glutamate salts in young and elderly subjects: Role of inosine 5'-monophosphate and ions, Physiology & Behavior, 49, 843–854
Toyama, K., Tomoe, M., Inoue; Y, Shigeru, A., and Yamamoto, S. (2008) Biological and Pharmaceutical Bulletin, 31, 1852–1854
Tzschirner H., Vilgis, T. (2014) Roh! Eine neue Definition, Fakelträger, Köln

Rezeptbeispiele

Kapitel 16   **Aus der Sicht der Küche – 249**
Rolf Caviezel

Aus der Sicht der Küche

Rolf Caviezel

T.A. Vilgis et al., *Ernährung bei Pflegebedürftigkeit und Demenz,*
DOI 10.1007/978-3-7091-1603-6_16, © Springer-Verlag Wien 2015

16.1   Definition der Konsistenz-veränderten Kostformen

Wir unterscheiden zwischen verschiedenen Kostformen, bei denen wir Konsistenzveränderungen für den Altersbereich vornehmen:

1. **Feingeschnittene Kost**
   Definition: leicht verdauliche Kost, vollwertig, fein zerkleinerte Kostform
   Indikation: bei eingeschränkter Kaufähigkeit und bei Schluckbeschwerden
   Ernährungsprinzip: die Lebensmittel werden soweit zerkleinert, weich gekocht, dass nur ein Minimum an Kaufähigkeit notwendig ist
   Einsatz der Technik: Siphon, Flan, Lutscher, Lipstick, Watte, getrocknetes Gemüse, Dufter, Sprays, Sous-vide

2. **Pürierte Kost**
   Definition: leicht verdauliche, fein gemixte und teilweise passierte Kostform
   Indikation: bei Verlust der Kaufähigkeit und bei Schluckbeschwerden
   Ernährungsprinzip: die Speisen werden sehr fein gemixt und je nach Speise passiert, die Kostform ist stets zu überprüfen
   Einsatz der Technik: Siphon, Flan, Lutscher, Lipstick, Dufter, Sprays

3. **Flüssige Kost, Siphonkost**
   Definition: leicht verdauliche, kalorienreiche Kost, die durch Röhrchen trinkbar ist
   Indikation: bei Verlust der Kaufähigkeit
   Ernährungsprinzip: die Speisen müssen gut gemixt, verdünnt und durch ein feines Sieb passiert sein; man muss sie mit einem Röhrchen trinken können; hier wird leichte Vollkost und säurehaltigen Lebensmittel verwendet
   Einsatz der Technik: Lutscher, Lipstick, Dufter, Sprays, Siphonkost

16.2   Techniken, Zubereitungsarten, Hilfsmittel neu definieren

Damit man bei den Anwendungen von Techniken vom Gleichen spricht, muss man diese zum Teil neu bezeichnen und genau definieren, so dass die Handhabung und die Umsetzung für alle gleich ist.

1. **Mit den Fingern essen**
   Definition: wird von der Normalkost abgeleitet und in Stücke geschnitten.
   Einsatz: für Menschen, die aus irgendwelchen Gründen nicht mehr mit Besteck essen können; bedeutet gute Zusammenarbeit und regelmäßigen Informationsaustausch mit Betroffenen und Pflegenden.
   Ernährungsprinzip: die Lebensmittel werden in eine geeignete Form gebracht, so dass der Bewohner sie ohne Stress zum Mundführen und essen kann.

Der Begriff Fingerfood ist ein Trendwort in der Gastronomie, üblicherweise kommt jedoch die Bezeichnung »mit den Fingern essen« bei älteren Personen besser an.

Bei den ersten Umsetzungen, bei denen es darum ging, mit den Fingern zu essen, wurde die quadratische Form eines Würfels bevorzugt mit dem Hintergedanken, dass man mit einem Handgriff die Mahlzeit zu sich nehmen kann. Aus verschiedenen Beobachtungen merkte man jedoch, dass manche ältere Leute, je nach Krankheitsbild, unter Stress kamen, bis sie den Würfel zu sich nehmen konnten. Aus neusten Erkenntnissen bevorzugen wir immer mehr die längliche Form, sprich die eines Riegels, damit man ihn mit einem Handgriff sicher halten und essen kann.

Wenn man die Technik, mit den Fingern zu essen, einsetzt, muss man sich ganz genau im Klaren sein, dass einem älteren Menschen etwas Wichtiges weggenommen wird: sprich das Besteck. Dies kann zu Folge haben, dass die Motorik beeinträchtigt wird.

2. **Flüssige Kost, Siphonkost**

   Definition: auch Schaumkost genannt, köstliche Schäume, die aus Pürees, Coulis, Cremes, Exktrakten usw. hergestellt werden, Vorteile dieser Technik sind:
   - Durch die Zubereitung im Thermo-Bläser bleibt das natürliche Aroma länger erhalten.
   - Aufgrund dieser Technik erhält man eine höhere Ergiebigkeit.
   - Das geschlossene System erlaubt eine hohe Qualität, die über längere Zeit kalt oder warm gehalten werden kann.

   Einsatz: Diese Technik kann in den verschiedensten Bereichen der Altersernährung eingesetzt werden. So kann die Suppe in einem Thermo-Bläser ohne Weiteres auf die Station gebracht werden und dort individuell eingesetzt werden.

   Ernährungsprinzip: Wir können die Konsistenz durch die Zeit der Zubereitung und die Zusammensetzung der Masse/Flüssigkeit beeinflussen. Es können durch Beigabe von verschiedenen Texturen verschiedene Konsistenzen hervorgerufen werden:
   - fest wie eine Mousse
   - cremig wie eine Creme
   - flüssig wie eine Suppe oder Sauce.

   Durch diese Art von Technik können wir verschiedene Arten von Kostformen abdecken.

3. **Sphäre**

   Definition: Eine Flüssigkeit wird mit Hilfe der Textur Alginat vermischt und mit Kalziumlaktat zum Gelieren gebracht. Danach wird die Sphäre in neutralem Wasser kurz gewässert, bevor sie konsumiert wird. So erhält man verschiedene Größen von Flüssigkeiten, die von einer dünnen Membran umhüllt sind.

   Einsatz: Diese Technik kann in verschiedenen Kombinationen eingesetzt werden: Sei es bei der pürierten Kost oder bei der Flüssigkostform.

   Ernährungsprinzip: Wir können die Konsistenz der Membran beeinflussen, je nachdem wie lange wir die Sphäre im Kalziumlaktat Wasser haben. So erhalten wir eine Sphäre mit einer hoch konzentrierten Flüssigkeit und den enthaltenen nötigen Vitaminen.

4. **Dufter, Sprays**

   Definition: Verschiedene Arten von Aromen, wie Tomaten oder aber auch Suppen usw. werden in einen Stäuber verpackt.

   Einsatz: Diese Technik kann dazu dienen, einen Raum mit einem Duft zu berieseln, um so eine Stimmung zu stimulieren, sie kann aber auch bei Mundtrockenheit oder bei verschiedenen Kostformen eingesetzt werden.

   Ernährungsprinzip: Dem Bewohner wird mit Hilfe eines Sprays ein hoch aromatisches Aroma in die Mundhöhle gesprayt, um für den Einstieg der Nahrungsaufnahme (z.B. Suppe) eine Stimulation zu erreichen.

5. **Luftige Watte**

   Definition: Eine Flüssigkeit wird mit Hilfe von Lecithin oder, wenn nicht vorhanden, mit einem Zauberstab zu einer luftigen Textur geschäumt.

   Einsatz: Die luftige Watte kann auf im Altenheim mit Hilfe einer Watte-Maschine hergestellt werden.

   Ernährungsprinzip: Der Einsatz von Watte gilt als Stimulationsbringer, d.h. mit Hilfe eines Löffels führt man die hocharomatisierte Watte in den Mund und kann so eine Benetzung der Mundhöhle oder eine Reizung hervorrufen.

6. **Lutscher, Lipsticks**
    Definition: Wir bringen mit verschiedenen Texturen Flüssigkeiten in festere Formen, die im Mund dann wieder zerschmelzen.
    Einsatz: Die Lutscher und Lipsticks kommen vor allem auf den Stockwerken und Zimmern der Bewohner zum Einsatz.

16.3   Rezepte

16.3.1   Luft

Karotten-Sojamilch-Ingwer-Luft
80 g frisch gepresster Karottensaft
30 g Sojamilch
wenig Salz
wenig frisch geriebener Ingwer (ca.2 g)

Zubereitung: Zutaten in eine Pfanne geben und kurz aufkochen. Flüssigkeit in einen Messbecher geben und mit einem Zauberstab an der Oberfläche aufschäumen, so dass eine schaumartige Textur entsteht.

Thymian-Sojamilch-Luft
80 g Wasser
10 g frischer Thymian
wenig Salz
30 g Sojamilch

Zubereitung: Wasser mit Thymian kurz aufkochen, wenig Salz beigeben, danach 10 Minuten ziehen lassen. Den Sud durch ein Sieb geben und die Flüssigkeit danach mit der Sojamilch vermischen. Nochmals kurz aufkochen, in einen Messbecher geben und mit dem Zauberstab an der Oberfläche aufschäumen, so dass eine schaumartige Textur entsteht.

Limetten-Sojamilch-Luft
100 g Wasser
20 g frisch gepresster Limettensaft
20 g Sojamilch
20 g Zucker

Zubereitung: Alle Zutaten vermischen, in eine Pfanne geben und kurz aufkochen (optisch sieht die Masse aus, als wäre sie getrennt, beim Aufmixen entsteht eine homogene Masse). Flüssigkeit in einen Messbecher geben und mit dem Zauberstab an der Oberfläche aufschäumen.

Tomaten-Sojamilch-Luft
100 g Tomatensaft frisch gepresst
wenig Salz
10 g Sojasauce
20 g Sojamilch

Zubereitung: Alle Zutaten vermischen, in eine Pfanne geben und kurz aufkochen. Flüssigkeit in einen Messbecher geben und mit dem Zauberstab an der Oberfläche aufmixen, so dass eine schaumartige Textur entsteht.

16.3.2 Sprays

Champignonspray
20 g Zwiebeln
10 g Olivenöl
50 g Champignons
300 g Gemüsebouillon

Zubereitung: Zwiebeln in Olivenöl andünsten, Champignons beigeben und mit dünsten. Auffüllen mit der Gemüsebouillon. Den Fond zur Hälfte einkochen, mit einem Zauberstab mixen, durch ein Sieb streichen und in die Sprays abfüllen (kann kalt oder warm serviert werden.)

Zimtmilchspray
2 g Zimtpulver
15 g Zucker
80 g Milch (kann auch durch laktosefreie Milch ersetzt werden)
40 g Wasser

Zubereitung: Alle Zutaten aufkochen, die Flüssigkeit durch ein feines Sieb gießen. In einen Spray abfüllen.

Pfefferminzspray
150 g Wasser
10 g Zucker
20 g frische Pfefferminze

Zubereitung: Wasser und Zucker in eine Pfanne geben und aufkochen, Pfanne beiseite ziehen und die frische Pfefferminze beigeben und ca. 10 Minuten ziehen lassen.

Salbeispray
150 g Wasser
10 g Salbei

Zubereitung: Wasser in einer Pfanne aufkochen, beiseite ziehen und Salbei beifügen, ca. 10 Minuten ziehen lassen. Danach in einen Spray abfüllen.

Kaffespray
1 Tasse Kaffee
wenig Zucker
wenig Milch

Zubereitung: Kaffee mit Milch und Zucker vermischen, in einen Stäuber geben.

Lachsspray mit Sternanisaroma
10 g Zwiebeln
5 g Olivenöl
30 g Lachswürfelchen
1 Sternanis (getrocknet)
100 g Wasser

Zubereitung: Zwiebeln in Olivenöl dünsten, Lachs beigeben und leicht anbraten. Mit Wasser auffüllen und kurz garen. Am Schluss Sternanis beifügen und die Masse mixen. Abschmecken und durch ein Sieb geben. In einen Spray abfüllen

16.3.3 Espumas – Schaum

Apfelvanillekomposition (◨ Abb. 16.1)
200 g Äpfel geschält/entkernt
10 g Zucker
1 g Zimtpulver
2 Stück Vanillestangen
wenig Zitronensaft
200 g Wasser
70 g Magerquark
100 g Rahm
60 g Eiweiß (ca. von 2 Eiern)

16

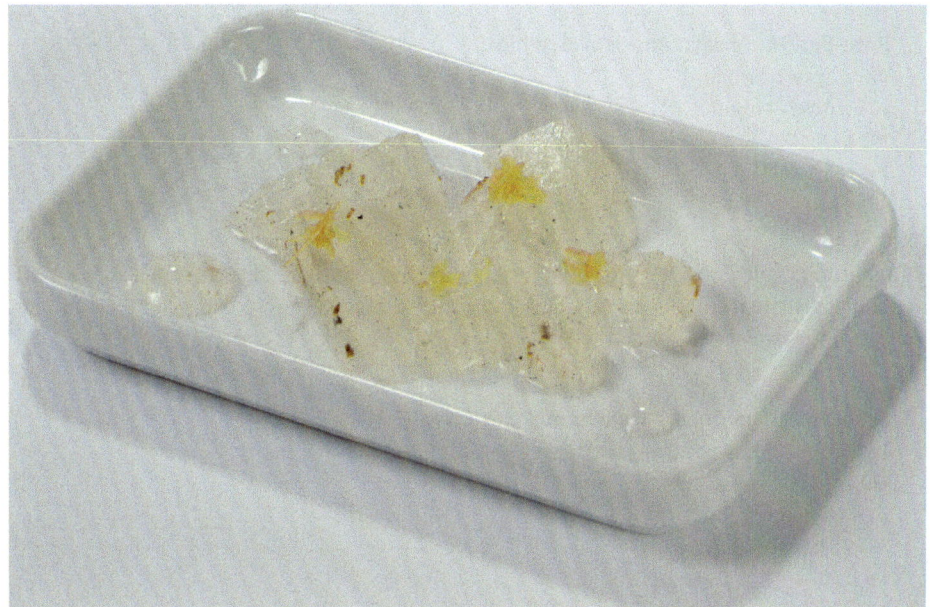

Abb. 16.1 Apfelvanillekomposition

Zubereitung: Apfel in Würfel schneiden, Vanillestangen halbieren und vom Mark befreien. Zucker, Zimt, Mark, Zitronensaft mit Äpfeln vermischen und in eine Pfanne geben. Wasser beifügen und weich garen. Die Masse in einen Messbecher geben und mit dem Zauberstab pürieren, danach alles durch ein Sieb streichen und kaltstellen. Magerquark und Rahm darunterziehen, Eiweiß aufschlagen und unter die Masse heben. In einen Halbliter Bläser füllen, zuschrauben und mit 2 Patronen stoßen. Kaltstellen.

Pouletcurryespuma
125 g Pouletbrust
10 g Zwiebeln
10 g Olivenöl
1 g Currypulver
450 g Geflügelfond
80 g Rahm
1 g Xanthan

Zubereitung: Zwiebeln im Olivenöl andünsten, Pouletbrust in Würfel beifügen, mit andünsten. Mit Currypulver bestäuben, auffüllen mit Geflügelfond, ca. 30 Minuten leicht kochen lassen. Masse in einen Messbecher geben, mit dem Zauberstab zerkleinern, durch ein Sieb streichen (muss 260 g Masse ergeben, sonst mit Bouillon verdünnen), mit 80 g Rahm ergänzen, kurz aufkochen, 1 g Xanthan beifügen, mixen. In Bläser abfüllen, heiß servieren.

> **Rote-Bete-Apfelsalat aus dem iSi Whip**
> 100 g Äpfel geschält
> 200 g Rote Betesaft
> 100 g Quark
> 2 g Xanthan

Zubereitung: Äpfel in kleine Würfel schneiden und mit dem Rote Betesaft weich kochen. Mixen und kaltstellen. Quark und Xanthan in die kalte Masse mixen. In Bläser abfüllen und mit einer Patrone stoßen.

> **Espuma von geräuchtem Lachs mit Toastbrot**
> 1 Stück Toastbrot (ca. 20 g) getoastet
> 130 g geräucher Lachs
> 30 g Bouillon
> 75 g Rahm
> 1 g Xanthan

Zubereitung: Toastbrot in kleine Würfel schneiden. Lachs in kleine Stücke schneiden. Bouillon mit Toastbrot und Lachs vermischen. Alle Zutaten mit einem Mixer mixen und durch ein Sieb streichen (die Masse muss 350 g ergeben, ansonsten mit Bouillon ergänzen). Danach mit 75 g Rahm auffüllen und mit 1 g Xanthan nochmals aufmixen. In Bläser füllen und mit 1 Patrone stoßen, ca. 30 Minuten stehen lassen.

16.3.4 Bonbons/Lipstick oder zum Lutschen geeignet

> **Bonbons mit Schokogeschmack**
> 50 g Fondant
> 15 g Glukose
> 15 g Kuvertüre (Kochschokolade)

Zubereitung: Fondant und Glukose miteinander aufkochen, Kuvertüre beifügen und in eine ausgewählte Form gießen. Festwerden lassen und dann in den Mund nehmen. Sie werden nur so dahinschmelzen.

> **Rahm-Himbeerstick**
> 100 g Rahm
> 20 g Himbeersirup
> 5 g frische Pfefferminze
> 1 g Sojasauce

16

Zubereitung: Rahm aufschlagen, den Himbeersirup unter den Rahm ziehen. Feingeschnittene Pfefferminze beifügen und mit Sojasauce beträufeln. Die Masse kann in Lipsticks gefüllt werden. Und danach ins Tiefkühlfach geben.

Schokoladen Bonbon soft
100 g Rahm
65 g Kuvertüre
5,5 g Absinth
30 g Glukose

Zubereitung: Alles zusammen kurz erwärmen, danach auskühlen lassen und zu runden Kugeln formen und auf Spießen servieren.

Cassis gelee am Stück
5 Blatt Gelatine
250 g Cassissaft

Gelatine in kaltem Wasser einweichen. Cassissaft aufkochen, Gelatine darin lösen, Saft in eine Form gießen, kaltstellen

16.3.5 Sphären

Rote Bete fest/flüssig
200 g Rote Betesaft
50 g Aceto-Balsamico
3 g Alginat
5 g Calciumlactat
500 g Wasser

Zubereitung: Rote Betesaft und Aceto Balsamico aufkochen, Alginat dazugeben und mixen. 3–4 Stunden kaltstellen (ansonsten die Flüssigkeit aufteilen). Calciumlactat mit Wasser verrühren. Mit Portionier/Kaffeelöffel Kugeln aus der Masse formen und ca. 1 Minute in die Lösung halten. Danach herausnehmen und im Wasserbad wässern.

16.3.6 Gelees

Penne mit Tomatensauce (◨ Abb. 16.2)
50 g Penne
100 g Tomatensauce
80 g Gemüsebouillon
4 g Gellan
Salz, Pfeffer

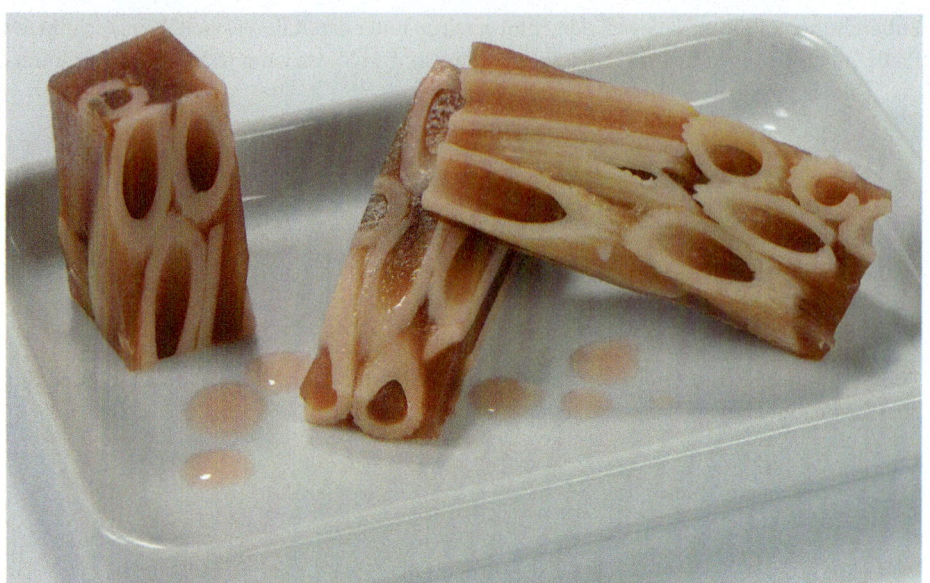

◘ Abb. 16.2 Penne mit Tomatensauce

Zubereitung: Penne kochen, Tomatensauce, Gemüsebouillon und Gellan dazugeben, kurz auf
kochen und in eine Form gießen. Kalt stellen, danach in Form schneiden.

Heiße Milch im Riegel (◘ Abb. 16.3)
400 g Milch
8 g Gellan

Zubereitung: Milch mit Gellan aufkochen, in eine Riegelform gießen, fest werden lassen. Stürzen und je nach Gebrauch kalt oder warm servieren.

Kartoffel-Selleriesuppe in fester Form (◘ Abb. 16.4)
20 g Olivenöl
20 g Zwiebeln
50 g Stangensellerie
180 g Kartoffeln
360 g Gemüsebouillon
Abschmecken
70 g Rahm
6 g Gellan

Zubereitung: Olivenöl leicht erwärmen. Zwiebeln, Stangensellerie und Kartoffel andünsten.
In Gemüsebouillon weich kochen. Alles mixen und durch ein Sieb passieren. Es wird 480 g
Masse benötigt. Dieser werden 70 g Rahm, 6 g Gellan zugegeben, noch mal kurz aufgekocht
und in Espressotassen abgefüllt. Kaltstellen. Suppe aus den Formen stürzen und 5 Minuten
regenerieren.

16

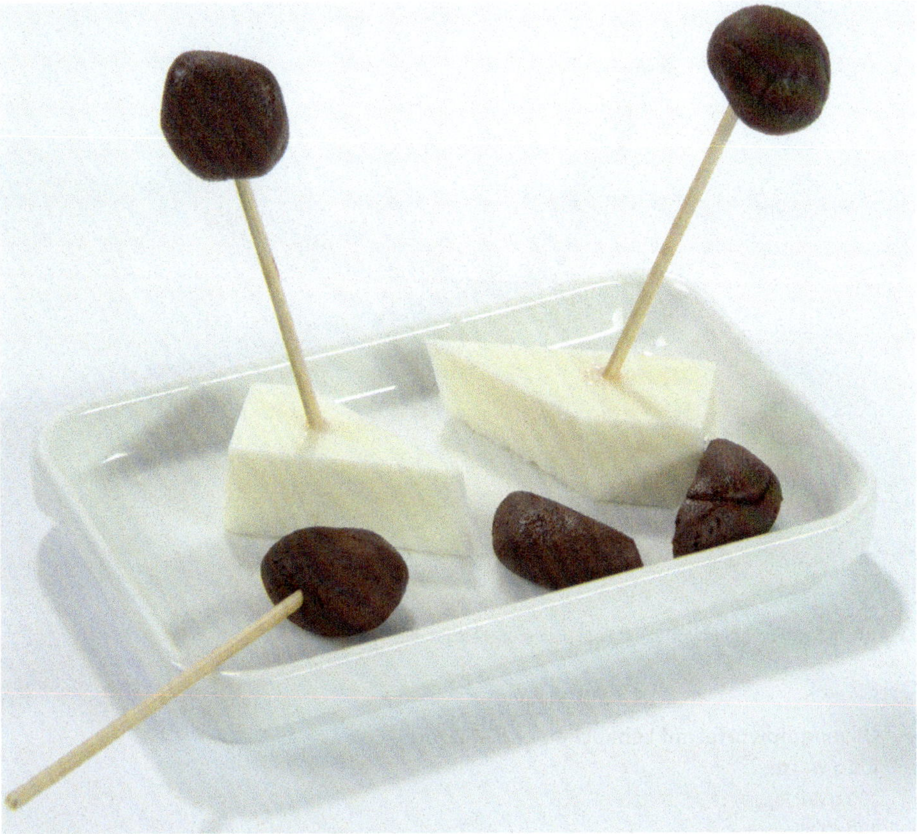

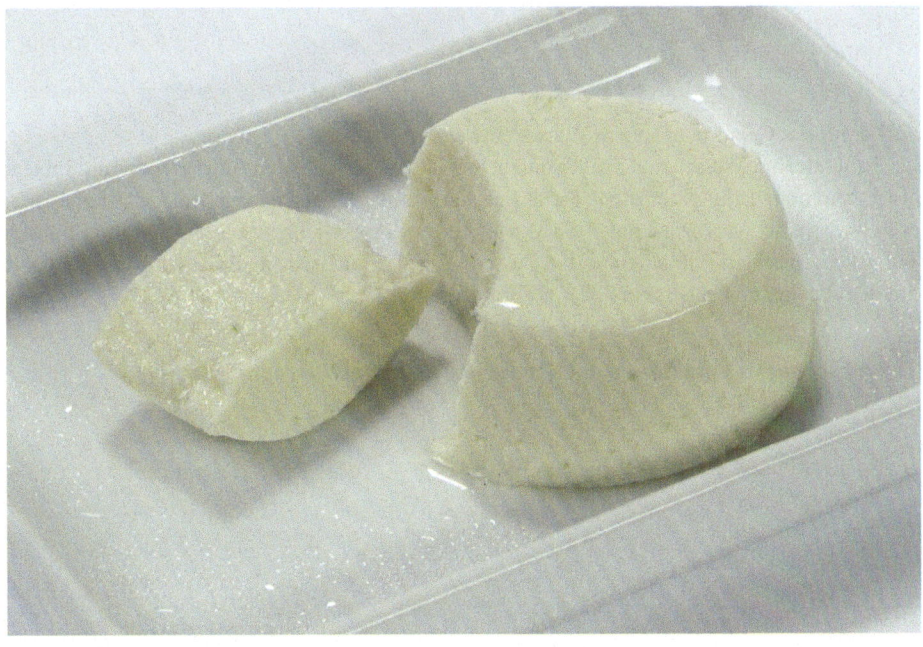

● **Abb. 16.3**   Milch in Riegel mit Schokoladenbonbons

● **Abb. 16.4**   Kartoffel-Selleriesuppe in fester Form

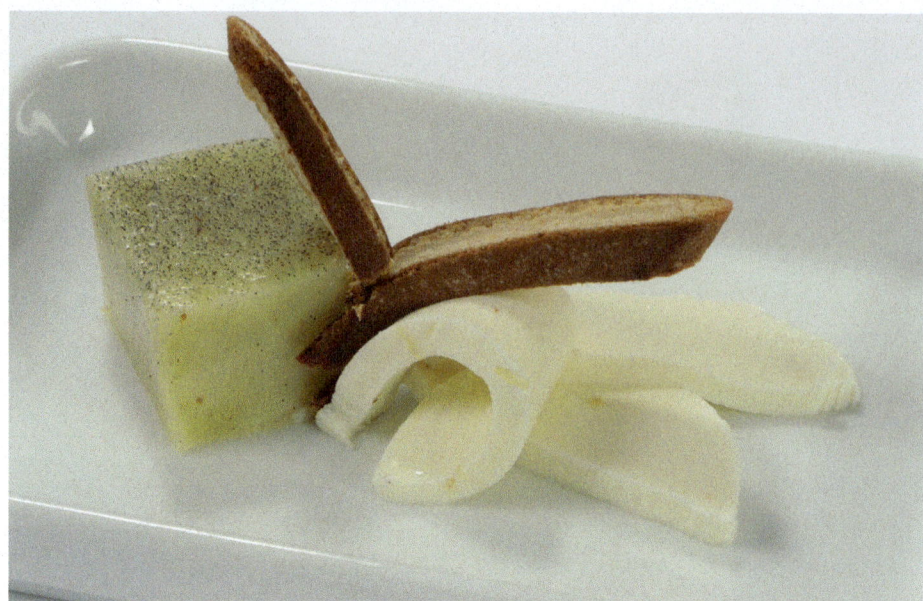

◘ Abb. 16.5   Olivengoldwürfel mit Lebkuchen und Mozarella

Olivengoldwürfel mit Lebkuchen und Mozzarella (◘ Abb. 16.5)
100 g Wasser
200 g Zucker
200 g Olivenöl
4 Blatt Gelatine
4 Stück Vanillestangen
1 Ganzer Mozzarella
1 Stück Lebkuchen

Vorbereitung: Gelatine in kaltem Wasser einweichen.

Zubereitung: Wasser mit Zucker aufkochen. Olivenöl im Faden hineingeben und mixen, bis eine homogene Masse entsteht. Samen aus den Vanillestangen dazugeben. Gelatine ausdrücken und mit Schwingbesen unter die Masse geben. Masse in eine Schale geben und 2 Stunden kaltstellen. In Stücke schneiden und in Zucker wälzen. Mozzarella in Tranchen schneiden und mit dem Lebkuchen auf einem Teller gefällig anrichten.

Kalbsgehacktes mit Hörnli und Apfelaroma in fester Form
25 g Hörnli-Nudeln
10 g Öl
5 g gehackte Zwiebeln
30 g Kalbsgehacktes
50 g Tomatensauce
40 g Gemüsebouillon
50 g Apfelsaft
5 g Gellan

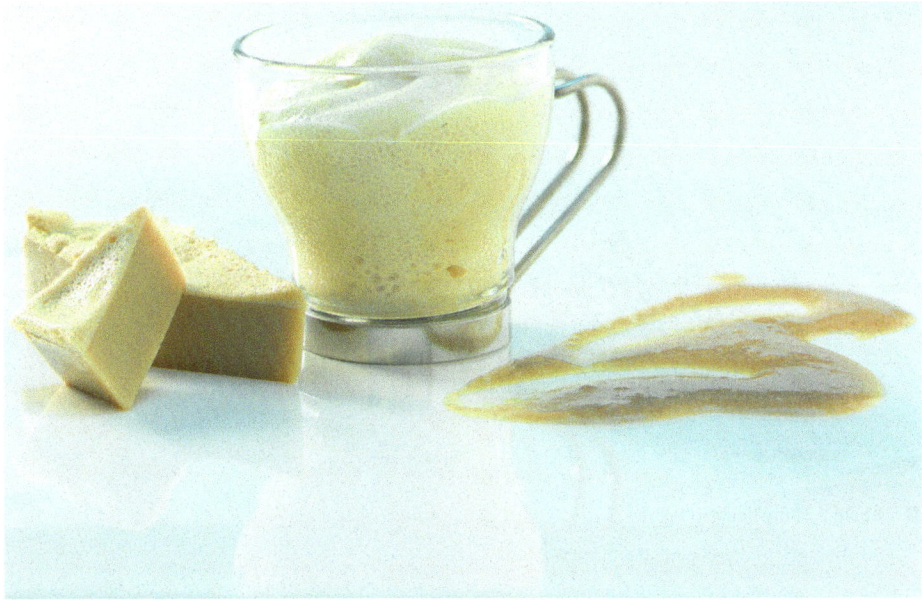

Abb. 16.6 Milchkaffee

Zubereitung: Hörnli kochen. Kalbsgehacktes anbraten. Tomatensauce, Gemüsebouillon und Apfelsaft zugeben. Gellan beifügen, kurz kochen und in eine Form gießen. Kalt stellen. Regenerieren.

16.3.7 Pacojet-Rezepte

Milchkaffee (◘ Abb. 16.6)
140 g Kaffee
10 g Zucker
200 g Rahm
200 g Milch

Zubereitung: Alle Komponenten in den Pacojet-Becher füllen und 24 Stunden bei -22°C tiefkühlen. Becher herausnehmen, zweimal pacossieren zum Erhalten der Grundmasse.

Einsatzmöglichkeiten:

- Créme: 100 g Grundmasse erwärmen und nach Belieben mit Xanthan eindicken
- Feste Form: 100 g Grundmasse mit 50 g Milch erwärmen, 3 g Agar-Agar beifügen und aufkochen. In Form gießen (kann regeneriert werden). Anstelle von Agar-Agar kann auf Gellan verwendet werden.
- Siphon: 150 g Grundmasse mit 40 g Eiweiß und 50 g Quark vermischen. Mit zwei Patronen stoßen.

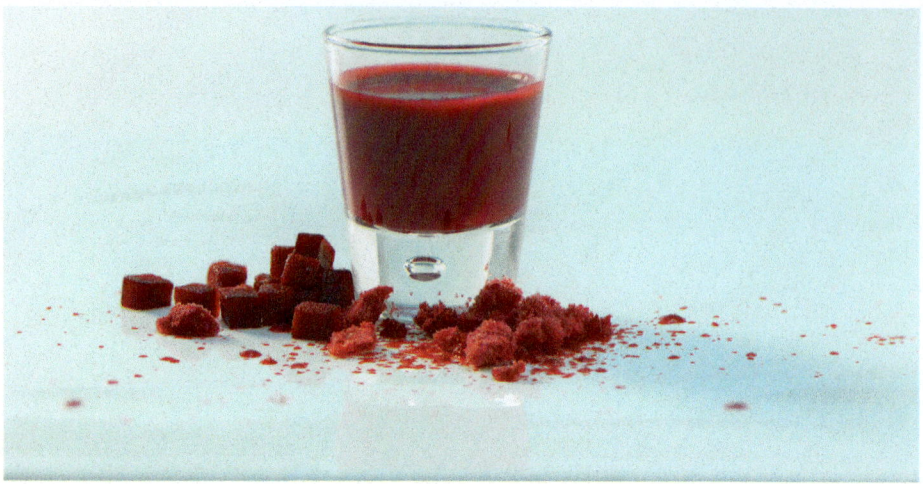

◻ **Abb. 16.7**   Rote Beete in Textur

Rote Bete (◻ Abb. 16.7)
300 g Rote Bete
350 g Gemüsebouillon

Zubereitung: Rote Bete in kleine Würfel schneiden. Alle Komponenten In den Pacojet-Becher füllen und 24 Stunden bei -22°C tiefkühlen. Becher herausnehmen, zweimal pacossieren zum Erhalten der Grundmasse.

Einsatzmöglichkeiten:

– Creme: 100 g Grundmasse in eine Pfanne geben und unter ständigem Rühren erwärmen. Abschmecken und servieren.

– Flan: Zweimal pacossieren, 100 g herausnehmen und mit 50 g Vollei vermischen. Masse würzen und in eine Glaskokotte/kleines Weckglas gießen. Im Ofen bei 80°C Dampf ca. 40 Minuten zugedeckt pochieren.

– Rote Betesalat: 100 g Grundmasse in einer Pfanne mit 2 g Gellan oder Agar-Agar erwärmen. In Form gießen und schneiden.

Milchreisterrine mit Zimthauch (◻ Abb. 16.8)
80 g Vialone Reis
400 g Milch
20 g Zucker
100 g Magerquark
200 g Rahm
4 Blatt Gelatine
wenig Zimt

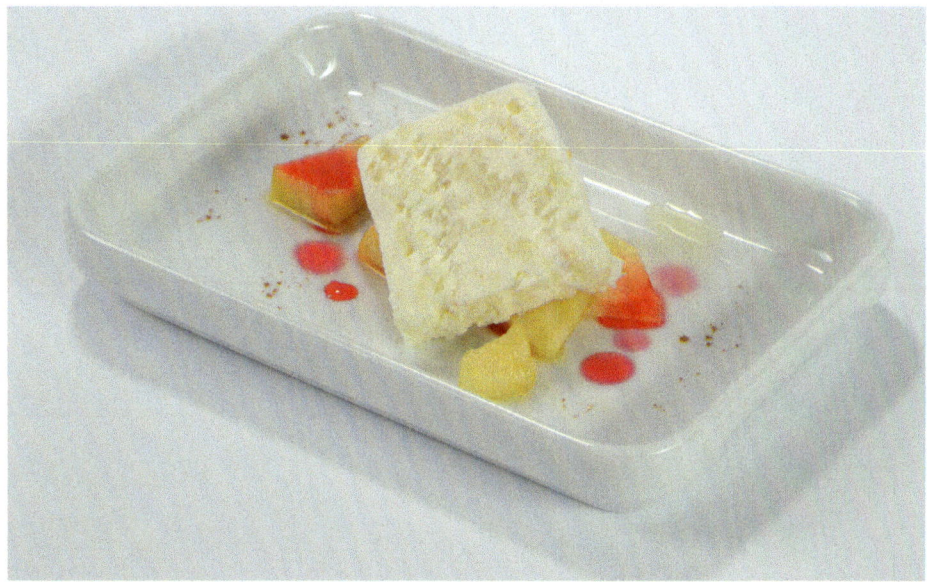

⬛ Abb. 16.8 Milchreisterrine mit Zimthauch, karamellisierter Apfelkompott

Zubereitung: Reis mit Milch verkochen, bis die Milch vom Reis aufgesogen ist. Zucker erst zum Schluss beigeben. Etwas auskühlen lassen. Gelatine in kalt Wasser einweichen, Rahm aufschlagen, mit Rahm und Quark vermischen, Gelatine auflösen und beigeben. In Terrinenform geben und fest werden lassen, danach in Portionen schneiden. Kalt stellen, bis die Masse fest wird.

Karamellisierter Apfelkompott
165 g Äpfel, geschält
15 g Zucker
50 g Wasser

Zubereitung: Äpfel in kleine Würfel schneiden, Zucker in einer Pfanne karamellisieren. Äpfel beigeben und kurz mitdünsten. Mit wenig Wasser auffüllen und garen. Danach alles mit dem Stabmixer mixen

---

Gurkencrème mit geräucherten Lachswürfelchen, Lachsspray (⬛ Abb. 16.9)
150 g Gurken geschält
105 g Magerquark
220 g Rahm
120 g geräucherter Lachs in Würfelchen geschnitten

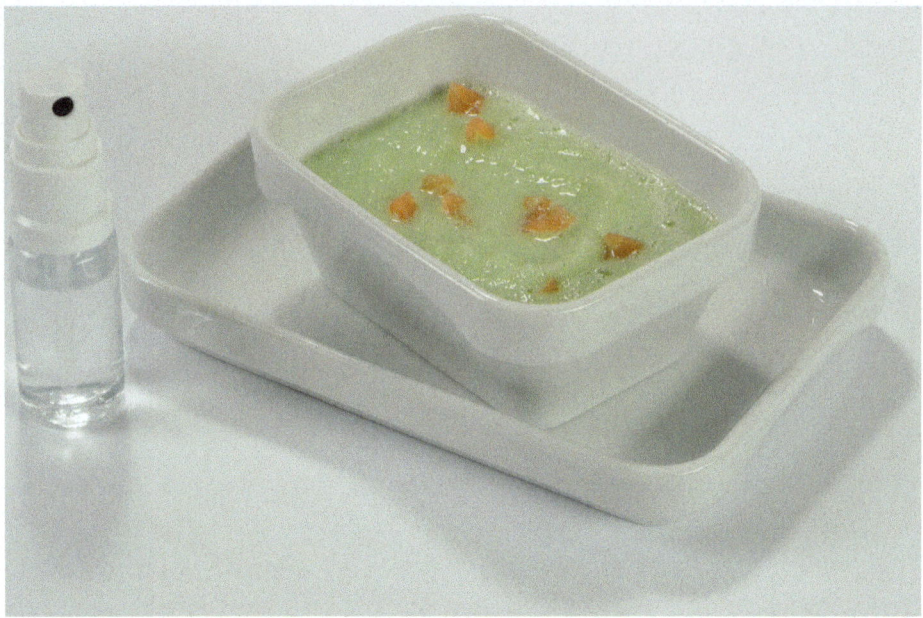

◨ **Abb. 16.9**   Gurkencreme mit geräucherten Lachswürfelchen, Lachsspray

Zubereitung: Gurken mixen, Rahm aufschlagen. Gurkensaft und Magerquark beigeben und zu einer Masse abrühren. In die vorbereiteten Schälchen füllen. Mit Lachswürfelchen ausgarnieren.

Stichwortverzeichnis

The manufacturer's authorised representative in the EU is Springer
Nature Customer Service Centre GmbH, Europaplatz 3, 69115 Heidelberg,
Germany. If you have any concerns regarding our products, please
contact ProductSafety@springernature.com

Printed and bound by CPI Group (UK) Ltd, Croydon, CR0 4YY
23/04/2026
02095604-0005